의료방사선학개론

저자 이준일 · 김성환

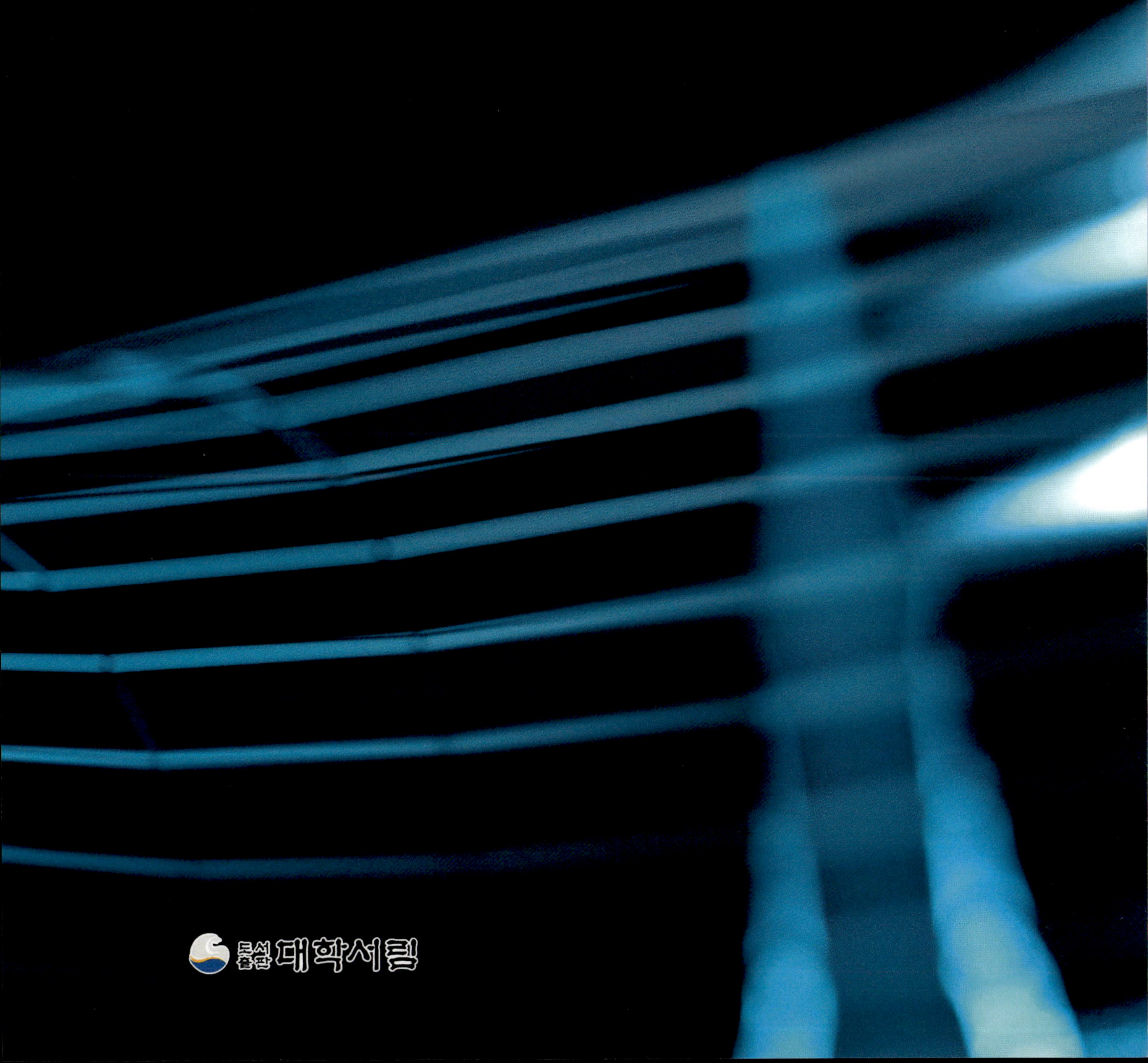

도서출판 대학서림

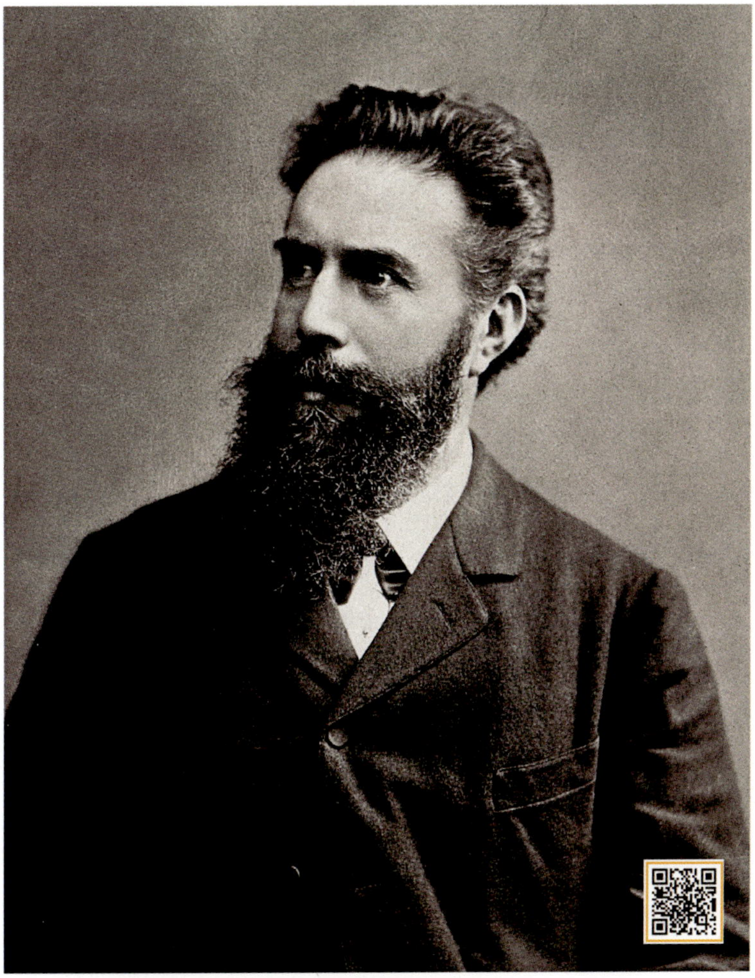

Wilhelm Conrad Röntgen (1845~1923)

그의 이름을 붙인 뢴트겐선은
의학자에게 인체의 내부를 보여 주고,
기술자에게 재료의 본질을 가르쳐 주며,
과학자에게는 물질의 구성을 알게 하였다.

〈뮌헨의 독일박물관에 있는 뢴트겐 교수의 기념 비문에서〉

머리말

1895년 뢴트겐 교수께서 발견한 X선은 의학, 이학, 공학은 물론 우리 사회 전 분야에 지대한 영향을 끼쳤으며, X선으로부터 인류가 입은 혜택은 실로 형언할 수 없을 정도이다. 특히 현대 의학에서 X선을 포함한 방사선은 빼고 생각할 수 없을 만큼 중요한 역할을 하고 있다.

우리나라에서는 1913년 세브란스병원에 미국 Walper사에서 제작된 X선 발생장치가 도입 가동되면서 처음으로 X선이 소개되었다. 이후 의료방사선 분야는 실로 눈부신 발전을 거듭하여 과거 X선 촬영 위주 검사에서 전산화단층촬영, 자기공명영상, 초음파영상, 디지털영상 등 종합 영상의학으로 발전되어 왔으며, 방사성의약품을 이용한 핵의학검사 및 방사선을 이용한 암치료 등에 적극적으로 이용되고 있다.

1963년 방사선사를 양성하는 전문교육기관이 우리나라에 처음으로 개교된 이래 의료방사선 기술의 발전과 더불어 인력 수요가 급증함에 따라 현재 46개 대학 및 1개 대학원대학교에 방사선학과가 개설되어 우수한 방사선사 양성을 위해 노력하고 있다.

이 책은 방사선학과를 새로 입학한 1학년 학생들에게 의료방사선 분야와 방사선사의 역할 등에 대한 전반적인 소개를 통하여 예비 방사선사로서의 목표를 설정하고 올바른 교육 방향을 제시하기 위해 집필되었다.

오늘날 최첨단 의료방사선 의학이 있기까지 의료방사선의 역사적인 사실과 의료분야에서 방사선사의 역할 및 기타 방사선 응용 분야에 대한 개괄적인 이해를 위하여, 1장에서는 의료방사선 기술의 역사적 배경, 2장에서는 의료분야에서의 방사선사 역할, 3장에서는 방사선의 물리적 성질에 대하여 소개하고 있다. 4장에서는 영상의학 관련 기술, 5장은 핵의학기술, 6장은 방사선치료기술, 7장에서는 의료 분야 이외 방사선을 활용하고 있는 분야에 대하여 소개하였다. 아울러 부록에서는 의료방사선 기술의 변천사, 방사선사 윤리강령 및 방사선 관련 기본 데이터를 정리하였다.

이 책이 방사선학과 신입생 및 의료 방사선에 관심을 가진 많은 독자들이 새로운 시작을 하는데 도움이 되기를 바라며, 원고작성과 편집 및 출판에 도움을 아끼지 않은 여러분들에게 감사드린다.

2020. 3.
저자 씀

목차

제1장 의료방사선의 역사

방사선은 현대의학에서 빼고 생각할 수 없을 만큼 질병의 진단과 치료에 중요한 역할을 하고 있으며, 인류의 건강과 실생활에 필수불가결한 요소 중 하나이다. 방사선에 의한 현상은 19세기 말에서 20세기 초반에 많은 과학자들의 연구와 노력으로 본질이 밝혀졌으며, 그 중심에서 가장 중요한 역할을 한 과학자로 빌헬름 콘라드 뢴트겐(Wilhelm Conrad Röntgen, 1845~1923), 안토니 헨리 베크렐(Antoine Henri Becquerel, 1852~1906) 그리고 마리 퀴리(Marie Curie, 1867~1934)와 피에르 퀴리(Pierre Curie, 1859~1906) 등이 있다. 뢴트겐은 음극선을 연구하는 과정에서 X선(Röntgen선)을 발견하였으며, 베크렐은 X선과 형광연구에서 우란화합물의 방사능(Becquerel선)을 발견하였고, 퀴리는 Becquerel선을 규명하는 연구에서 라듐과 폴로늄이라는 두 가지 방사성동위원소를 발견하였다.

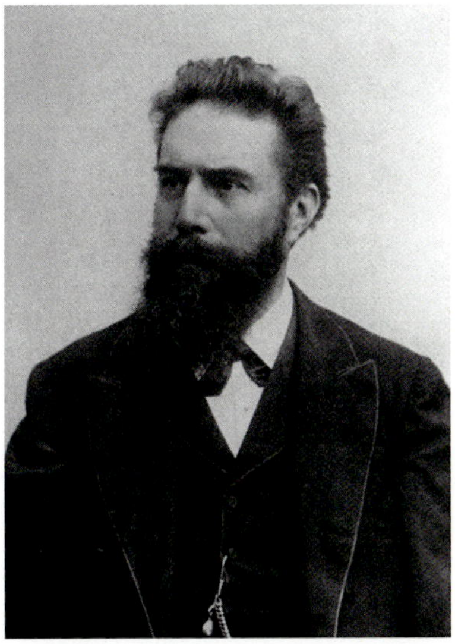
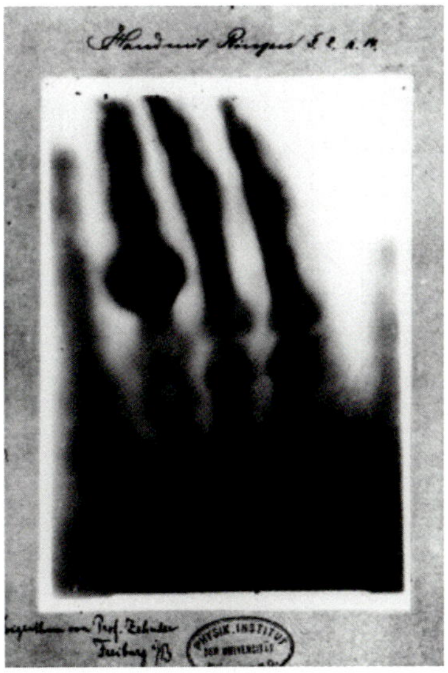

그림 1-1 뢴트겐 교수와 부인 베르나의 최초 X선 영상

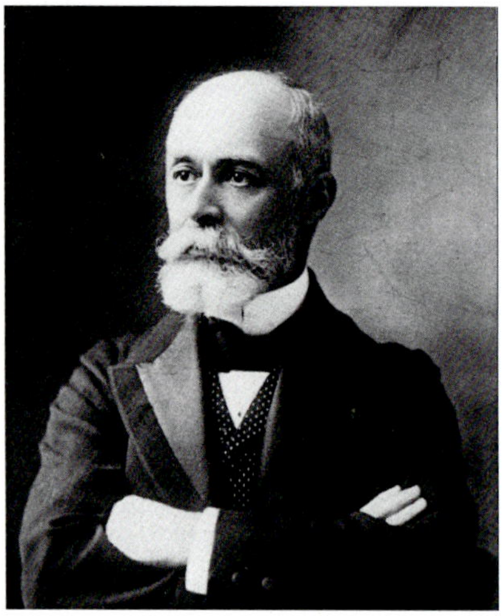
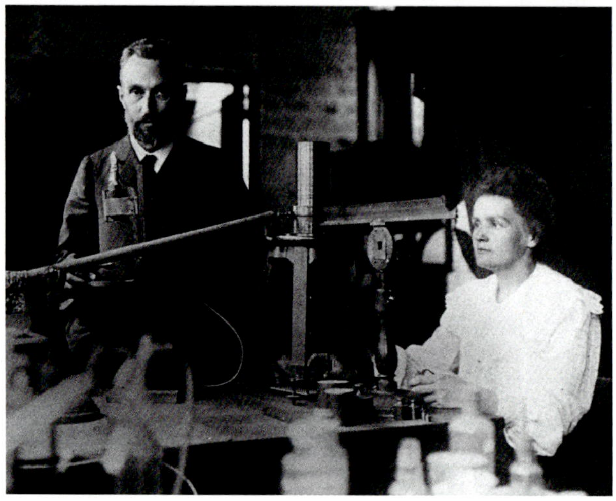

그림 1-2 베크렐 교수와 피에르 퀴리 및 마리 퀴리 부부

이후 의학 및 의료분야에서는 많은 양의 X선(방사선)을 쉽게 발생시키는 방법과 X선(방사선)의 사진효과나 형광작용 등의 효율을 높이는 방법에 대한 연구와 노력으로 방사선의학의 역할을 확고히 하게 되었다.

1.1 방사선의 발견

1) X선의 발견

독일의 뷔르츠부르크(Würzburg)대학 물리학 교수인 빌헬름 콘라드 뢴트겐은 크룩스(Crookes)관을 이용하여 음극선을 연구하던 중, 1895년 11월 8일 실험장치 옆에 있던 형광스크린에서 새로운 빛이 발생하는 현상을 발견하였다. 이런 현상에 대한 연구를 계속하여, 같은 해 12월 28일 '새로운 한 종류의 방사선에 관하여'라는 논문을 발표하였으며, 이를 'X선'이라고 이름 지었다. 이 놀라운 발견은 1896년 1월 5일 오스트리아 빈에서 발행되는 Die Presse지에 보도되면서 세계 각국에 알려졌으며, 인체를 투과하는 성질은 의학에 이용되게 되었다. 뢴트겐은 과학에 대한 탁월한 업적으로 1901년 12월 10일 제1회 노벨 물리학상을 수상하였다.

2) 방사능의 발견

X선이 발견된 2개월 후인 1896년 1월 뢴트겐의 연구를 검토하고 있던 베크렐은 X선을 방출하는 진공관의 유리에 인광이 발생하는 현상을 발견하고, 자연상태에서 빛을 받아 형광을 내는 물질도 X선이 관계하는 것으로 추측하였다. 그는 밀폐된 용기 안에 인광성 우라늄염과 감광판을 넣어 햇빛에 노출시키고 이때 감광판에 생기는 검은 점이 햇빛 내에 있는 X선에 의한 것이라고 설명하였다. 이후 베크렐은 감광판과 우라늄염을 깊은 서랍에 넣어 두었다가 감광판을 현상한 결과 여기에도 검은 점이 있음을 발견하고 깜짝 놀랐다. 결국 우라늄은 여기되지 않은 자연상태에서도 X선을 방출한다는 결론을 내리게 되었으며, 이로써 방사능

(radioactivity)이 발견되었다.

베크렐은 자신이 관찰한 방사선이 우라늄의 어떤 성질 때문인지에 대한 연구를 제자인 퀴리의 박사학위 논문과제로 주었으며, 퀴리는 즉시 방사능이라는 용어로 이 성질을 표현하고, 이때 방출되는 것은 X선이 아니라, X선 보다 에너지가 높고 투과력이 강한 새로운 종류의 방사선임을 밝혔다. 또한 퀴리는 1898년 폴로늄(Polonium)을 발견하였고 같은 해에 라듐(Radium)도 발견하였다.

베크렐과 퀴리 부부는 방사능의 발견과 그 성질에 관한 연구(1896~1898)에 대한 공로로 1903년 노벨 물리학상을 공동으로 수상하였으며, 마리 퀴리는 폴로늄과 라듐의 발견은 물론 라듐의 성질과 그 화합물에 대한 연구업적으로 1911년 노벨 화학상도 수상하였다.

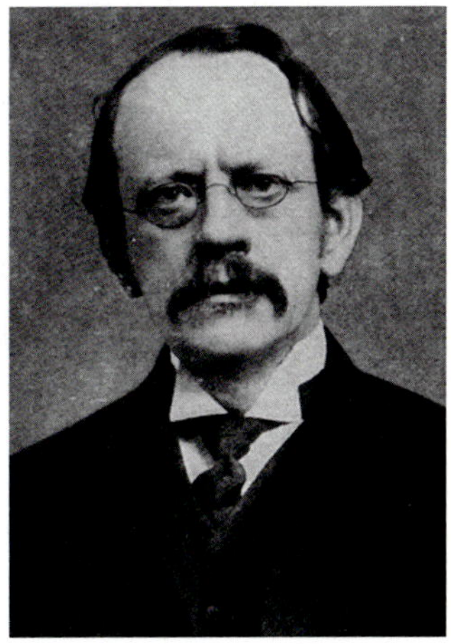

그림 1-3 톰슨

3) 전자선의 발견

톰슨(Joseph Jhon Thomson, 1856~1940)은 뢴트겐의 음극선관 실험에서 음극선이 수소의 약 1/1,836 질량을 가지며, 전기적으로 (-) 성질을 가지는 입자임을 밝혔고, 이후 스토니가 전자(electron)라고 이름을 지었다. 톰슨은 전자를 발견한 공로로 1906년 노벨 물리학상을 수상하였다.

1.2 의료방사선의 역사

1) X선촬영기술의 발전

1913년 미국 GE(General Electric)사의 쿨리지(William David Coolidge, 1873~1975)에 의해 열음극 X선관, 즉 쿨리지(Coolidge) X선관이 발명되었다(그림 1-4). 쿨리지 X선관의 출현으로 관전압과 관전류의 조절이 용이해지고 장시간 사용이 가능해짐에 따라 투시나 치료시 X선발생장치를 안정되게 조작할 수 있을 뿐 아니라, 대전류로 단시간 촬영이 가능해졌다. 1922년에는 에디슨(Thomas Alva Edison, 1847~1931)이 2극 정류관인 케노트론(Kenotron)을 개발하여 실용화함에 따라 정류방식도 크게 개선되게 되었다. 현재 사용되고 있는 대부분 X선 촬영용 부속품도 이즈음에 원형이 거의 완성되었다.

1915년에 버키(Gustav Bucky, 1880~1963)는 산란선 때문에 X선 영상의 선명도가 떨어지는 것을 보완하기 위하여 Bucky-Blende를 개발하였다. Bucky-Blende는 회전하는 판의 한 끝에 금속 격자판을 붙여 X선 조사 때 이것을 회전시켜서 격자상의 음영을 없애 버리는 장치이다. 1916년 포터(H. E. Potter)는 평행으로 배열된 금속격자를 X선관 초점에 곡률을 갖도록 오목면(평편상인 것도 있다)으로 하고, 격자를 조사 중에는 직각 방향으로 이동시켜서 줄무늬를 없애는 Bucky-Potter-Blende, Bucky-Potter-diaphragm를 개발하였다. 1923년에는 E. Lysholm이 0.04 mm 정도 두께의 매우 얇은 금속(납)을 0.4 mm 정도의

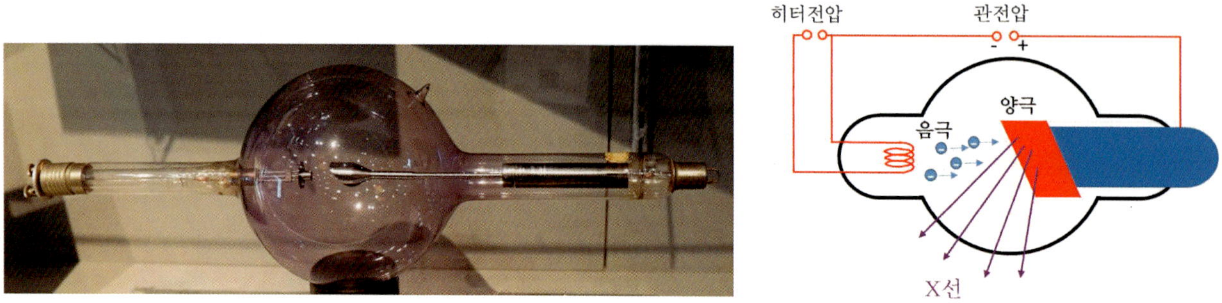

그림 1-4 쿨리지 X선관과 X선 발생 개념도

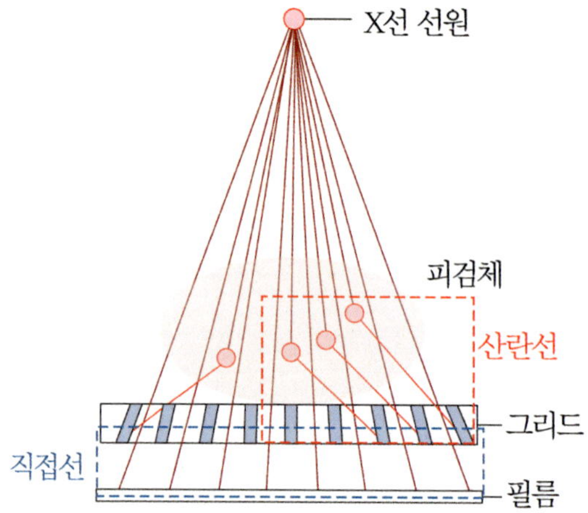

그림 1-5 그리드의 원리

간격으로 배열한 격자판(Grid)을 고안하였다. 그림 1-5에서 보는 바와 같이 그리드(grid)를 사용하면 X선 영상의 형성에 방해가 되는 산란선은 제거되고, 영상의 형성에 필요한 직접선만 통과시킴에 따라 X선 영상의 화질이 현저히 향상된다.

X선용 필름은 1906년 코닥(Kodak)사에 의하여 seed X선 플레이트가 발표된 이후, 1912년에는 유리 플레이트에 감광유제를 도포한 wratten X선 플레이트가 발매되었다. 1913년 코닥(Kodak)사에서 한 면에 감광유제를 도포한 필름을 개발하였고, 1918년에 코닥(Kodak)사에서 양면유제필름(Eastman duplicated X-ray film)이 발매되었으며, 1921년에는 아그파(Agfa)사 등에서도 앞 다투어 필름을 제조 판매하기 시작하면서 건판은 거의 사용하지 않게 되었다.

이 무렵 퍼핀(Michael Pupin, 1858~1935)은 형광물질을 바른 지면에 필름의 유제면을 밀착시켜서, X선의 형광작용을 이용한 증감법을 고안하였다. 그러나 실용적인 증감지의 완성까지는 상당한 시간이 필요했다. 텅스텐산칼슘($CaWO_4$) 형광체를 이용하여 실용화된 것은 1910년경 독일에서 발매된 Gehler-Folie가 최초라고 한다. 그림 1-6은 X선 필름, 카세트 및 증감지의 사진이다.

1925년 당시 흉부촬영에서 H. Chantraine은 저전압, 대전류 방식에 의한 연선촬영법을 제창하였으며,

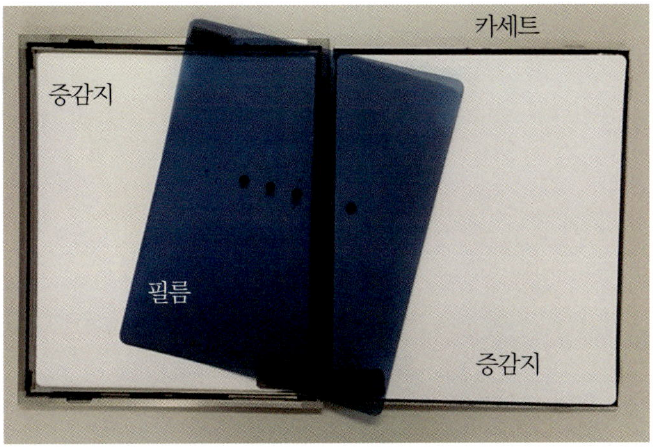

그림 1-6 X선 필름, 증감지와 카세트

이는 대조도(contrast)가 높은 흉부영상의 이상적인 촬영법으로 일반적으로 널리 활용되었다. 비슷한 시기, M. Gortan, E. Weber 그리고 F. Zacker 등은 100 kV 정도의 관전압을 이용하여, J. Stephani는 150 kV를 이용하여 각각 고전압촬영을 시도하였다. 이후, 1941년 E. D. Trant나 D. E. Graves 등에 의한 고전압용 X선관의 개발이 개발되면서 임상적으로 활용되기 시작하였다.

X선 간접촬영법은 이미 1896년에 이탈리아의 A. Battelli 등, 미국의 J. M. Bleyer, 영국의 J. Macintyer 등에 의하여 제안되었지만, 1936년 브라질의 Manuel de Abreu가 'A short note on a new method of examination: roentgen photography'라는 제목으로 발표한 후 실용적인 장치와 방법이 개발되었다.

이후 컴퓨터의 발전과 더불어 X선 영상의 디지털화가 진행되면서 필름/카세트 방식의 X선 영상은 점점 감소되었으며, 현재 거의 대부분 X선 검사는 디지털 영상으로 이루어지고 있다. 1977년 디지털감산투시영상(digital substraction angiography, DSA)가 처음 시행되었으며, 1980년 일본 후지필름(Fujifilm)사에 의해 CR(computed radiography) 판독기와 CR용 형광체가 처음 개발되면서 본격적인 디지털 X선 영상이 사용되기 시작하였다. CR은 촬영된 X선 잠상이 영상으로 얻어지기 위해서는 CR 판독기에서 판독과정을 거쳐야 완성된 영상을 얻을 수 있는 한계가 있었다. 이에 1990년 CCD(charge-coupled device)를 이용한 간접방식 디지털방사선영상(in-direct digital radiography) 시스템이 개발되었으며, 1995년에는 비정질 실리콘(a-Si)과 비정질 셀레늄(a-Se)을 이용한 평판형 검출기(flat panel detector)가, 1997년에는 가돌리늄(Gd) 기반의 직접방식 디지털 방사선검출기(direct digital radiography, DDR)가 개발되면서 X선 촬영 즉시 영상을 얻을 수 있게 되었다. 또한 2001년에는 평판형 반도체 검출기 기반의 디지털감산투시장치가 개발되었다. X선 영상의 디지털화와 더불어 방사선영상을 획득, 보관, 관리, 검색 등을 효율적으로 수행하기 위하여 의료영상관리시스템(picture archiving & communication system, PACS)이 개발되어 사용되고 있다. 방사선영상의 디지털화에 대해서는 1장 4절과 4장 3절 및 11절에서 더 상세히 설명한다.

단층촬영법은 1920년대 초 원리가 밝혀진 후 많은 연구를 통하여 급속한 개발이 이루어졌다. 1921년

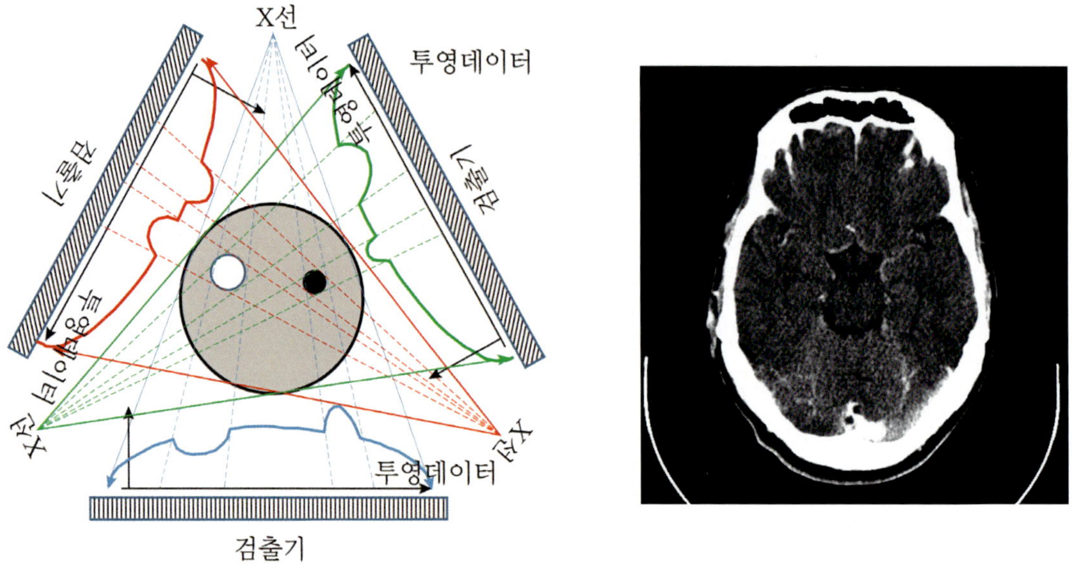

그림 1-7 단층촬영법의 원리와 구현된 CT 단층 영상

André Edmund Marie Bocage는 'Biotom'(1922년 프랑스 특허)을 제안하였으나, 실용기는 1935년에 완성되었다. 한편 Vallebona는 1930년 'Stratigraphy'를 제안하였고, 다시 1950년에는 횡단단층촬영법(axial transverse laminagraphy)의 원리가 발표되었다. 1933년 B. G. Ziedses des Plantes는 'Planigraphie'를 제안하였으며, 그는 1931년에 동시 다층단층법의 원리도 발표하였다. 그리고 1935년에는 G. Grossmann이 'Tomographie'를 제안하였다. 이들 각 단층촬영방식의 주된 특징은 단층면상의 한 점을 중심으로 대칭적(상이적)으로 X선관 초점과 수상면을 서로 운동시키는 것이다. 단층면상의 점은 수상면의 정위치에 투영되지만, 단층면상 이외 점은 수상면상의 다른 위치에 투영되어 영상이 흐려진다. 특히 Tomographie(-y)는 단층촬영법으로 통칭되며, 1975년 최초로 전신 CT가 개발된 이후 1989년 나선형 CT, 1992년 CT 조영촬영, 1997년 멀티검출기 CT(multi-detector CT, MDCT), 2006년 이중에너지(dual energy) CT 등 눈부신 기술의 발전에도 불구하고 영상재구성의 원리에 있어서는 오늘날까지 거의 원형이 변하지 않고 사용되고 있다. CT에 대한 좀 더 상세한 내용은 1장 4절 및 4장 6절에서 추가 설명한다. 그림 1-7은 단층촬영법의 원리를 표현한 그림으로 X선관과 검출기가 서로 마주본 상태에 회전하면서 투영상을 획득하고, 투영상으로부터 단층영상을 재구성한다.

2) 핵의학 - 방사성동위원소의 의학적 응용

20세기 중반 원자핵과 관련된 과학기술의 현저한 발전을 통하여 우라늄(Uranium)의 핵분열, 핵반응, 원자로, 원자력발전 등으로 발전해가며 원자력시대가 시작되었다.

방사성동위원소의 생물학 및 의학에서의 이용은 페르미(Enrico Fermi, 1901~1954)의 핵반응실험이 성공(1934년)하자 바로 이루어졌다. G. Hevesy에 의한 ^{32}P를 추적자(tracer)로 하여 흰쥐의 체내 인 분포계측(1935), J. G. Hamilton, J. H. Lawrence 등의 ^{24}Na, ^{32}P를 이용한 백혈병치료 시도(1937~1939), L.

Hahn의 ^{32}P를 이용한 혈액량의 측정(1940) 등을 거쳐, 본격적인 방사성동위원소 이용 시대로 들어서게 되었다. 이는 원자로나 가속기에 의하여 각종 방사성동위원소가 용이하게, 그리고 대량으로 제조 가능하게 되었기 때문이다. ^{99m}Tc이 처음으로 발견된 것은 1937년 Perrier와 Serge에 의해서, 1957년 Strang는 ^{99}Mo/^{99m}Tc generator system을 개발하였고, 1961년 Harper는 여기서 생성된 ^{99m}Tc을 이용하여 첫 동물 시험을 실시하였다. 그 이후 ^{99m}Tc의 유용성이 입증되면서 1965년부터 의료에 이용되기 시작하여 오늘날에는 각종 핵의학검사에 널리 이용되고 있다.

체내검사(in vivo)와 더불어 급속히 성장한 핵의학 분야로 체외검사법(in vitro)이 있다. 1959년 정맥주사한 소 인슐린의 제거율을 측정하기 위해 Solomon A. Berson과 Royn S. Yalow에 의해 개발된 방사면역측정법(radioimmunoassay, RIA)은 급속한 발전을 거듭하여 현재 각종 생물학적 물질의 측정에 널리 쓰이고 있으며, 임상진단 및 연구에 없어서는 안될 중요한 위치를 차지하고 있다. 한편 Rosalyn S. Yalow는 이 공로로 1977년 노벨·의학 생리학상을 수상하였다.

우리나라에서는 1958년 3월 원자력법이 제정된 후 이듬해 처음으로 의료용 방사성동위원소(^{131}I) 을 수입하여 갑상선기능항진증 치료를 위해 환자에게 투여하였다. 그 이듬해 서울대학교병원에 동위원소진료실이 개설되었으며, 이어서 지방의 국립대학병원과 사립종합병원에도 핵의학검사실이 개설되었다. 1961년 미국원자력위원회의 기증으로 4개 국립대학병원에 Trace lab.의 섬광스캐너와 우물형 섬광계수기 등의 핵의학 관련 기기가 도입되었다. 1969년에는 감마카메라가 도입되었으며, 1970년에는 방사면역측정법이 국내에서 처음으로 도입되어 이용되기 시작하였다. 1985년 양전자방출단층촬영장치(PET)가 개발되었으며, 1998년 PET와 CT의 융합, 2010년 PET-MRI의 융합 등이 이루어졌으며, 핵의학에 대한 더 상세한 내용은 5장에서 설명한다.

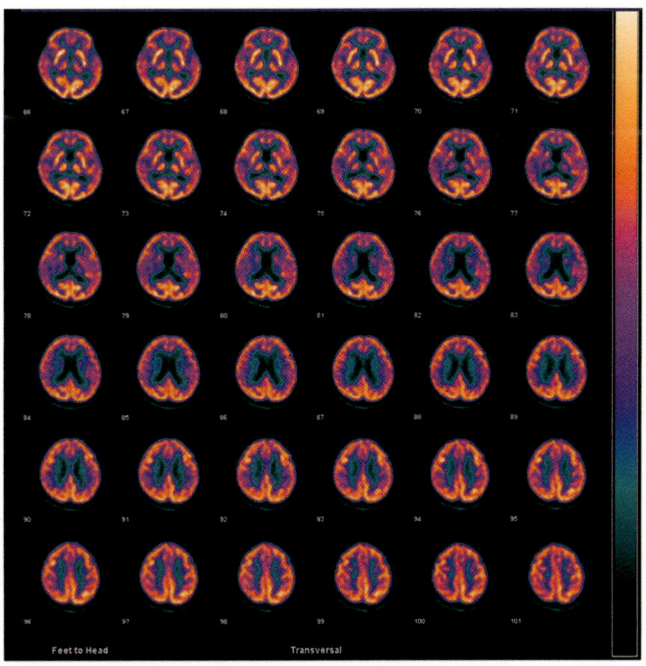

그림 1-8 핵의학에서의 뇌 PET 영상

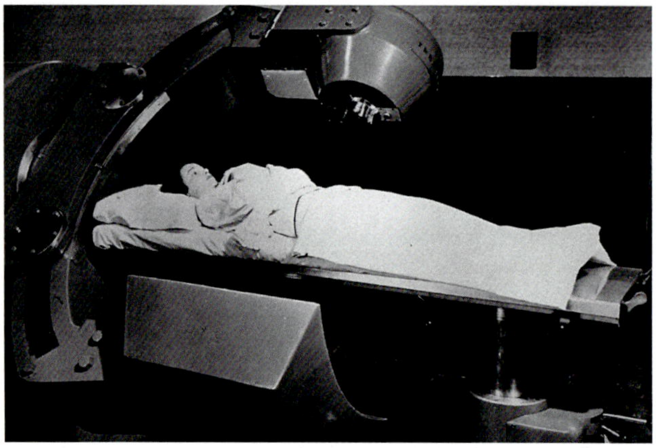

그림 1-9 원격코발트치료기를 이용한 방사선 치료

3) 방사선치료기술의 발전

X선을 이용한 치료를 시도한 첫 사례로 1896년 독일의 A. Voigt가 비인두 진행암에 X선을 조사하였다는 보고가 있으며, 같은 해에 유방암에 대하여 미국의 E. H. Grubbe가, 위암에 대하여 프랑스의 V. Despeignes가 각각 X선을 조사하여 치료를 시도한 바 있다. 그리고 1899년 스웨덴의 T. Stenbeck에 의하여 피부암에 X선을 조사하여 치유되었다는 첫 성공 사례가 보고되었다. 라듐에 의한 치료는 1900년에 들어서 생물학적 작용이 연구되면서부터이며, 실제로 치료에 이용된 것은 1901년에서 1902년에 걸쳐 파리의 Danlos가 P. Curie로부터 라듐을 제공받아, 피부암에 시험 사용한 것으로 치료 효과가 있었다는 보고가 있다. 그러나 방사선(X선)이 악성종양에 대하여 본격적으로 적용된 것은 Bergonie와 Tribondeau가 세포의 방사선감수성을 법칙화 하고 난 이후이다(1904~1906).

1934년 J. Joliot와 I. Curie에 의한 인공 방사성동위원소의 발견이나, 1936년 Ernest Orlando Lawrence(1901~1958)가 사이클로트론(cyclotron)(1930년 Lawrence와 Livingston 등에 의하여 발명되었으며, 실용적인 사이클로트론은 1932년에 제작되었다)을 이용하여 최초로 인공 방사성동위원소를 제조한 것, 그리고 Robert Jemison Van de Graff(1901~1967)가 고안한 정전고압발생장치(1931년), Lawrence에 의한 선형가속기(linear accelerator, linac, 1924년경부터 구상)의 실용적 개발(1931), W. D. Kerst가 성공시킨 베타트론(betatron, 전자를 원 궤도에서 가속하는 전자유도 현상을 생각한 것은 1920년 대부터였지만, 실제로 실현한 것은 1940년), 그리고 싱크로트론(synchrotron)의 원리가 1945년경 Edwin Mattison McMillan(1907~1991) 등에 의하여 고안되었으며, 이런 일련의 성과를 기반으로 고에너지 방사선치료의 가능성을 제시되었다. 하지만 당시 효과적인 고에너지 X선 발생의 기술적 한계로 치료에 적합한 방사선을 얻을 수 없었다. 1951년 Co-60 방사성동위원소를 이용한 치료기(그림 1-9)와 1952년 선형가속기(Hammersmith병원, Metropolitan Vickers사 제작)를 사용하여 2차원 방사선 치료를 시작하면서 실질적이고 본격적인 방사선치료가 시작되었다.

특히 1972년 CT의 발명과 1980년 컴퓨터 기술의 발전은 방사선치료의 새로운 도약을 가능하게 하였다. 종양의 입체적인 모양을 감안한 입체조형방사선치료(3D conformal therapy), 1988년 종양의 모양에 가장 적합하게 치료하기 위하여 조사야 내 소조사야(filed in field) 개념을 적용한 세기변조방사선치료(intensity modulation radiotherapy, IMRT)가 시행되었다. X선 영상, 비디오 영상, 초음파 영상 등 영상을 이용하여 치료의 정확도를 개선한 영상유도방사선치료(image guide radiotherapy, IGRT), 호흡에 따라 움직이는 암세포를 조준해서 치료하는 호흡동기 방사선치료(respiration radiotherapy), 로봇팔과 치료기와 결합한 사이버나이프(그림 1-10), 단층방사선치료(Tomotherapy) 등 치료장비와 기술의 발전과 더불어 과거 X선, 감마선 중심의 방사선치료에서 양성자선, 중입자선, 중성자선 등 다양한 방사선을 이용한 치료로 발전해오고 있다. 방사선치료에 대한 더 상세한 내용은 6장에서 설명한다.

우리나라에서는 1962년 국내 최초로 한일병원에서 Cs-137 치료기가 도입된 이래 1964년에는 중앙암연구소에 원격코발트치료기가 도입되어 이용되게 되었다. 선형가속기(linac)는 1970년 연세대학교 세브란스병원에 13 MeV 장치가 국내 최초로 도입되었다.

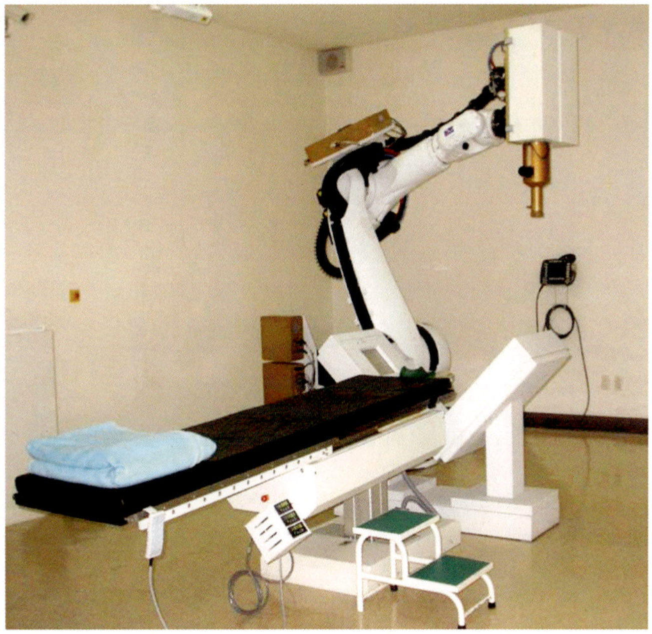

그림 1-10 로봇팔과 선형가속기가 결합된 방사선수술용 사이버나이프

4) 정보과학과 전자기술의 시대로

방사선의학과 기술의 출발점은 음극선의 실태를 명확히 하려고 하는 이른바 전자공학적인 측면과 물질을 구성하고 있는 원자의 구조를 명확히 하려고 하는 원자(핵)물리학적인 측면으로 나누어 생각할 수 있다. 따라서 현대과학을 상징하는 두 영역의 진보와 발전은 직접적이든 간접적이든 방사선진료에 매우 큰 영향을 끼쳤다.

1904년 John Ambrose Fleming(1849~1945)의 2극진공관(무선전파 검출용) 발명, 1906년 Lee de Forest(1873~1961)의 3극진공관 발명 등은 1912년부터 1916년에 걸친 Irving Langmuir(1881~ 1957)에 의한 열전자방사기술과 고진공기술의 개발 및 개량이라고 하는 새로운 기술혁신에 의하여 전자관으로서 실용화되어, 무선통신 등 넓은 범위에 적용되게 되었다. 1935년 방공용 펄스레이더가 실험적으로 시도되어 그 결과가 1941년 전파탐지기로서의 레이더기술을 완성되었으며, 그것이 마이크로파기술을 낳게 된다. 이것은 제2차 세계대전 이후 입체회로론이나 초고주파전자관(1954~1960)의 진보를 촉진하고, 반도체로서의 게르마늄이나 실리콘 등을 발견하게 하였다. 그리고 Walter House Brattain(1902~1987) 등의 트랜지스터의 발명(1948)으로 연결된다. 이는 컴퓨터(전자계산기)의 이론과 구성에 큰 영향을 주어, 1959년 IBM에 의하여 트랜지스터방식(제2세대)의 컴퓨터가 완성되게 된다. 또 Claude Ewood Shannon(1916~2001)은 정보이론을 완성시키고, Norbert Wiener(1894~1964)는 Cybernetics를 제창하여, 자동제어이론이나 컴퓨터기술에 큰 영향을 미친 것이다. 드디어 이들은 방사선의학 및 기술에도 전면적으로 침투하여 X선 영상의 정량적 평가법의 확립(1959년 이후), 자동현상기의 실용화(1944년, PoKo사 제작, 행거방식), 1955년경부터 선진 각국에서 급속히 보급되었던 X선 텔레비전 등을 임상 전 영역에 걸쳐서 일반화하여, 방사선의료의 방법론을 근본적으로 변혁하게 된다.

한편 1969년에는 새로운 영상진단기기인 초음파진단기(B scanner, Aloka MSU-6)가 국내에서 처음으로 원자력병원에 설치되었다.

5) X선 촬영기술의 정밀화

X선 촬영기술은 여러 가지 목적에 따라 다양한 방법이 개발되었다. 피폭선량의 경감과 기술적으로 용이하게 사용할 수 있도록 개발된 동시다층단층촬영법은 다층용 증감지의 개발에 의해 급속히 보급되어 사용되었으나, 선예도 악화나 카세트 내부의 산란선 영향 등에 의한 화질의 열화 등 근본적인 약점을 해결하지 못해서 조작의 용이함과 신속한 촬영이 가능한 분할단층촬영법의 방향으로 발전하였다.

확대촬영법의 경우 최대의 기술적인 과제는 가능한 X관 초점의 크기를 최소화하는 것이었다. 1952년 자기바이어스 방식으로 미소 초점 X선관이 개발되었으며, 그 결과 50 μm 크기의 관 초점을 얻을 수 있게 되어서 5~6배의 고확대 촬영이 가능하게 되었다. 그 후 많은 개선과 연구가 거듭되어, 현재는 전자집속형식을 장초점만으로 구성시켜, 부초점을 만드는 전자를 확산시키는 방식(1966)으로 발전하였다.

간접촬영법은 1950년 이후에도 거울식 카메라방식(1953년), 롤 필름용 자동카메라(1955년) 등 해마다 개선되었다. 오늘날에는 공중위생이나 국민복지의 관점에서 볼 때 초기 결핵을 발견하는 수단으로 뿐만 아니라 소화관이나 심장 등 집단검진에도 이용되며, 산업의학에 대한 공헌과 함께 큰 역할을 수행하였다.

X선 시네마토그래피법은 앞에서 설명한 간접촬영법의 변법으로 연구되어 왔으며, X선 발견 후 비교적 조기에 많은 연구가 이루어졌다. 실용적인 것은 1928년 R. Reynolds가 형광판상의 상을 f = 1.9인 렌즈를 이용하여 촬영하였다. 하지만, 임상적으로는 유효하지 않았고, 그 후에도 많은 시도도 있었지만, 모두 진단에 유용한 정보를 제공할 만큼의 화질은 얻을 수 없었다. 임상적으로 유효한 X선 시네마토그래피상을 얻을 수 있게 된 것은, 1952년에 개발되어 실용화된 X선 형광증배관(X-ray image intensifier)의 영향을 많이 받았다. 1942년 W. E. Chamberlain은 X선 투시상에 관한 논문에서 '종래의 형광판에 의한 투시상은 어두운 밝기로 인해 암순응이 필요하며, 그로 인해 시각적 정밀도가 떨어지고, 진단능의 저하를 초래한다. 그러나 만약 밝기가 100배에서 1,000배 정도가 되면 암순응이 필요없게 되어 시각적 정밀도는 현저하게 향상된다'고 설명하고 있다. 이 논문이 제기하는 과제를 해결하기 위하여 전자적으로 형광상을 밝게 하는 기기의 개발 연구가 진행되게 되었다. 그 최초의 성과는 1948년 Westinghouse사의 J. W. Coltman이 보고한 image amplifier라고 이름 붙인 증배관이었으며, 이것은 자기장을 이용하여 광전자를 가속하여 영상을 만드는 방법으로 밝기는 약 5배였다고 한다. 1952년에 이를 상품화하여 같은 회사에서 발매하였으며, 같은 해 Philips사에서도 image intensifier란 이름으로 발매하게 되었다. 이 X선 image intensifier는 X선 텔레비전의 개발을 촉진하였으며, X선 텔레비전이 개발과 더불어 임상에 적용되면서 1955년경 X선 시네마토그래피법도 임상적으로 가치 있는 기술로 발전시키게 되었다.

고전압촬영기술은 고전압에 대응할 수 있는 장치나 X선관 등이 완성됨에 따라 임상적으로 적용되어 왔으나 촬영시 발생하는 산란선의 제거가 가장 큰 문제점이었다. 1910년대에 실용적인 산란선 제거용 그리드가 고안되고 나서, 그리드 금속박의 박층화 기술, 중간물질의 개선 그리고 조립기술 등의 향상과 함께 제품의 품질관리가 규격화됨으로써 오늘날에는 매우 품질이 우수한 성능의 그리드가 시판되게 되었다. 이 결과 고전압촬영법을 기술적으로 조합시킨 새로운 촬영기술을 낳게 되었으며, 1955년 이후에 임상적으로 이용되게 된 고압간접촬영법, 고압단층촬영법 등이 그것이다.

6) X선 필름현상의 자동화

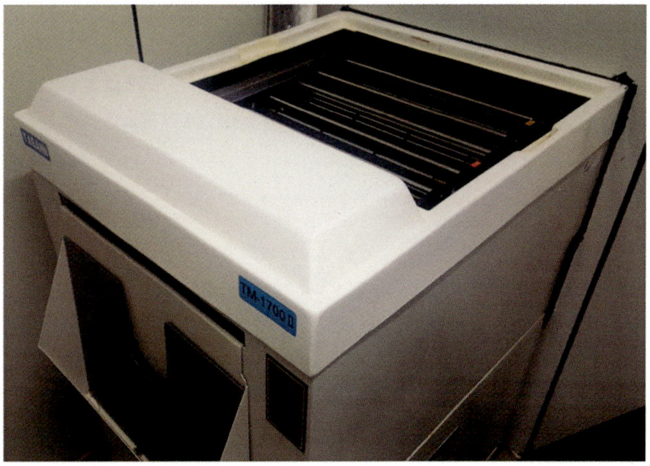

그림 1-11 X선 필름 자동현상기

1972년 R. A. Buchanan 등이 희토류형광체(Gd, La, Y 등)를 X선용 증감지에 응용하여 감도를 높임으로써 환자의 피폭선량을 대폭 줄일 수 있다는 보고가 있은 후, 증감지나 형광판에 이용되기 시작하여 수광계의 감도를 대폭 개선하였다. 그리고 증감지와 필름을 하나의 시스템으로 생각하여 증감지/필름계(Screen/Film)라고 하는 개념이 정착되게 되었다. 또 자동현상기의 광범위한 보급은 새로운 기술을 낳게 하였다. 1944년에 PaKo사에서 개발된 최초 자동현상기는 행거 방식이었다. 이 방식은 손으로 하는 탱크현상법을 기계적으로 처리하는 방식으로서 필름을 장착한 행거를 자동으로 반송함에 따라 필름을 행거에 착탈하는 번거로움이나, 장치 자체가 커지는 등은 물론 물리적, 기계적으로 처리시간이 긴 (약 15분이 한도) 단점이 있었다. 그러나 이제까지의 수동으로 현상하던 것에 비하여 처리속도가 매우 빠르고, 처리결과가 일정하다고 하는 장점은 큰 매력이었다. 한편 1957년 Kodak사가 X-Omat라는 이름으로 발매한 자동현상기는 행거방식의 단점을 일거에 해결한 롤러방식이었다. 얼마 되지 않아 이 방식의 자동현상기는 일반화되었고, 다시 컴퓨터의 도입 등으로 개량 개선되어, 신속형(7분→3.5분→90초), 초신속형(90초→45초)이 개발됨은 물론 소형화, 다양화하는 방향으로 진행되어, 밝은 현상실에서 필름교환과 현상처리를 가능하게 하는 명실처리방식(daylight system)의 개발(1971년, 후지사진필름)로 이어지게 되었다. 한편 우리나라에도 1963년 국립의료원에 국내 최초로 자동현상기가 도입되었다.

7) 의료피폭문제와 방사선안전관리 규정

방사선진료시설의 보급, 확장과 의료방사선기술의 향상에 따라 의료기술이 고도화되면서 국민들의 의료방사선피폭은 오히려 증가하게 되었고 이에 따라 국민의 안전을 보장하기 위해 방사선 피폭관리에 대한 필요성이 대두되었다.

1959년 이후, 국제방사선방어위원회(International Commission on Radiological Protection, ICRP)는 방사선피폭이나 방어에 관한 권고를 채택하여 왔다. 그 중에서도 Publication 6(1964), 8(1966), 9(1966), 15(1970), 16(1970), 17(1971), 22(1973), 34(1982), 44(1985), 52(1987), 53(1988), 60(1990), 80(1998), 86(2000), 87(2000), 93(2004), 94(2004), 102(2007), 103(2007), 106(2008), 128(2015)이 방사선방어나 환자의 방사선피폭관리와 관계있는 것들이다. 그 중에서 Publ. 34는 'X선 진단에서 환자의 방어(Protection of the Patient in Diagnostic Radiology)', Publ. 44는 '방사선치료에서 환자의 방어(Protection of the Patient in Radiation Therapy)', Publ. 52는 '핵의학에서 환자의 방어(Protection of the Patient in

Nuclear Medicine)'이며, Publ. 103은 '방사선방어의 국제적 권고(Recommendations of the International Commission on Radiological Protection)'에 대한 내용이다. 그밖에 Publ. 87은 CT, Publ. 93은 DR, Publ. 102는 MDCT, Publ. 128에서는 방사성의약품사용시의 환자방어에 대하여 규정하고 있다.

8) 컴퓨터기술과 X선 CT의 발명

1642년 Blaise Pascal(1623~1662)에 의해 톱니바퀴 기계식 가산계산기가 고안 발표된 이후 컴퓨터의 제1세대라고 할 수 있는 진공관식 컴퓨터가 1945년에 착수하여 1년 후인 1946년 2월 ENIAC(1,500개의 계전기와 18,800개의 진공관을 10진법의 기억회로와 연산회로에 이용하였다)이라는 이름으로 완성되기까지, 많은 과학자나 연구자들이 꿈의 실현을 위해 지불한 노력과 시간은 실로 엄청난 양이다. 특히 제2차 세계대전을 계기로 하여 수많은 전자기술이 고안되고, 그것이 전파병기에 응용되는 과정에서 복잡한 계산이나 막대한 수량의 처리를 위하여 계산 장치의 필요성이 대두되었음은 물론 그것이 이른바 아날로그 계산기 개발의 기초가 되었던 것이다.

한편 트랜지스터의 발명(1948)과 이를 논리소자로 사용한 컴퓨터(제2세대, 1959), 트랜지스터를 연산소자에 이용하여 집적회로가 본격적으로 도입된 컴퓨터(제3세대, 1965)로 발전하여 갔다. 또 반도체 집적회로에는 다양한 논리소자가 포함됨에 따라 그 수가 늘어가게 되고, 그에 따라 집적회로는 IC에서 LSI 그리고 VLSI를 채용한 컴퓨터(제4세대, 1979년)가 출현하였으며, 그 집적도는 하나의 칩 상에 수십만에서 수백만에 달하고 있다. 1990년대에는 종래의 축적 프로그램방식에서 병렬처리·지식처리방식으로 되면서, 제5세대 컴퓨터라고 하는 인공지능컴퓨터(계산만이 아니라 지식을 근거로 추론, 판단도 가능)의 실현이 가능해진 시점까지 오게 된 것이다. 그러나 현실적으로 인간이 가진 경험이나 지식을 기계조작으로 대체하는 것은 매우 어려우므로 실용화에는 상당한 시간이 필요할 것으로 생각된다. 또 이제까지의 컴퓨터가 전자식인데 비하여 빛을 이용한 컴퓨터는 고속으로 대량의 정보처리가 가능하므로 상당히 과거부터 이에 대한 구상이 있었으며, 1990년에 미국의 벨연구소에서는 대칭광쌍안정소자(S-SEED)라고 하는 소자로 논리회로 4개를 만들고, 그들을 렌즈계를 통한 레이저광으로 상호 연결하는 방식으로 광컴퓨터를 발표하여 많은 관심을 모은 바 있다.

이와 같은 컴퓨터기술의 고도화와 진보가 방사선의학 및 기술에 미친 영향은 대단히 크다. 1942년 S. R. Hathaway 등에 의하여 고안된 MMPI(Minnesota Multiphasic Personality Inventory)라는 이름의 객관적 성격진단해석법은 이른 바 자동진단법의 효시가 되었다. 이것이 컴퓨터기술과 연결되어 결정이론을 진단논리로 하는 방법이 제안되게 된다. 그 하나를 1959년 L. B. Lusted 등이 제안하였고, 1962년 C. A. Caseres 등이 완성한 심전도의 자동인식과 그 프로그램의 개발로써 이미 실용화되어 임상에 도입되었으며, 1970년에 들어서면서 임상검사의 상당부분이 자동화되어 일정한 성과를 얻을 수 있게 되었다.

1960년에 들어서면서 컴퓨터의 구체적인 응용이 방사선진료 분야에도 시도되었다. 우선 방사선치료에서 치료계획이나 선량계산을 비롯한 시스템의 간이화와 합리화에 도입되었다. O. Beker 등에 의하여 심실용적의 자동계산이나 순환동태상의 영상해석 등이 이루어지게 되었으며, 핵의학분야에서도 1970년에 들어서 이른바 핵의학영상의 데이터 해석과 처리가 이루어지게 되었다. 그리고 컴퓨터기술과 X선 단층기술이 결합하여 X선의 발견에 비교될 정도의 획기적인 X선 영상법이 결실을 맺게 된다.

1972년 봄 Godfrey Newbold Hounsfield(1919~2004)는 종래의 두부 X선 검사법과는 근본적으로 다른 방식으로 두부 X선 검사의 임상적 결과를 보고하였다. 뇌의 백질과 회백질이 확실히 식별될 뿐 아니라 액체상태의 물질이 존재하는 뇌실의 단층상이 관찰된 것이다. 그는 그 검사 장치에 EMI-scanner라 이름 붙였으며, 이것이 컴퓨터를 이용한 단층촬영법(전산화단층촬영법)의 탄생이었다.

Hounsfield는 영국의 한 농가에서 태어났다. 어린 시절부터 농기구와 전기기기에 관심을 가지고 있었으며, 고등학교 시절에는 물리학과 수학에 특별히 우수한 재능을 나타내었다. 대학에서 전기공학을 공부한 후, 1951년 EMI사에 입사하였다. 그 무렵 많은 연구자들이 흥미를 가지고 연구하였던 컴퓨터에 그도 큰 관심을 가지고 몰두하였다. 같은 무렵 여러 방향에서 인체에 가는 선상의 X선을 조사하여 다수의 슬릿상을 촬영한 후, 이것을 광학적으로 역투영하여 중복시켜 단면상을 구성하는 방법을 보고하였다(1951년). 이른바 X선 CT의 단순역투영법의 아날로그판이다. 이것을 Hounsfield는 놓치지 않았다. 1961년 W. H. Ordendorf는 두부 모형(외벽과 내강에는 못을 배치)에 ^{131}I의 감마선을 조사함과 동시에, 그 모형을 회전운동시키면서, 어떤 방향으로 직선운동을 연속적으로 하여, 그 때의 투과율을 검출하는 실험을 하였다. 그 결과 감마선의 투과 1차 분포에서 외벽의 못은 흐려지지만, 내부의 못은 뚜렷하게 상으로 나타났다(1961년). 그리고 수학적 원리는 J. Radon(오스트리아의 수학자)에 의하여 1917년에 2차원이나 3차원 물체의 점상선원에 의한 투영 데이터가 그 물체의 내부 구성성분의 반응을 나타내기 때문에, 그 집적을 무한하게 하면 투영데이터에서 원형을 재구성할 수 있음이 증명되었다.

Hounsfield는 이들 보고나 실험 결과를 참고로 하여 X선 CT를 발명하였다. 이 위대한 공적으로 1979년에 노벨 생리학·의학상을 Cormack과 함께 수상하였다. 노벨상을 수상한 많은 과학자 중에서 순수하게 기술면에서 수상한 사람은 Hounsfield가 유일하다. 그림 1-12는 Hounsfield의 CT 스케치와 현대 CT의 내부 사진이다.

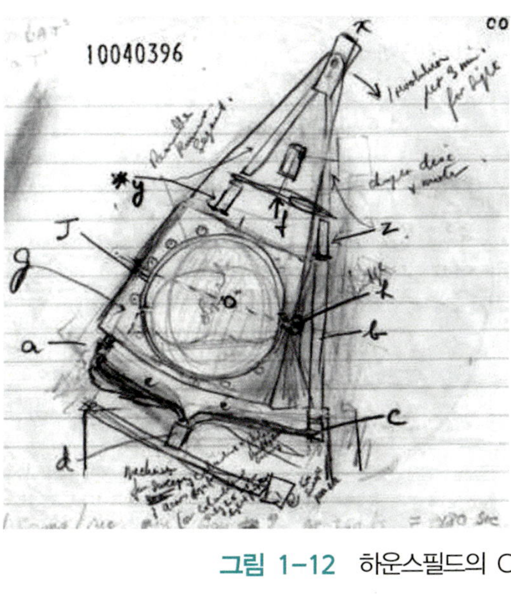

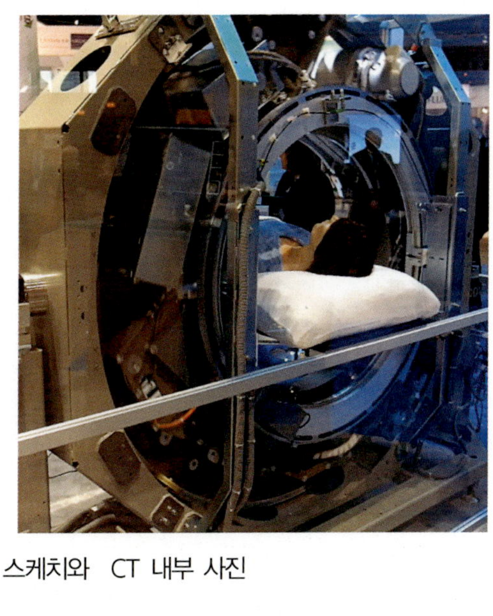

그림 1-12 하운스필드의 CT 스케치와 CT 내부 사진

X선 CT에 의하면 뇌신경계에서 2% 이하의 미소한 X선 흡수계수 차이도 선명하게 검출하는 능력을 가지고 있기 때문에 세계적으로 폭발적인 관심사가 되었음은 물론, 이후 여러 나라, 여러 회사에서 다양한 CT 장치가 개발되었으며, 우리나라에서는 1977년 경희의료원에 전신용 X선 CT(Toshiba사 제작)가 처음으로 도입된 이래 급속히 보급되어 왔다.

9) 의료 방사선기술의 시스템화

컴퓨터기술의 의료 방사선분야에의 적용은, 방사선기술의 시스템화를 촉진하게 되었다. 1972년부터 1973년에 걸쳐서 많은 의료용 진단장치 및 기기가 컴퓨터 기술의 영향을 받기 시작하여, 다른 새로운 기술과 서로 보완하면서 필연적으로 시스템화 방향으로 발전하게 되었다.

각종 순환기계 X선 검사기술은 펄스 X선 시네마토그래피촬영장치, 펄스 X선 투시장치, 조영제 선택적 자동 주입장치, 생체신호감시기록장치, 집중제어감시장치, 심장감시소생장치, 영상분석장치 그리고 X선 장치 등 관련된 장치 및 기기를 하나의 시스템으로 연계 동작시킴으로써 순환기계 동태검사의 기능을 높이고 있다. X선단층촬영장치에 있어서는, 1971년경부터 이른바 Pluridirectional system이 양산, 보급되면서 널리 이용되게 되었다.

10) 새로운 조영제의 개발

X선은 뼈 조직에 대해서는 X선의 흡수가 많으며 따라서 대조도가 높아 영상에서 잘 보이는 반면에 연부조직에 대한 대조도가 낮아서 혈관 같은 부위는 영상에서 전혀 구별되어 보이지 않는다. 이처럼 대조도가 낮은 특정부위에 대조도를 높여서 영상을 선명히 볼 수 있도록 체내에 투여되는 재료를 조영제(contrast medium)라고 하고(그림 1-13), 진단방사선 분야에서 조영검사법은 매우 중요한 역할을 하고 있으며, 아무리 새로운 검사기술이 적용되더라도 조영제 중요도는 여전하다.

조영제의 발전과정에 있어서 무기 요오드제제의 사용으로 시작되는 제1세대(1920~1940)는 임상적으로 적용 가능한 화합물의 개발과 모색의 시대였다. 모노요오드의 실현으로 출발하여 제2세대(1950~1970)에서

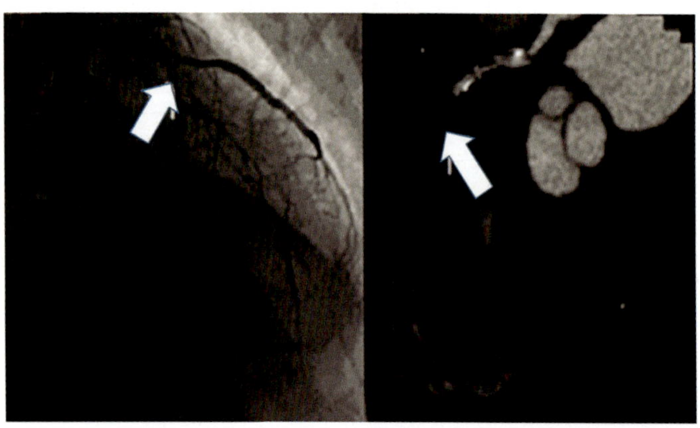

그림 1-13 조영제를 주입한 후 심장 X선 사진(좌)과 조영제를 사용하지 않은 심장 CT 사진(우)

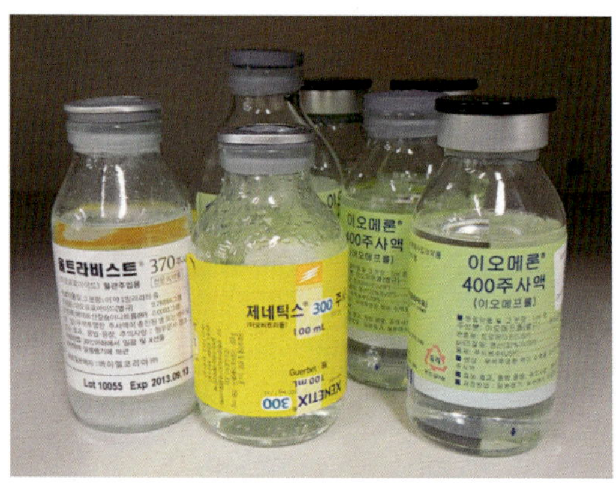

그림 1-14 일반적으로 사용되고 있는 CT 조영제

는 트리요오드 벤젠의 유도체를 이용한 조영제가 주류를 이루었다. 이들은 모두 조영능은 만족스러우나, 이온성 고삼투압 조영제이므로 안전성이 불충분하였다는 것이 치명적인 단점이었다. 조영제 부작용의 원인으로는 고삼투성이나 이온 부하의 문제 그리고 화학적인 독성 등이 크게 관여하고 있는 것으로 알려져 있다.

조영제의 조영능을 떨어뜨리지 않고, 삼투압을 내리기 위하여 용액 중 용질의 입자수를 줄이는 두 가지 시도가 있었다. 한 가지 방법은 비이온화이며, 다른 하나는 한 입자 중의 요오드 원자수를 증가시키는 것이었다. 전자의 방식으로 합성된 것은 1972년에 개발되어, 1981년 초에 발매된 아미파큐(Metrizamide)이다. 그 후에도 이 계열의 조영제는 개량되어, 더욱 양질의 비이온성 저삼투압조영제[이오파미르(Iopamidol, 1977), 옴니파큐(Iohexol, 1978), 이소비스트(Iotrolan, 1980) 등]로서 혈관계를 중심으로 널리 사용되고 있다. 후자는 1975년에 개발된 헥사브릭스(Ioxaglate)가 대표적인 것이며, 이는 이온성 조영제임에도 불구하고, 비이온성 조영제와 거의 동등한 삼투압을 실현하고 있다.

이와 같이 1990년 시점에서는 완전히 저삼투압성 조영제의 시대에 들어와, 지금까지의 고삼투압성 조영제를 대체하였다.

1.3 우리나라 의료방사선의 역사

1) X선 장치의 도입 및 조선뢴트겐협회

1885년 H.N. Allen의 건의로 우리나라 최초로 근대식 병원인 광혜원이 설립되었으며, 이후 제중원(세브란스병원의 전신)으로 개명되었다. X선이 우리나라에 처음으로 소개된 것은 1913년 세브란스 병원에 미국 Walper사에서 제작된 X선 발생장치가 도입, 가동되면서부터이다(그림 1-15). 이 당시의 X선 의학은 독자적 분야는 물론, X선을 전문적으로 담당하는 의사나 X선사가 없었으므로 외과진료를 담당하던 강문집 선생이 X선사 업무를 겸하였고, 뢴트겐과의 과장은 외과교수였던 C.C. Hopkirk 선생이 겸직하였다.

이후 X선에 의한 진료가 점차 소개되면서, 1917년에는 조선총독부가 운영 관리하던 대구자혜병원에, 1918년(~1920년) 경에는 조선총독부병원에 그리고 1925년에는 대구 동산병원에 미국 Victor사에서 제작한 Acme 30 mA X선 발생장치가 도입되면서 X선의 이용이 점차 늘어나기 시작하여 1940년대에는 개인의원에까지 확산 보급되기에 이르렀다.

당시 세브란스병원에는 X선실 업무를 전담할 인력양성의 필요성을 느껴 이일선 선생을 수련시켜 이를 전담시켰다. 또한 1922년에는

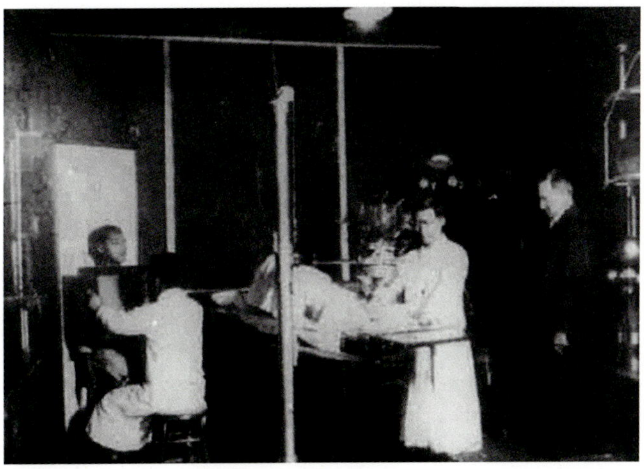

그림 1-15 국내 최초로 도입된 세브란스병원의 X선 발생장치

조선총독부의 의무관으로 내한한 일본 경응대학 출신인 일본인 스즈키 모토하루가 조선총독부병원의 X선 과장으로 부임하여 X선과 전임의사로 활약하면서 해방 때까지 X선 의사 및 X선사를 양성하는 등 초창기 방사선 분야에 지대한 업적을 남겼다. 당시 X선사의 양성은 사진현상에서 촬영기술까지 대부분 실기 위주였으며, 해부학 등 이론 교육도 병행 실시하였다.

1923년에는 조선총독부병원에 치료용 X선 발생장치(Symmetry, 독일 Siemens사 제작, 200 kVp, 3 mA)가 설치 가동됨에 따라 진단 뿐 아니라 치료 분야에도 X선이 이용되기 시작하였으며, 1945년까지 전국(남북한) 30개 의료기관에 총 33대의 치료장치가 운용되었다.

1930년대에 들어서면서 X선 진단과 치료의 이용도가 점차 증대되고, X선 발생장치 이용기관수가 증가하면서 X선 업무를 전담하는 의사와 X선사의 수도 점차 늘어나게 되었으며, 1932년에는 국내에서 X선 업무에 종사하는 한·일인 의사와 X선사들이 모여 조선뢴트겐협회를 창립하였다. 1945년까지 X선 의학과 기술의 연구 발전과 회원 상호 간의 친목을 위해 활동하였으며, 오늘날 대한방사선의학회와 대한방사선사협회의 모체가 되었다.

2) X선사면허 및 대한X선사협회

국내에서 X선 업무에 종사하던 일본인들이 광복과 함께 일본으로 돌아가면서 조선뢴트겐협회는 해체되었고, 1945년 10월 한국인 X선 의사와 X선사들이 X선 의학 및 기술의 연구와 친목단체로 대한방사선의학회를 창립하였으며 해방 후의 과도기적으로 혼란한 정세와 1950년 한국전쟁의 혼돈시절을 거쳐 대한방사선기술학회가 분리 발족된 1955년까지 활동하였다.

1955년 대한방사선의학회 정기총회에서 회원의 자격문제가 대두되어 그동안 의사와 동등하게 정회원으로 활동하던 X선사들이 준회원으로 변경되면서, X선사들만의 독자적인 모임을 갖기로 결정하고 같은 해 3월 16일 46명의 발기인이 주축이 되어 대한방사선기술학회를 창립함으로써 X선사들만의 조직체가 탄생하여 오늘의 대한방사선사협회의 근간이 되었다.

1963년 의료보조원법(법률 제1380호)이, 그리고 1964년에는 동 시행령(대통령령 제1811호) 및 시행규칙(보사부령 제150호)이 공포됨에 따라 그동안 X선 분야 종사자들의 숙원이던 X선사 면허제도가 법적으로 확립되었다. 1965년 4월 29일 실시된 제1회 X선사 면허 국가시험에서는 총 1,462명이 응시하여 X선 이론, X선 응용, 해부생리학, 공중보건학 그리고 의료관계법규에 관한 필기시험은 물론 X선 촬영과 치료에 대한 실기시험 및 구술시험으로 시행되어 422명의 면허 소지 X선사가 배출되었다. 이후 사회적 현실에 따라 창립 이후 10여 년간 X선사법의 제정을 위한 노력 등의 활동을 해 왔던 대한방사선기술학회는 해산되고, X선사 면허 소지자들만이 정회원이 되는 대한X선사협회(The Korea X-ray Technicians Association)가 1965년 7월 31일 창립되었다(그림 1-16). 대한X선사협회는 같은 해 11월 25일 주무부처인 보건사회부장관으로부터 사단법인으로 설립허가를 받음으로써 명실상부한 보건의료기술단체로서의 새로운 첫발을 내딛게 되었으며, 1966년에는 그동안 회원들의 연구 노력에 대한 결실을 모아 대한X선사협회지(6월 20일 문교부 등록번호 제 바-185호) 창간호를 발행하기도 하였다. 한편 1959년 방사선진단 및 치료기술의 국제 정보

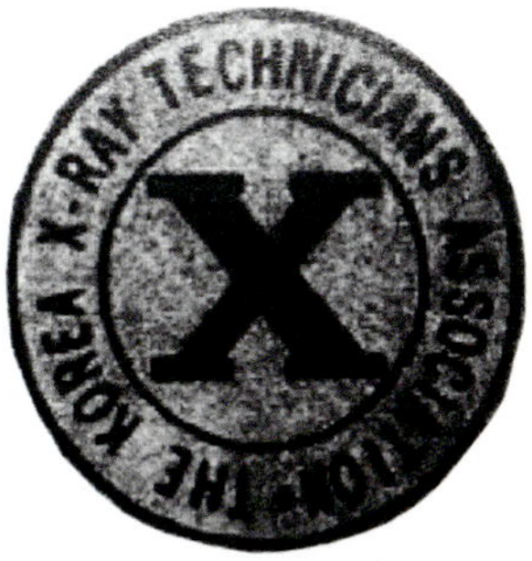

그림 1-16 대한X선사협회 마크

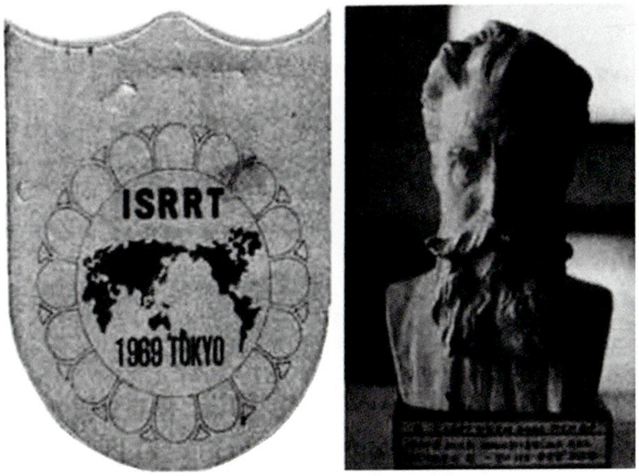

그림 1-17 1969년 ISRRT 가입기념패와 뢴트겐 흉상

교류를 위해 방사선사(X선사)의 국제기구인 국제방사선사회(International Society of Radiographers and Radiological Technicians, ISRRT)가 독일 뮌헨에서 창설되었으며, 우리나라는 1968년 준 회원국으로, 1969년에는 정회원국으로 가입함으로써 국제적으로 학술교류를 시작하는 계기가 되었다(그림 1-17).

3) X선사 양성을 위한 X선 기술교육

해방 전 X선사 양성을 위한 교육은 실(견)습교육 형태의 도제교육을 답습하였으나, 1948년 정부수립 후 1949년에는 X선사 양성을 위한 체계적인 교육의 필요성에 따라 서울대학교 의과대학 부속병원 X선과에서 문교부령에 의한 X선기사양성소를 설립하여 수습생을 모집하여 교육을 실시하였다. 그러나 이듬해 발발한 한국전쟁으로 불행하게도 이 과정을 통한 X선사 양성은 중단되고 말았다. 또한 국군 창설과 함께 군의학교가 설립되어 사관후보생교육의 일환으로 방사선업무에 종사할 의무사관 교육을 실시하였으며, 여기서 양성된 X선사들이 군병원 뿐만 아니라 민간 의료기관에서도 많은 활동을 하였으며, 이는 해방 전의 실습위주 양성교육에 비해 정해진 교재에 의한 한층 발전된 교육방식이었다.

국내 최초로 정규 고등교육기관에 X선과가 2년제로 설치된 것은 1963년 수도의과대학 병설 의학기술초급대학이었으며, 이로써 X선 기술교육이 새로운 시대를 맞이하게 되었다. 같은 해 X선사의 법적 신분과 자격요건 등을 규정한 의료보조원법이 제정 공포됨으로써 X선과의 교육내용은 면허취득에 필요한 전문지식과 실무능력을 교육하고 훈련하는데 중점을 두게 되었다.

4) X선사에서 방사선사로

1973년 2월 16일 법률 제2534호로 의료기사법이 제정 공포되면서 1963년부터 시행되어 오던 의료보조원법은 1973년 8월 16일부로 폐지되었다. 한편 과학의 발달과 시대적인 요청에 따라 의료분야에서 사용되는 방사선의 종류가 X선 한 종류에서 다양한 여러 종류의 방사선, 특히 방사성동위원소(γ선, β선 등)가 이용되게 됨에 따라 X선사에서 전리 및 비전리방사선을 모두 취급할 수 있는 방사선사로 면허 명칭이 변경되었을 뿐 아니라 무면허자의 방사선취급을 금지하는 내용이 명문화된 의료기사법 시행령이 1973년 9월 20일

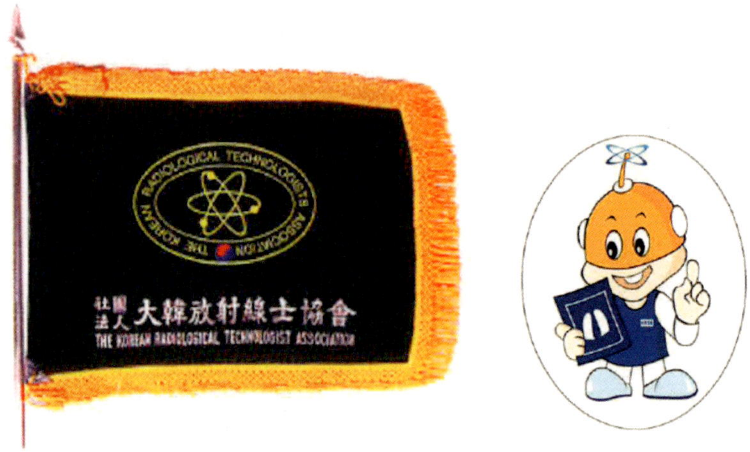

그림 1-18 대한방사선사협회기와 캐릭터 다하미(모든 일에 최선을 다한다는 의미)

공포되게 되었다. 같은 해 10월 17일 동법 시행규칙이 보사부장관령으로 제정 공포되고, 11월 3일 개최된 제9차 대한X선사협회 정기총회에서 대한방사선사협회(The Korean Radiological Technologist Association, KRTA)로 명칭을 변경하여 1974년 2월 14일 보사부허가 제1933호로 정관 변경허가를 득하여 현재의 명칭을 사용하게 되었다(그림 1-18). 1978년 2월 28일에는 협회 기관지인 방사협보(월간, 1978. 1. 26. 문공부 제 라-2276호로 등록)가 타브로이드판 8면으로 창간되어 새로운 방사선기술과 의료기술의 정보제공원으로 뿐만 아니라 협회활동홍보 및 회원들의 권익보호에 기여하는 등 방사선기술계의 언론창달에 현재까지 큰 역할을 담당하고 있다.

2020년 현재 대한방사선사협회는 서울특별시회를 비롯한 16개 시·도회와 대한방사선과학회(1976), 대한방사선치료학회(1981), 대한초음파의료영상학회(1983), 대한핵의학기술학회(1983), 대한자기공명기술학회(1991), 대한치기술학회(1994), 대한디지털의료영상학회(1995), 대한인터벤션영상기술학회(1995), 대한CT영상기술학회(1997), 대한의료영상정보관리학회(2002), 대한영상의학기술학회(2004), 대한유방영상기술학회(2005)의 13개 전문 학회와 2020년 현재 약 4만9천 여 명의 회원을 둔 방대한 조직으로 발전하였다.

5) 학제연장, 보수교육, 전문방사선사제도 및 진단용 방사선장치의 안전관리규칙

앞에서 설명한 바와 같이 국내 최초로 정규 고등교육기관인 수도의과대학병설 의학기술초급대학(1963)에 X선과가 개설되었으며, 1972년 대구보건전문학교가 설립된 이후 여러 전문학교에 방사선과가 개설되었다. 한편 X선사가 방사선사로 바뀌면서 대학의 학과 명칭도 X선과에서 방사선과로 변경되었으며, 면허시험과목과 교과과정 역시 여러 종류의 방사선에 대한 내용을 포함하는 방향으로 확대 개편되었다. 1979년에는 그동안 초급대학과 전문학교로 이원화되어 있던 교육제도를 전면적으로 개편하여 전문대학으로 일원화하였다. 하지만, 현대 문명의 급변에 따라 인류의 질병이 다양화되고, 70년대 이후 과학기술의 급진적인 발전으로 의료 분야에도 고도의 지식과 시대적 변화에 따라 신속히 대처할 수 있는 유능한 방사선사가 필요하게 되었으며, 이를 위하여 1991년에 교육연한을 2년에서 3년으로 연장하였다. 이후 2000년에는 국내 최초로 부산가톨릭대학교에 4년제 방사선학과가 개설되었으며, 이어서 대학원 석사학위과정은 물론 2008년에는 연세대학교대학원에 방사선학과 박사학위과정이 개설됨에 따라 보다 내실 있는 방사선기술과 학문적 교육이 가능하게 되었다. 2019년 현재 3년제 대학 24개, 4년제 대학 22개 및 대학원대학교 1개교로 총 47개교에 방사선과가 개설되어 있으며, 한편 일부 3년제 대학에는 졸업생을 대상으로 1년 전공심화과정을 개설하여 학사학위를 수여하는 등 유능한 방사선사를 양성하기 위하여 매진하고 있다.

또한 새로운 영상진단기술의 발전과 업무의 전문화 추세와 함께 방사선사들의 계속 교육 및 평생교육의 필요성이 요구되면서 방사선사의 보수교육을 의무화한 의료기사법 개정법률이 1982년 4월 2일 공포된 후 1983년부터 보수교육이 제도화 되었다.

한편, 2003년 대한방사선사협회에서 전문방사선사자격제도를 도입하여 2018년 현재 의료영상정보관리사, 의료기기정도관리사, 방사선안전관리사, 투시전문방사선사, CT전문방사선사, MR전문방사선사, 유방전문방사선사, 혈관중재전문방사선사(일반, 심혈관), 임상초음파사(복부, 산부인과, 유방, 심장, 혈관, 근골격), 치료전문방사선사, 핵의학전문방사선사 등 17개 분야의 전문방사선사를 양성하고 있다. 2005년 국제전문방사선자격인증원(IABSRT)이 설립되어 국제전문방사선사자격제도를 도입함에 따라 2018년 현재 의료영상정보관리사, 의료기기정도관리사, 방사선안전관리사, CT전문방사선사, MR전문방사선사, 임상초음파사(상복부), 유방전문방사선사, 치료전문방사선사, 핵의학전문방사선사 등 9개 분야에서 국제전문방사선사자격제도가 시행·운영되고 있다.

1994년 1월 7일 법률 제 4732호로 개정된 의료법 제 32조 2(진단용 방사선발생장치)의 규정에 의해 진단용 방사선발생장치의 안전관리에 대한 제도가 신설되고, 뒤이어 1995년 1월 6일 보건복지부령 제3호 '진단용 방사선발생장치의 안전관리에 관한 규칙'이 제정·공포됨에 따라 진단용 방사선발생장치의 안전관리가 강화되었다. 같은 의료기관에서 이용되고 있는 방사선이면서도 방사선종양학과와 핵의학과에서 이용되고 있는 방사성동위원소에서 방출되는 방사선과 고에너지 X선, 전자선, 중성자선 등은 원자력법에 의해 관리되어 왔지만, 진단용 X선은 원자력법에 제외되었던 것이다.

1.4 종합 영상의학으로의 발전

1) X선 CT 영상

방사선의학 및 의료계와 관련된 과학기술, 특히 컴퓨터기술이 고도로 진보된 상황에서, Hounsfield에 의하여 고안되고, 1970년대 전반에 상품화되어 임상적으로 충분히 그 위력을 발휘한 X선 CT는 초기단계(pencil beam X선, NaI, CaF_2, CsI검출기)에서의 약점이었던 주사속도(4~5분)가 제2세대(미소각 fan Beam X선, NaI, CaF_2, $Bi_4Ge_3O_{12}$ 검출기)에서는 10초에서 2분, 제3세대(fan beam X선, CsI, CsF, Xe, $CdWO_4$, CsI + photo cell 검출기)는 1.0초에서 10초 그리고 제4세대(fan beam X선, $Bi_4Ge_3O_{12}$, CsI, CsF, $CdWO_4$ 검출기)에서는 1.0초에서 5.0초(~10초)로 단시간 주사로 촬영이 가능해졌다. 이 제4세대에서는 600~2,300개의 검출기를 링 모양으로 배열하여 X선원이 그 내측에서 피검체를 중심으로 회전하는 획기적인 방식이다.

한편 1990년대의 X선 CT의 새로운 경향은 nutating방식(제4세대의 결점을 보완하기 위하여 검출기가 nutating운동을 하며 X선관과 대향하는 것으로, 주사시간이 1.0초로 짧아짐에 따라 고속 연산 및 시스템으로 된 방식)으로의 이행이다. 이것은 종래의 CT에 비하여 데이터의 수집과 처리 및 영상재구성 능력이 현격히 고속화(10배에서 수 십배)된 것으로, 각종 처리영상을 재구성하는데 거의 실시간(0.1초 이하)으로 가능할 뿐 아니라 0.5초마다 임의의 관점에서 3D영상을 관측할 수 있는 등의 기술이 실현되고 있다. 또한 cine CT라 부르는 CVCT(cardio vascular CT, IMATORON C-100)는 1984년경 상품화되었다.

X선 CT가 MRI 등 다른 영상검사법과 경합하여 더욱 발전하기 위해서는 현실적으로 가지고 있는 단점이나 문제점을 극복하거나 줄여가는 노력이 필요할 것이다. 가령 허상(artifact)의 발생을 가능한 줄이기 위한 노력은 물론 신뢰성 높은 CT값를 얻기 위한 하드웨어 측면과 소프트웨어 측면에서의 연구와 개선이 필요하다. X선 CT는 컴퓨터의 기술적인 측면을 최고로 이용한 획기적인 의료 영상기술의 성과로써 그 파급효과는 다른 영상기술(핵의학, 초음파, 자기공명영상 등)의 발전과 개선에도 매우 큰 영향을 끼쳤다.

2) 핵의학영상

방사성동위원소로 표지된 추적자(tracer)를 체내(목적장기)에 투여하여, 그것으로부터의 방사능 분포를 체외에서 계측하여 관찰하려는 생각은 이미 1948년경에 영국의 G. Ansell 등에 의하여 등고선상의 isoresponse chart를 매뉴얼로 시도하였으며, 이 작업을 자동적으로 하는 장치를 B. Cassen 등이 고안하였다. 그는 1951년에 텅스텐산칼슘($CaWO_4$) 결정의 지두형 검출기로 된 섬광계수기로 체외에서 방사선을 계측하고, 그 계수율로 갑상선영상(scintigram)을 얻었다고 한다. 이 장치는 기계적으로 주사(scanning)하여 영상을 얻었으므로 스캐너(scanner)라 불렀다. 그후 섬광스캐너(scintiscanner)는 검출된 방사선의 발생위치를 결정하는 기술과 콜리메이터의 개량 그리고 검출기 결정의 대형화 등으로 감도를 비약적으로 향상시켰을 뿐 아니라, 치명적인 문제점이었던 기계적 주사를 개선하는 새로운 시도도 연구되었다.

그 첫 번째 성과는 O. Anger가 1956년에 발표한 4인치 직경의 NaI(Tl)결정과 7개의 광전자증배관으로 구성된 Anger형 섬광카메라(scintillation camera)의 완성이다. Anger는 1952년경 핀홀 카메라를 이용하여 NaI(Tl) 형광판과 사진건판을 조합하여 약 740 MBq의 ^{131}I을 투여한 후 하퇴부에 발생한 갑상선암의 전이소를 촬영하였다. 그것을 발전시킨 것이 섬광카메라(scinticamera)이며, 현재의 Anger형 섬광카메라 또는 감마카메라의 원형을 이루고 있는 것이다. 그 후 1964년에는 19개의 광전자증배관과 17인치 NaI(TI)로 구성된 섬광카메라를 제작하였다. 한편 ^{99m}Tc(1960년경)을 시작으로 각종 방사성의약품이 개발되어, 컴퓨터 처리와의 결합이 가능해지면서 급속히 임상에 적용되게 되었다.

그리고 1970년대 후반부터 X선 CT의 영상재구성이론과 기술이 핵의학에도 응용되어서, 임상적으로 3차원 좌표 중에서 표지 추적자의 분포가 관찰되게 되었다. 3차원적인 고려는 D. X. Kuhl 등에 의하여 1963년에 깊이 방향의 핵의학단층영상을 촬영할 수 있었다는 보고가 최초이지만, 실용적인 장치가 제작된 것은 역시 X선 CT 이후이며, 그 새로운 기술이 방출형전산화단층촬영(emission computed tomography, ECT)이다. ECT에는 두 가지 방식이 있으며, 하나는 양전자방출방사성동위원소에 의한 한 쌍의 소멸 감마선을 이용하여 계측하는 양전자방출형단층촬영(positron emission tomography, PET)이고, 다른 하나는 체내에 분포하고 있는 표지화합물에서 방사되는 감마선을 각 방향에서 계수하여 얻을 수 있는 여러 방향의 투영 영상을 컴퓨터로 처리하여 단층상을 구성하는 단광자방출형단층촬영(single photon emission tomography, SPECT)이다.

핵의학영상기술은 생체 내의 생리적·생화학적 정보가 단층상으로 나타나고, 동시에 정량적인 평가도 할 수 있으므로, 1980년대 후반에 고도로 발전된 컴퓨터기술과 전용 방사성의약품의 개발이 발맞추어, 종양의 동정이나 혈류량의 정량, 분포의 해석 등에 위력을 발휘하고 있다. 현재 SPECT는 영상의 재구성에 의해 횡단은 물론 시상 및 관상의 각 단층영상이 용이하게 얻어지며, 심부의 작은 병소를 검출하여 그 위치나 주위 장기와의 관계 등의 정보를 얻을 수 있는 특징 뿐만 아니라 장치측면에서도 많이 개선되고 있다. PET는 병원 내에 사이클로트론(cyclotron)이 필요한 등 막대한 설치비와 유지비에도 불구하고 여러 의료기관에서 활용되고 있으며, 뇌 도파민 등 각종 수용체의 연구에 기대되는 바가 크다.

우리나라에서는 1969년에 감마카메라가 처음으로 도입되었으며, 그로부터 10년 후인 1979년 컴퓨터시스템이 심장과 신장 등의 동적검사(dynamic study)에 적용 가능하게 되었고, 1986년에는 의료용 사이클로트론이 도입되면서 중성자선을 이용한 악성종양의 치료는 물론 지금까지 수입에 의존했던 사이클로트론 생산 방사성동위원소의 국내 생산이 가능하게 되었다.

방사성동위원소를 이용하는 의료기관 수는 1970년대 중반 이후 급격히 증가되고 있으며, 2019년 현재 국내에서 가동 중인 감마카메라는 292여 대이며, 1983년 처음으로 도입되기 시작한 SPECT는 205여 대가 이용되고 있다. 또한 1994년에는 SPECT와 더불어 뇌와 심장 등의 기능에 대한 기초 연구와 임상 진단에 유용한 정보를 제공하는 최첨단 의료영상기기인 PET와 양전자를 방출하는 방사성동위원소를 병원 내에서 제조하기 위한 소형 사이클로트론을 서울대학교병원과 삼성의료원을 비롯한 여러 의료기관에 도입되어 가동되고 있다. 1993년 그동안 핵의학 분야 종사자들의 숙원이던 핵의학 전문의 제도의 도입과 함께 핵의학과가 법적 진료과목으로 독립되었으므로 의학의 독립된 한 분야로써의 핵의학은 향후 눈부신 발전이 기대된다.

3) MR영상

1946년 스위스(후에 미국)의 Felix Bloch(1905~1983)와 미국의 Edward Mills Purcell(1912~1997)은 각각 독자적으로 핵의 자기모멘트를 계측하여 핵자기공명(nuclear magnetic resonance, NMR) 현상을 발견하였다. 이 현상의 발견으로 화학분석, 특히 유기화합물의 구조해석에 새로운 길이 개척되었으며, 1950년 후반에 NMR spectroscopy 기술이 개발되고 나서 화학분석법은 다시 비약적으로 발전하였다. 한편 이를 발견한 두 분의 학자는 1952년 그 업적이 인정되어 노벨 물리학상을 수상하였다 .

NMR을 비교적 빠른 시기에 의학 분야에 응용되었다. Bloch은 NMR현상 발견 후 자신의 손가락을 NMR spectroscopy의 코일 안에 넣고, 수소원자의 강한 신호를 측정하였다고 한다. NMR을 이용한 혈류의 측정은 1959년 마우스의 혈류량 측정을 시작으로, 1970년에는 인체 전완부의 정맥 혈류량 측정에 대하여 몇 예가 보고되었다. 그 후 인체 사지 내의 조직을 spectroscopy로 측정하여, 그 조성이 화학적·임상적으로 분석된 보고도 나왔다. 그리고 1971년 R. Damadian은 'tumor detection by nuclear magnetic resonance (Science, 171)'라는 논문을 발표하여 쥐의 정상조직과 악성조직의 감별을 NMR로 in vitro 측정한 결과, 양성자(proton)의 스핀완화시간 T1은 종양조직보다 정상조직이 약 2배(100%) 정도 길다는 것을 증명함과 동시에 둘 간의 감별에 이 완화시간의 측정이 의미를 갖고 있음을 밝혔다. 1972년에 그는 NMR의 촬영 가능성을 제안하고, 그것을 받아들인 형태로 1973년에 P. C. Lauterbur는 경사자기장에 의하여 2차원적인 NMR 영상의 구성 가능성을 시사하였고, 1974년에 magnetic resonance zeugmatography(zeugma: 그리스어로 결합한다는 뜻)로서 영상화를 시도하였다.

X선 CT를 완성한 Hounsfield는 CT의 영상재구성법을 NMR영상 구성에 이용하여 planner spin imaging법(1976) 및 multi-planner imaging법(1977)을 발표하였으나, 임상에 제공할 만큼 충분한 화질을 얻을 수는 없었다. 이를 해결하기 위해서는 강자기장의 균일성과 안정성을 유지할 수 있는 자석의 개발이 선행되어야만 했다. 1980년 영국의 Oxford사가 초전도자석(0.15 T)을 개발하였으며, EMI사에서 이 초전도자석을 이용하여 초전도 NMR촬영장치를 완성시켜 임상실험을 실시하였다. 이와 같은 과정을 거쳐 NMR은 CT영상과 같이 영상구성이 정밀하게 되어갔고, 현재의 MRI로 발전하였던 것이다.

이 NMR 촬영장치는 1986년경부터 '자기공명현상을 이용한 영상'이라는 의미의 자기공명영상법(magnetic resonance imaging, MRI)이라는 이름으로 불려졌다. MRI는 연부조직의 대조도 분해능이 높기 때문에 종양성 병변이나 변성질환의 검출능이 우수하고, 횡단층상 뿐 아니라 관상단층상, 시상단층상 그리고 기타 방향의 단층상도 임의로 얻을 수 있다. 그리고 펄스시퀀스(pulse sequence)의 선택에 따라 쉽게 T1이나 T2를 강조할 수 있으므로 영상의 자유도가 높으며, 또 화학적인 변위(shift) 정보가 간단히 얻어지고, 혈액정보를 영상화할 수 있을 뿐만 아니라 뼈나 공기 등에 의한 허상이 없는 등 큰 특징을 가지고 있는 것이 확인됨에 따라 우리나라에서도 급속히 보급되고 있다. 한편 1987년경부터 고감도 코일의 사용이나 운동성 허상의 제거, 신호검출시의 윈도우 설정 등에 따라서 신호대잡음비(S/N비)가 현저히 개선됨으로써, 고속영상법, MR angiography, MR myelography, cine MRI 등 기술적인 개선과 영상기술의 개량이 이루어져, 임상적 효과를 향상시키게 되었다.

국내에서도 한국과학기술원(Korea Advanced Institute of Science and Technology, KAIST)의 조장희 박사팀과 금성통신(주)이 공동으로 MRI의 연구개발에 착수하여 1983년 상전도형 장치를 상품화하는데 성공하여 서울 신아병원에 설치하였으며, 계속된 연구와 노력으로 1988년에는 초전도형 장치를 개발하여 서울대학교병원에 설치하여 임상 진단기기로 활용되었다.

자기공명분광법(magnetic resonance spectroscopy, MRS)도 1987년부터 4 T에서 4.7 T의 전신용 MR이 개발 제조되면서, 임상에서의 이용 빈도가 빠른 속도로 증가되고 있는 추세이다.

이와 같이 MR은 T1상에 의한 조직형태정보와 화학분석에 의한 생화학적 기능검사의 양면성을 가지는 특성이 있으며, 비침습성이고 안전성도 높은 검사기술로서 앞으로 발전이 기대되고 있다.

4) 초음파영상

초음파가 처음으로 의학 분야에서 임상적으로 적용된 것은 1942년 오스트레일리아의 K. T. Dussik에 의하여 두개내강의 관찰에 이용되었다는 보고가 최초이지만, 그 시도는 두개골의 흡수 작용 때문에 실패로 끝났다고 한다.

초음파현상의 특징인 자왜현상(자기장에 의해 물질의 변형이 생기는 현상)에 관해서는 전류의 열작용법칙으로 유명한 James Presscott Joule(1818~1889)에 의하여 1847년에 발견되고, 압전현상(전기장에 의해 물질의 변형이 생기는 현상)은 1880년 P. Curie에 의해 발견되었다. 또 1923년 미국의 전기과학자 George Washington Pierce(1872~1956)는 Pierce회로라고 불렸던 압전발진기를 고안하여 초음파의 실험적 실용화에 기여하였다. 그리고 1928년 미국의 Robert Williams Wood(1868~1955)와 Loomis에 의하여 생물학적인 일련의 실험이 이루어졌으나 아직은 초보적인 연구단계였다.

제2차 세계대전 때, 미국에서는 군사목적으로 초음파를 이용하여 수면 아래의 잠수함을 발견하려는 연구가 이루어졌으며, 그것이 초음파기술을 비약적으로 진보시키는 계기가 되었다. 그 성과가 소나(sound navigation and ranging, SONAR)이며, 현재 어군탐지기나 해도의 작성 혹은 살균 등에도 이용되고 있다.

제2차 세계대전 후인 1951년 Minea 경찰병원에서 J. J. Wild와 J.M. Reid가, 그리고 그들과는 별도로 1952년 Colorado 대학의 D. H. Howry 등이 각각 초음파 펄스반사법(pulse echo법)에 의한 생물학적 구조의 연구에 성공하였다. 그 무렵은 이른바 진폭 모드(A mode)가 주류를 이루고 있었으며, 이것이 초음파 단층기술로까지 발전하는데는 얼마간의 시간과 기술의 진보를 기다려야했다.

1957년에 일본의 사토무라 시케오는 초음파에코의 주파수가 Doppler's 효과에 의해 주파수가 Doppler's shift하는 것을 검출함으로써 인체 내에서 움직이고 있는 것의 구조를 관찰하였다고 보고하였다. 1958년 I. Donald 등은 탐촉자를 피부에 직접 접촉시켜서 시행하는 접촉복합주사에 의한 초음파단층상을 얻었던 것이다. 얼마 후 이 기술은 X선 CT의 출현과 컴퓨터기술의 광범위한 적용과 발맞추어 자동주사(1975), 실시간 표시(1970년대 후반)를 가능하게 하고, 고속주사장치를 실현시키게 된다. 그리고 초음파단층법(ultrasound CT, US-CT)이라 불리게 되었다.

1980년대 초, 이른바 고속 Fourier 변환법의 적용으로 도플러신호의 스펙트럼분석이 고속으로 이루어지게 되고, 자기상관법을 이용한 실시간 2차원 혈류영상기술(칼라도플러 방식, 도플러단층)이 개발되었다. 또 탐촉자는 장치 자체의 구성요소 중에서 초음파에 직접 관여하는 부분이며, 상의 분해능이나 감도에 영향을 미치는 것이다. 1980년대 중반, 이 탐촉자의 개선 개량은 눈부시게 발전하였으며, 주파수대역을 넓히기 위하여 압전재료 위에 2층이 넘는 정합층을 겹친 다층구조로 하여 선명한 영상을 얻게 되었다. 또 진동자를 다소자 배열로 하여 초음파 빔의 형상을 개선할 뿐 아니라 영상의 고분해능화 요구에도 대응하기 위하여 7.5 MHz 이상의 고주파를 사용하고 있다.

5) 디지털 영상

의료용 영상과 컴퓨터기술의 직접적인 결합에 의해 제작된 대표적인 장치는 DR(digital radiagraphy)이다. X선 CT 자체도 디지털영상정보를 2차원 영상이며, CRT 화면으로 표시하는 것으로서, 역사적으로 보면 X선 CT의 발명이 동시에 DR의 출현이라고 할 수 있을 것이다. 따라서 넓은 의미에서 DR(디지털 X선 영상법, digital X-ray imaging)에는 digital scanography와 좁은 의미에서 DR(computed radiography, CR), 디지털 투시법(digital fluorography, DF)이 있다.

1980년대에 들어서면서 영상구성기술은 그때까지의 아날로그 영상 데이터 처리방식 일변도에서, 디지털 영상 데이터 처리방식으로 급속히 바뀌어 가게 되었다. 1980년 북미방사선의학회(Radiological Society of North America, RSNA)에서 시험 제작된 DF장치에 의한 임상데이터가 처음으로 발표되었으며, 1981년의 제15회 ICR(International Conference on Radiology)에서도 DR을 임상에 적용하였다는 보고가 있은 이래, 각종 DR이 임상에 이용되게 되었다.

DF는 X선 영상(아날로그 영상)을 감산처리법 또는 소거법(subtraction)에 의하여 배경에 존재하는 복잡한 중복상을 배제하여 혈관조영상을 깨끗하게 묘출하는 방법으로서, 이미 1935년에 B. G. Ziedses des Plantes(단층촬영법의 원리 발견자)가 제안하였다. 또 조영제가 주입되어 있는 정맥상으로부터 동맥의 정보를 얻는 방법을 실제로 시행한 사람은 1939년 미국의 Robb와 Steinberg 등이다.

X선 TV상의 디지털화는 당초 실리콘 타겟 축적관을 이용한 analog·video subtraction(1970년 초, C. A. Mistretta)이었지만, 1970년 후반 미국 위스콘신대학의 C. A. Mistretta 등과 아리조나대학의 Nudelman 등 두 연구그룹에 의하여 현재의 디지털영상처리시스템이 완성되어 이른바 DSA(digital subtraction angiography)로서 1980년부터 1982년에 걸쳐 북미방사선학회에서 많은 연구자와 일부 관련 회사에 의하여 학술발표와 전시가 이루어지면서 DSA의 높은 임상적 가치가 증명되었다.

DSA의 가장 큰 특징은 대조도 분해능이 우수한 것이며, 1980년대 초기에는 아날로그영상을 기록하는 매체로 비디오 레코더가 이용되었으므로 당연히 대조도 분해능은 한계가 있었다. 그 후 IC 메모리 소자의 급속한 개발로 현재와 같은 고해상도 영상을 얻을 수 있게 되었다.

DSA가 의료에 이용되기 시작하여, 그 임상적 효과가 크다는 것이 입증되면서 적용범위가 넓혀졌으며, 새로운 조영기술의 개발과 비이온성 조영제의 보급에 의하여 경정맥적 DSA(intravenous DSA, IVDSA) 보다, 오히려 종래의 동맥조영시에 비하여 현저히 저농도조영제를 이용할 수 있는 경동맥적 DSA (intra arterial DSA, IADSA)가 많이 이용되고 있다.

CR은 일반적으로 1981년부터 1982년에 걸쳐서 후지사진필름에서 개발한 FCR system(Fuji computed radiography system)을 대표 예로서 설명한다. 이것은 X선 아날로그 촬영법의 증감지/필름계의 우수한 영상처리와 영상표시기술을 대신하는 효과적인 새로운 기술로서 컴퓨터를 이용하여 영상을 디지털로 변환하는 것이다. 따라서 종래의 X선 영상이 가지고 있는 다량의 정확한 진단정보를 빠짐없이 표현할 뿐 아니라, 피검체를 투과한 후의 미약한 X선 대조도(2차원의 위치정보)도 확실하게 검출하여 디지털신호화 하는 신호감지능력이 탁월한 센서가 필요하였는데, 이 목적을 위하여 실현한 것이 영상판(imaging plate, IP)이다. IP는 광자극발광 형광체(BaFX:Eu^{2+}, X = Cl, Br, I)의 발광현상을 이용한 것이다. IP에 피검체를 투과한 후의 X선상(2차원 X선 에너지 분포)이 흡수·검출되어, 이것을 적색레이저광으로 자극·주사하면, 청색형광(390~400 nm)이 방출된다. 이것을 광전자증배관으로 증폭하여 전기신호로 변환한 후 디지털 신호를 각종 필터링 등의 영상처리를 거쳐 필름 상에 레이저 프린트한다. 이 기술은 형광체의 형광 이용효율이 높고, 양자잡음이 낮기 때문에 피폭선량의 경감도 가능하며, X선량과 레이저광에 의한 형광량의 동적영역(dynamic range)이 넓기 때문에, 분해능도 비교적 높을 뿐 아니라(5~10 cycle/mm), 계조처리, 주파수강조, 레벨의 변화, subtraction 등 영상처리가 가능한 등 여러 장점을 가지고 있다. 단, 촬영 후처리 시간의 제한이나, 연속적으로 조사하는 촬영시에 다소의 난점이 있는 등 영상판 자체에 문제가 없는 것은 아니었다.

그러나 CR은 집중처리형 시스템(제2세대, 1985), 분산처리형 시스템(제3세대, 1988)으로 해가 거듭 될수록 개선되어, 처리능력은 향상되면서 최소한 면적에 설치가 가능할 뿐 아니라 기능적으로 자동화를 실현하고 있다. 또한 개인용 컴퓨터의 보급이나 광디스크에 의한 고밀도 데이터의 기록기술, 반도체 레이저와 광섬유의 결합으로 개발된 영상통신기술 혹은 CRT의 고정밀화와 고세선화 기술 등을 포함한 opto-electronics optronics를 축으로 LAN 등의 통신·전송기술을 더하여, PACS 구상이라고 하는 새로운 기술과의 결합을 위하여 질적으로 크게 변화되었다.

6) 영상의 보관과 전송

의료영상관리시스템(picture archiving and communication system, PACS)는 의료영상의 수집과 보관, 네트워크에 의한 전송과 관찰을 의미하는 것으로, 이를 실현하기 위하여, 병원의 방사선과를 중심으로 영상을 생성하고 영상의 수집·보관 및 데이터의 관리를 행하며, 영상의 워크스테이션을 가지고 영상 처리나 영상통신 및 영상의 하드카피(hard copy)를 가능하게 하는 기능을 함께 네트워크화 것으로서, 영상진단의학 혹은 종합영상진단에 지대한 영향을 미쳤다.

미국에서는 1982년에 이미 Kansas대학과 Pennsylvania대학 등에서 PACS의 구상이 실험적으로 실현된 바 있으며, 우리나라에서는 1994년 삼성의료원이 개원되면서 처음으로 설치 가동되었다.

PACS의 원래 목적은 영상의 보관과 전송이었지만 보관 및 전송된 영상의 관찰 방법이 개선 발전됨에 따라 각종 영상 장비에 의한 영상의 종합적인 진단(종합영상의학)영역을 확립하는 것과 종합의료정보시스템으로의 역할이 실현되었다. 한편 PACS는 개인의료정보관리시스템(personal health data recording system, PHD)나 영상정보저장 및 저장시스템(image save and carry system, ISAC) 등의 형식도 포함된다.

7) 종합영상진단

X선 CT로부터 시작하여 ECT, MRI, US-CT 그리고 DR 등 일련의 의료영상기술의 진보는 의학 및 의료의 전 분야에 걸쳐서 큰 영향을 미친 것은 주지의 사실이다. 이들 영상기술의 공통사항은 모두 생체 내의 의학적인 정보를 영상으로 표현한다는 점이다. 그러므로 각종 영상기술을 임상의학으로 연결시키는 하나의 체계로서 취급할 필요성이 생기는 것은 당연한 추이였으며, 그것이 종합영상진단(이 용어는 1977년부터

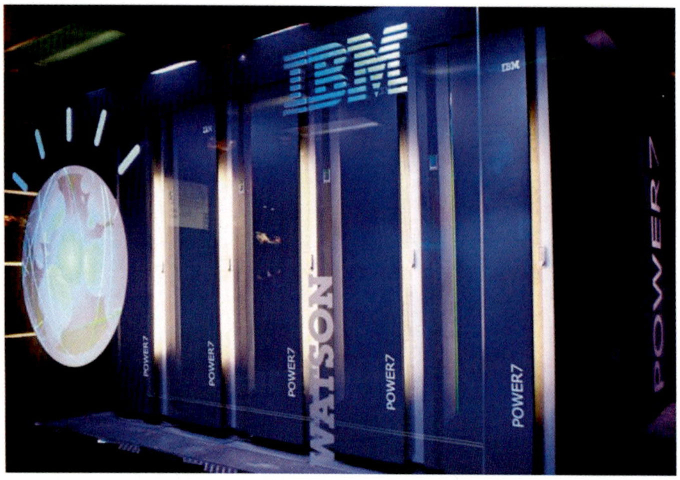

그림 1-19 IBM의 인공지능의사 왓슨

1980년에 걸쳐서 사용되기 시작하였다)이라고 하는 의학적 및 의료적 방법이다. PACS 구상을 포함하여 각종 영상장비의 전체 진단 결과를 기초로 하여 피검자의 진단의 최적화를 도모하기 위하여 종합적으로 판독 수준을 고도화하여, 이를 효율화하려는 것이다.

8) 영상진단 지원시스템의 실현

1960년대 초 전기·전자공학 분야에서 많은 과학자와 의사가 공동으로 X선 영상의 자동진단에 대한 연구를 시작하였으나, 고도로 컴퓨터 관련 기술이 진보한 지금도 완전한 X선 영상의 자동진단방법은 완성되지 않았다. 이것은 X선 영상이 가지는 영상정보가 양적으로 방대할 뿐만 아니라, 얼마나 복잡하고 미묘한가를 입증한 것이라 할 수 있을 것이다.

1980년 초반 기존 진단방법과는 전혀 다른 새로운 방식의 획기적인 분야가 컴퓨터 과학과 그 기술을 응용하여 실현되기 시작하였다. 이러한 창조적인 연구를 시행한 사람은 시카고대학의 방사선영상연구소의 과학자들이었다. 이 연구의 성과는 1988년부터 1989년에 걸쳐 DR에서, 컴퓨터지원진단(computer aided diagnosis, CAD) 시스템의 가능성이라고 하는 소극적인 형태로 점차 관련 학회에 발표되어 의사들을 비롯하여, 의료영상 연구자들에게 많은 영향을 주었다. 예를 들면 흉부 X선상에 있어서 폐야 조직의 정량적인 분석이나 결절상 음영의 검출, 혈관조영상에 있어서 혈관상의 정량적 분석 등이다. 이 연구의 동기는 진단시 발견하지 못하고 넘어감으로 인해 발생할 수 있는 오진을 최대한 감소시키고, 주관적인 판단으로 발생하는 오진을 방지하는 것이었다. 즉 질병의 가능성이 있는 영상을 놓치지 않도록 의사에게 주의를 환기시킬 뿐 아니라 그 병소를 정량적인 결과치를 의사에게 제시함으로써 담당의가 객관적인 판단을 할 수 있는 자료를 제공하는 것이다.

CAD가 임상에서 실용화되기까지는 아직 많은 노력과 연구자 필요하다고 생각되지만, 최근 인공지능(artificial intelligence, AI)과 Big data를 기반으로 자동진단분야가 눈부신 발전을 하고 있다. 최근 미국 앤더슨 암센터에서는 IBM 인공지능에 메모리얼 슬로언 케터링 암센터로 교육을 시킨 왓슨(Watson)이라고 하는 암 정밀 진단 솔루션을 이용하여 암 진단 서비스를 제공 중이며(그림 1-19), 평균 암 진단율이 2016년을 기준으로 약 96%의 정확도를 보이고 있다. 이는 전문의의 진단율보다 더 정확도가 높은 결과이지만, 아직까지는 인간의 능력을 보조하는 역할을 하고 있다. 앞으로 DR이나 PACS 진전·보급과 인공지능의 발전과 함께 인간의 질병 진단과 치료에 많은 도움을 줄 수 있을 것으로 기대하고 있다.

제2장 의료와 방사선사

2.1 의료기관

의료기관이란 국민 건강의 보호와 증진을 목적으로 모든 국민에 대하여 수준 높은 의료 혜택을 제공하는 장소로서 의료법 제3조(의료기관)의 규정에 의하면 의료인이 공중 또는 특정 다수인을 위하여 의료·조산의 업을 하는 곳으로 정의하고 있으며, 의료기관은 의원급 의료기관, 조산원 및 병원급 의료기관으로 구분하고 있다. 또한 의료법 3조의 2~5에서 병원, 종합병원, 상급종합병원 및 전문병원의 요건에 대하여 다음과 같이 규정하고 있다.

1) 의원급 의료기관

의원급 의료기관(의료법 3조2항1호)이란 의사, 치과의사 또는 한의사가 주로 외래환자를 대상으로 각각 그 의료행위를 하는 의료기관으로서 의원, 치과의원, 한의원으로 구분한다.

2) 조산원

조산원(의료법 3조2항2호)은 조산사가 조산과 임부·해산부·산욕부 및 신생아를 대상으로 보건활동과 교육·상담을 하는 의료기관을 말한다.

3) 병원급 의료기관

병원급 의료기관(의료법 3조2항3호)은 의사, 치과의사 또는 한의사가 주로 입원환자를 대상으로 의료행위를 하는 의료기관으로서 병원, 치과병원, 한방병원, 요양병원(정신보건법 제3조 제5호에 따른 정신의료기관

중 정신병원, 장애인복지법 제58조 제1항 제4호에 따른 의료재활시설로서 제3조의2의 요건을 갖춘 의료기관), 종합병원을 말한다.

4) 병원 등

병원 등(의료법 3조의2)은·치과병원·한방병원 및 요양병원은 30개 이상의 병상(병원·한방병원만 해당) 또는 요양병상(요양병원만 해당하며, 장기입원이 필요한 환자를 대상으로 의료행위를 하기 위하여 설치한 병상)을 갖추어야 한다.

5) 종합병원

종합병원(의료법 3조의3)은 100개 이상의 병상을 갖춘 병원으로서 100병상 이상 300병상 이하인 경우에는 내과·외과·소아청소년과·산부인과 중 3개 진료과목을 갖추고, 영상의학과, 마취통증의학과와 진단검사의학과 또는 병리과를 포함한 7개 이상의 진료과목을 갖추며, 각 진료과목마다 전속하는 전문의를 둔 병원을 의미한다. 300병상을 초과하는 경우에는 내과, 외과, 소아청소년과, 산부인과, 영상의학과, 마취통증의학과, 진단검사의학과 또는 병리과, 정신과 및 치과를 포함한 9개 이상의 진료과목을 갖추고 각 진료과목마다 전속하는 전문의를 둔 병원을 의미한다.

6) 상급종합병원(의료법 3조3)

상급종합병원(의료법 3조3)은 종합병원 중에서 중증질환에 대하여 난이도가 높은 의료행위를 전문적으로 하는 병원을 의미하며 아래 요건을 충족하여야 한다.

보건복지부령으로 정하는 20개 이상의 진료과목을 갖추고 각 진료과목마다 전속하는 전문의를 두며, 전문의가 되려는 자를 수련시키는 기관으로서 보건복지부령으로 정하는 인력·시설·장비 등을 갖추고 질병군별 환자구성 비율이 보건복지부령으로 정하는 기준에 해당되어야 한다.

7) 전문병원(의료법 3조5)

전문병원(의료법 3조5)은 병원급 의료기관 중에서 특정 진료과목이나 특정 질환 등에 대하여 난이도가 높은 의료행위를 하는 병원을 의미하며 아래 요건을 충족하여야 한다.

특정 질환별·진료과목별 환자의 구성 비율 등이 보건복지부령으로 정하는 기준에 해당하며, 보건복지부령으로 정하는 수 이상의 진료과목을 갖추고 각 진료과목마다 전속하는 전문의를 두어야 한다.

2.2 병원의 구분 및 조직

세계보건기구(World Health Organization, WHO)에서는 '병원이란 사회 및 의료조직에 있어서 불가결한 역할을 수행하는 기관으로서, 기능은 그 지역사회의 주민들에게 질병의 치료와 예방을 포함한 완전한 보건의료를 제공할 뿐 아니라 외래진료활동에 있어서는 가족의 건강증진과 가정의 환경개선 노력까지 포함하며, 보건의료종사자들의 훈련과 의료사회학적인 연구를 수행하는 중심기관이다.'라고 정의하고 있다. 미국병원협회(American Hospital Association, AHA)에서는 '조직화된 의료 인력과 입원병상을 포함한 영구적인 시설을 갖추고 계속적인 간호서비스를 포함한 진단과 치료 등의 의료서비스를 환자에게 제공하는 장소이다.'라고 정의하였다.

이와 같이 병원은 사회적 기관이므로 지역사회와의 관계가 매우 중요하다. 그러나 같은 병원이라 하더라도 관리방법이나 내용이 관리대상이나 주위의 환경조건에 따라 달라질 수 있으므로 조건에 따라 병원 관리나 운영 방법에 많은 차이가 있을 것이며, 그에 따라 방사선 관련 부서도 당연히 차이가 있을 것이다.

1) 병원의 소유형태

병원의 소유형태가 국공립인가 또는 종교재단 등 비영리로 설립된 임의병원인가, 개인 또는 투자자가 소유하여 운영하는 병원인가 등에 따라서 명확한 차이가 있다.

2) 병원의 설립주체

병원의 설립주체에 따라서는 국공립병원, 법인병원 및 개인병원으로 구분할 수 있다. 먼저 국공립병원으로는 국립 의과대학 부속병원, 국립병원, 시립(도립, 군립)병원 그리고 공사병원 등이 있으나, 1980년대부터 정부기관의 민영화 방침에 따라 다수 병원이 공사병원으로 개편되었거나 개편 추진 중에 있다. 한편 법인병원으로는 학교법인, 특수법인, 사단법인, 재단법인, 사회복지법인, 회사법인 그리고 의료법인에서 경영하는 병원 등으로 나눌 수 있다.

3) 병원의 성격

교육연구기관인가 또는 의료서비스기관인가에 따라, 그리고 의료성격상으로는 보통 90일 이내의 입원을 요하는 일반 환자를 대상으로 하는 급성 일반병원과 특정장기(안과병원 등), 특정질병(나병원, 정신병원, 결핵병원 등) 및 특정집단(보훈병원, 산재병원, 아동병원, 재활병원, 노인병원 등)을 대상으로 하는 특수병원으로 나눌 수 있으며, 병원에 입원하는 기간에 따라 일반적으로 90일 이상의 입원을 요하는 즉, 요양원 성격을 갖는 장기병원과 90일 이내에 퇴원하는 환자를 주로 진료하는 단기병원으로 구분할 수 있다.

4) 병원의 규모

병원의 병상 수, 진료과목 수 그리고 기타 특수설비(응급의료센터, 성인병센터, 노인의료센터, 특수진료센터, 종합건강진단센터 등) 등을 바탕으로 구분할 수 있다.

5) 병원의 진료수준

병원의 진료수준에 따라 병원, 종합병원, 상급종합병원, 전문병원으로 구분된다. 일반적으로 병원 및 종합병원은 지역사회의 병·의원으로 진료권 내 주민들의 건강을 담당하며, 상대적으로 소규모병원이다. 상급종

표 2-1 | 병원조직의 일 예

병원장

진료과		진료과(치과)	간호부/약제부 등	관리과
• 내과	• 피부과	• 구강악안면외과	• 간호과	• 총무과
• 신경과	• 비뇨기과	• 치과보철과	• 약무과	• 경리과
• 정신건강의학과	• 영상의학과	• 치과교정과	• 조제과	• 원무과
• 외과	• 방사선종양학과	• 소아치과	• 의공과	• 보험과
• 정형외과	• 병리과	• 치주과		• 시설과
• 신경외과	• 진단검사의학과	• 치과보존과		
• 흉부외과	• 재활의학과	• 구강내과		
• 성형외과	• 결핵과	• 영상치의학과		
• 마취통증의학과	• 가정의학과	• 구강병리과		
• 산부인과	• 핵의학과	• 예방치과		
• 소아청소년과	• 직업환경의학과			
• 안과	• 응급의학과			
• 이비인후과				

합병원과 전문병원은 의과대학 부속병원 또는 이에 준하는 대형종합병원으로서 특수진료센터 등을 포함하여 특수진료가 가능한 병원을 말한다. 표 2-1에서는 병원조직의 일 예를 보여주고 있다.

6) 대상 환자의 조건

환자의 수, 질병의 종류, 질환별 병상의 비율은 물론 병원에 입원 또는 통원하는 환자의 특징 등에 따라 차이가 있다.

7) 방사선 관련 부서의 조직

방사선 관련 부서(영상의학과, 방사선종양학과 및 핵의학과)가 각각 독립되어 있는가의 여부는 물론 어떻게 운영되고 있으며, 방사선 관련 부서가 어떻게 조직되어 있느냐 등에 따라 차이가 있다.

8) 방사선 관련 부서의 종사자

방사선종사자의 수와 질은 물론 어떠한 자격과 능력을 가지고 있으며, 과내 부문별로 어떻게 인원이 배치되어 있느냐 등에 따라 차이가 있다.

9) 기타 의료종사자

의학의 발전에 따라 의료 분야는 종합적으로 확대되어 왔다. 의료기술 또한 고도화 및 세분화되어 각 분야에서 전문가들이 활약하고 있으며, 그들은 모두 맡은 바 분야에서 중요한 역할을 수행하고 있다. 따라서 병원 내에는 여러 직종의 의료종사자 및 관련 종사자가 근무하고 있으며, 구성이나 관리형태 등은 병원에 따라 다소 차이가 있다.

2.3 병원의 진료부서(진료과목)

병원의 각 진료부서는 병원의 설립목적을 실현하는 첫번째 부서로 환자 진료를 통하여 질병의 예방, 조기 발견, 진단, 치료 및 재활치료에 이르기까지 일련의 활동이 진행되는 곳이다. 진료부문은 임상 각 과가 포함되며, 외래진료업무와 입원환자의 진료업무로 구분된다. 한편 의료법시행규칙 제41조(진료과목의 표시)에 규정된 진료과목은 다음과 같다.

1) 내과 *internal medicine*

내과에는 일반내과, 심장혈관학, 내분비학 및 대사, 소화기학, 혈액학, 감염병학, 종양혈액학, 호흡기학, 신장학 그리고 류마티스학 등 분과전문분야가 있다.

2) 신경과 *neurology*

신경과는 신경구조와 기능 및 질병을 다루며, 소아신경과는 분과전문과목으로 되어 있다.

3) 정신건강의학과 *psychiatry*

정신건강의학과는 정신, 감정 및 행동의 장애를 정신병과 신경병을 포함하여 치료하는 일을 하며, 소아정신과만 전공한 의사도 있다.

4) 외과 *general surgery*

외과 진료는 수술요법이 중심이 되어 운영되며, 소아외과를 분과전문분야로 하고 있다.

5) 정형외과 *orthopedic surgery*

사지, 척추 및 관련 구조 등 골격계의 불구, 질병, 부상 등을 형태와 기능을 보존, 회복, 발달시키기 위하여 내과적, 외과적, 물리적으로 치료하고 교정하다.

6) 신경외과 *neuro surgery*

신경외과에서는 뇌, 척수, 말초 및 자율신경의 질병을 담당한다.

7) 흉부외과 *thoracic surgery*

흉부외과에서는 흉부에만 국한된 외과적 처치를 담당한다. 흉부에는 심장, 폐, 식도가 포함되며, 흉부외과는 다시 폐, 심장 및 혈관과 그 외(식도, 종격동, 횡격막)로 분리된다.

8) 성형외과 *plastic surgery*

성형외과는 선천 및 후천적으로 발생한 기능 및 미관상의 결손을 수술적인 방법으로 향상 또는 교정하는 일을 하며, 조직의 이식에도 관여한다.

9) 마취통증의학과 *anesthesiology and pain*

마취통증의학과에서는 수술 전과 수술 중에 국소나 전신마취를 담당하며, 환자가 통증을 느끼지 못하게 하고 근육이 이완하여 수술을 편하게 하는 것이 주 업무이다. 전신마취 중에는 생명유지를 위한 모든 노력은 물론 심장과 폐의 소생을 담당하고, 만성통증의 경감을 위한 분야에도 관여한다.

10) 산부인과 *obstetrics and gynecology*

산부인과는 통상적으로 산과와 부인과로 분리된다. 산과는 산전, 산중, 산후 부인을 담당하고, 부인과는 임신에 관계없이 여성의 생식기 질환을 담당한다.

11) 소아청소년과 *pediatrics*

소아청소년과에서는 신생아부터 청소년의 건강을 담당하며, 소아청소년심장학, 소아청소년혈액학, 소아청소년신장학, 소아신생아학 등 4개 분과전공분야가 있다.

12) 안과 *ophthalmology*

눈의 구조 및 기능과 관련된 결함과 질병을 내과적 및 외과적으로 치료하는 곳이다.

13) 이비인후과 *otorhinolaryngology, ENT*

이비인후과에서는 코, 귀, 턱, 안면부의 재건을 포함한 진단과 외과적 처치를 포함한 업무를 담당한다.

14) 피부과 *dermatology*

피부과에서는 피부에 발생하는 병변을 담당한다.

15) 비뇨기과 *urology*

비뇨기과에서는 남성과 여성의 비뇨생식기에 관한 질환과 이상을 진단하고 치료한다.

16) 영상의학과 *radiology*

영상의학과에서는 X선, CT, MR, 초음파 등에 의한 의료영상을 이용하여 질병의 진단업무를 주로 하며, 특별한 처치 없이 촬영하는 뼈를 비롯하여 흉부, 복부 등 단순촬영, 조영제를 투여한 후 실시하는 심장 및 혈관, 소화기관 등 조영촬영 그리고, CT촬영, 초음파검사, MRI검사 등 특수검사로 구분할 수 있다.

표 2-2 | 병원에 근무하는 여러 직종

의사 전 문 의*: 내과, 신경과, 정신건강의학과, 외과, 정형외과, 신경외과, 흉부외과, 성형외과, 마취통증의학과, 산부인과, 소아청소년과, 안과, 이비인후과, 피부과, 비뇨기과, 영상의학과, 방사선종양학과, 병리과, 진단검사의학과, 재활의학과, 결핵과, 가정의학과, 핵의학과, 직업환경의학과, 응급의학과 전 공 의*: 인턴, 레지던트 치과의사*: 구강악안면외과, 치과보철과, 치과교정과, 소아치과, 치주과, 치과보존과, 구강내과, 영상치의학과, 구강병리과 및 예방치과
간호사*, 조산사*, 간호조무사*
방사선사*, 임상병리사*, 물리치료사*, 작업치료사*, 치기공사*, 치과위생사*
약사*
임상심리사(정신과), 의학물리사(방사선종양학과)
언어치료사, 석고치료사, 특수검사 및 치료기사(청력, 인공신장, 면역, 심폐기능, 기관지경), 의수족 및 보조기제작공
영양사*, 조리사*, 조리원, 배식원, 사회사업사, 보건의료정보관리사*, 사서*
의공기사, 건축기사*, 전기기사*, 열관리기사*, 위험물취급기사*, 환경관리기사*, 고압가스공, 냉동(환기)공*, 전공*, 목공, 보일러(기관)공*, 난방공, 도장공, 미장공, 전화공, 철공, 배관공, 사진기사, 시청각기사, 인쇄(복사)공, 승강기수리기사 및 조정원, 재봉사, 세탁원, 동물사육사, 정원사
운전기사*, 수위, 경비원, 안내원, 청소원, 교환원*, 방송원, 일반잡역, 사환
사무원(의무, 원무, 의료보험, 경리, 기획, 비상계획, 인사관리, 구매, 물품관리, 서무, 비서)
종교인, 기타보조원

*표는 면허증 또는 자격증을 요구하는 직종임.

17) 방사선종양학과 *radiation oncology*

방사선종양학과에서는 X선은 물론 전자선, 양성자선, 중성자선 그리고 방사성동위원소에 의한 γ선을 비롯하여 β선 등을 이용한 종양의 치료를 주로 하며, 방사선이 암세포는 물론 정상 세포에 미치는 영향도 같이 연구한다.

18) 병리과 *pathology*

병리과에서는 질병이 신체 조직에 주는 구조적 변화를 파악함으로써 질병의 원인, 특성 그리고 진행 과정 등을 확인하다.

19) 진단검사의학과 *laboratory medicine*

진단검사의학과에서는 체액과 조직의 화학적, 생리학적 변화를 파악함으로써 질병의 원인, 특성, 그리고 진행 과정 등을 확인한다.

20) 재활의학과 *physical medicine and rehabilitation*

재활의학과에서는 물리적으로 결함이 있거나 질병이 있는 사람을 실생활에 최대한 복귀할 수 있도록 하기 위하여, 물리 및 작업치료를 이용하여 물리적 결함을 치료 또는 제거할 뿐 아니라 물리적인 기능의 결함을 최소한으로 줄인 다음 남아 있는 기능만을 이용하여 생활할 수 있도록 훈련시키는 등의 업무를 담당한다.

21) 결핵과 *tuberculosis*

결핵과에서는 결핵 환자의 조기 진단과 치료업무를 주로 담당한다.

22) 가정의학과 *family medicine*

가정의학과에서는 여러 과의 업무를 동시에 취급하며, 한 가정 전체를 대상으로 지속적이고 총괄적인 일차 진료를 담당한다. 진단과 치료뿐 아니라 예방의학적인 업무도 담당한다.

23) 핵의학과 *nuclear medicine*

핵의학과에서는 방사성의약품 내지 비밀봉 방사성동위원소를 사용하여 질병의 진단(체내검사와 체외검사), 치료 및 그 질환의 병태생리, 생화학적 연구 등을 담당한다.

24) 직업환경의학과 *occupational medicine*

직업환경의학과에서는 산업체근로자들의 직업성질환과 일반 환경적 요인에 의해 발생하는 환경성질환을 진단, 치료하며 관련질환발생의 예방대책수립 등을 담당한다.

25) 응급의학과 *emergency medicine*

응급의학과에서는 산업재해, 자동차사고, 순환기계 질환(심장병, 뇌졸중 등) 등은 물론 응급을 요하는 환자의 응급처치를 포함한 의료서비스를 제공할 뿐 아니라 지역 내 재해 발생 시 인명구조 대책수립 등에도 참여한다.

2.4 방사선 관련 부서와 방사선사

방사선 관련 부서가 과거 방사선과에서 현재 영상의학과, 방사선종양학과 그리고 핵의학과로 각각 독립된 것은 비교적 최근 일이며, 짧은 역사에 비해 기술의 발달과 더불어 급속한 진보를 거듭하고 있다.

의사 측면에서는 현재 영상의학전문의, 방사선종양전문의 및 핵의학전문의로 전문의 제도가 구분 인정되고 있으며, 각각 높은 수준의 진료가 이루어지고 있다. 방사선사 측면에서는 1964년 의료보조원법이 제정·공포되면서 X선사 면허제도가 확립되었으며, 1973년에는 법률 제2334호로 의료기사법이 제정되면서 의료보조원법이 폐지됨과 함께 시대적인 요청에 따라 X선사에서 방사선사로 면허제도가 변경·발전되어 현재에

표 2-3 | 방사선사의 업무범위 변천

구분	업무범위	비고
엑스선사	엑스선을 취급 조작하여 진료의 목적으로 이를 인체에 조사하는 진료 엑스선 조작 업무에 종사한다.	의료보조원법 시행령 (1964. 5. 21. 공포)
방사선사	전리 및 비전리 방사선의 취급과 방사선기기 및 부속기재의 선택 및 관리업무에 종사한다.	의료기사법 시행령 (1973. 9. 20. 공포)
	전리 및 비전리 방사선의 취급과 의료영상진단기의 취급, 방사선기기 및 부속기재의 선택 및 관리업무에 종사한다.	의료기사법 시행령 (1982. 10.13. 공포)
	전리 및 비전리 방사선의 취급과 방사성동위원소를 이용한 핵의학적 검사 및 의료영상진단기·초음파진단기의 취급, 방사선기기 및 부속기자재 선택 및 관리업무에 종사한다.	의료기사법 시행령 (1989. 4.4. 공포)

이르고 있다. 그로 인해 방사선사의 교육제도 및 내용도 보다 광범위하고 높은 수준으로 바뀌게 되었으며, 고에너지 방사선치료나 핵의학, 초음파검사, 치과방사선 등도 업무에 포함되게 되었다.

한편 의사들의 전문의 제도는 세분되어 있는데 비하여, 방사선사는 하나의 면허로 영상의학, 방사선종양학 및 핵의학 업무를 선택하여 종사할 수 있도록 되어 있다. 그러나 실질적으로 임상에 종사하는 방사선사는 영상의학, 방사선종양학, 핵의학으로 세분화되어 근무하고 있으며, 이 3부문에서도 다시 각 세부 전문분야에서의 전문가를 지향하는 경향이 강하게 나타나고 있다.

1) 방사선사의 업무

방사선사는 보건복지부장관이 발급하는 면허로서 '방사선기기와 부속 기자재의 선택 관리, 방사성동위원소를 이용한 핵의학적 검사, 의료영상진단기와 초음파진단기의 취급, 전리방사선 및 비전리방사선의 취급 업무에 종사한다'라고 의료기사등에 관한 법률 제2조 및 시행령 제2조2에 규정되어 있다. 그러나 의료기관의 특징이나 규모, 대상이 되는 검사 항목이나 방법, 환자의 상태 등 여러 조건에 따라서 업무내용은 차이가 있으며, 일반적으로는 영상의학부문, 방사선종양학부문 그리고 핵의학부문으로 구분되어 각각의 업무를 효율적으로 운영할 수 있도록 직제나 직무가 분담되어 있다.

(1) 영상의학과에서 방사선사의 업무

골격·흉부·복부 등 일반 촬영, 비뇨기계 촬영·소화기계 촬영 및 투시 등 각종 조영 검사, 간접 촬영, 단층 촬영, 치과 촬영, 심장 및 혈관연속촬영, 병실 및 수술실 촬영, CT검사, MRI검사, 초음파검사, 암실작업, 촬영 후 영상의 확인점검, 필름 등 감광재료의 관리, 조영제 등 약품관리, 장치의 성능 관리, 업무시작 및 종료 후 점검, 정기점검, 보조 및 고정기구 등의 정비·조정, 각 검사(촬영)실 및 조작실 등의 환경관리, 누설선량 측정, 피폭방호대책 등 관리구역의 방사선방어에 대한 관리 등 기타 사무업무 등에 종사한다.

(2) 방사선종양학과에서 방사선사의 업무

치료계획, 고에너지 방사선 체외조사(X선, 전자선, γ선, 중성자선, 기타), 밀봉소선원 치료용 선원관리 및 치료(밀봉소선원 체외조사, 강내 조사, 조직내 조사), 보조·고정기구 및 방호 기구의 정비·제작 및 조정, 장치의 보수 점검, 선질 관리, 선량측정, 누설선량측정, 피폭방어대책, 선량계 등 측정용 기구의 관리, 관리구역 등 각 치료실의 환경관리, 업무시작 및 종료 후 점검, 정기점검, 조사기록부 확인점검 등 기타 사무업무 등을 담당한다.

(3) 핵의학과에서 방사선사의 업무

체외계측(in vivo 검사), 시료계측(in vitro 검사), 데이터 처리, 방사능분석, 비밀봉선원(방사성동위원소)의 관리, 피폭방어대책, 오염방지대책, 배기·배수 및 방사성폐기물의 처리 및 관리, 핵의학검사실 출입관리, 관리구역의 환경관리, 선량측정, 선량계 등 측정용 기구의 관리, 장치의 보수관리, 업무시작 및 종료 후 점검, 정기점검, 핵종의 사용기록부 등 각종 서류의 기록 및 관리, 기타 사무업무 등을 담당한다.

2) 방사선사의 직무분담

방사선사의 직무분담은 의료기관의 종류나 규모에 따라서 차이가 있으나, 대규모 종합병원에서의 직무는 대체적으로 표 2-4에 나타낸 바와 같다. 또 직책에 따른 업무내용의 책임분담, 의무 등도 표 2-4에 나타내었듯이 전리 및 비전리 방사선의 취급과 방사성동위원소를 이용한 핵의학적 검사 및 의료영상진단기·초음파 진단기의 취급, 방사선기기 및 부속 기자재의 선택 및 관리업무 뿐만 아니라 여러 부문에 걸쳐 전문기술인으로서 높은 의식과 능력의 향상을 위하여 부단한 노력이 필요하다.

3) 방사선사 업무의 특수성

현대의학에서 의료기관의 시설 중에서도 가장 중요한 역할을 담당하고 있는 방사선(관련)과는 고가 의료기기를 이용하여, 보이지 않는 광선으로 여러 종류의 방사선검사나 방사선치료를 담당하는 곳이며, 여기에서 근무하는 방사선사의 업무는 특히 특수한 일이라고 할 수 있다.

① 매우 고가의 의료기기를 취급하므로, 그 사용조작이나 보수관리는 의료기관의 경영 형태에까지 영향을 미친다.

② 방사선(X선)검사 및 방사선치료는 각 진료과 전체가 대상이므로, 병원의 모든 환자가 업무의 대상이 된다.

③ 환자의 생명과 직결되므로, 검사나 치료에 있어서 사고나 과실은 절대로 용인되지 않는다.

④ 환자 진료 업무의 대상이 인간이므로, 방사선사의 인간성은 그 자체가 높은 차원이어야 한다.

⑤ 의사 및 간호사를 비롯하여 많은 의료 종사자와 서로 협조하며 업무를 추진하는 경우가 많으므로, 특히 구성원 간의 조화가 필요하다.

⑥ 의학이나 과학의 발전에 따라서 새로운 지식과 기술을 얻기 위한 노력이 필요하다.

⑦ 방사선을 취급하므로 항상 피폭방어(환자, 일반인, 의료 종사자 등)를 위하여 여러 관점에서 주의하고,

표 2-4 | 관리직 방사선사의 직무분담 예

업무분류	방사선팀장의 직무	부방사선팀장의 직무	주임방사선사의 직무
병원 운영관리에 참여	1. 관리회의·예산회의 등에 참가 2. 관련위원회(방사선안전관리 등)에 참가 3. 기타 필요한 사항	1. 각종 연락회의 참가 2. 조사, 통지, 보고사항 등 3. 일반 견학자 등의 안내, 설명 등	1. 일반 견학자 등의 안내 및 설명에 협력
인사·노무 관리에 관한 업무	1. 방사선사·기타 직원의 채용, 근무배치 등 인사이동에 관한 업무 2. 승진 및 근무내용 평가 3. 출장, 외근, 휴가 및 근무시간의 관리	1. 연차 휴가의 적정화 조정 2. 초과 근무의 적정 관리 3. 인간관계의 조정 4. 과원의 건강증진에 필요한 사항	1. 근무시간의 노동력 균등 2. 근무환경의 개선 3. 인간관계의 조정
방사선과의 운영에 관한 업무	1. 업무분석 및 내용개선 2. 인원의 적정배치 3. 환경정비, 효율적 운용 4. 위험방지대책 5. 타과 및 타 직종 간 조정 6. 각종 통계조사 7. 기타 필요한 사항	1. 진료계획수립과 실시촉진 2. 방사선사의 당직 등 근무표 작성 3. 기술개발과 향상추진 4. 관내 회의 개최	1. 진료업무의 추진 2. 설비의 효율적 활용 3. 기술의 향상 및 지도 4. 환자관리방법의 개선
방사선안전 관리에 관한 업무	1. 방사선안전관리업무의 총괄 2. 방사선시설의 보수관리 3. 교육훈련의 계획·실시 4. 의료법, 방사선안전관리 규정에 의한 절차	1. 개인피폭관리 2. 건강진단실시 추진 3. 긴급시 대책	1. 관리구역의 선량측정 2. 피폭 및 오염방지대책 3. 긴급시 조치
물품 구입·관리 등에 관한 업무	1. 과의 예산 작성·제출 2. 기기의 선정, 구입, 검수 폐기에 관한 절차 3. 각종 비품, 소모품 등 필요한 물품의 조달 4. 물품의 총괄적인 관리 및 운용 5. 관계 대장의 작성 보관 6. 기타 필요한 사항	1. 기기선정, 검수에 참가 2. 기기의 성능관리 3. 각종 비품의 정비, 활용 4. 기기 및 비품의 보수 5. X선 필름의 관리 6. 각종 기록의 정리, 보관	1. 기기선정, 검수에 참가 2. 기기의 정도관리 및 사용에 관한 지도 3. 기기의 보수 및 관리 4. 부속비품의 정비 및 관련 소모품의 보관, 관리 5. 사용약품의 보관, 관리
연수 및 실습에 관한 업무	1. 연수 및 실습생의 계획 및 절차 2. 파견연수, 강습회 등의 계획 및 절차	1. 연수 및 실습생지도, 계획 작성 및 지도 2. 파견연수, 강습회 등의 참석자 선정	1. 연수 및 실습생의 실제 지도
재해방지 등에 관한 업무	1. 사고방지 대책 2. 사고발생시 대책 3. 재해방지 대책 4. 재해시 대책	1. 사고방지 대책 2. 사고발생시 대책 3. 재해방지 대책 4. 재해시 대책	1. 사고방지 대책 2. 사고발생시 대책 3. 재해방지 대책 4. 재해시 대책

안전성 확보를 위해 노력하여야 한다.

⑧ 방사선사는 매일 방사선을 취급하므로, 자신의 건강관리에 충분히 유의하여야 한다.

4) 방사선사의 업무상 건강관리

(1) 방사선 피폭방지

방사선사는 반드시 방사선방어의 3원칙인 시간, 거리 및 차폐를 충분히 고려하여 업무를 수행하여야 한다. 특히 방사선사는 매일 방사선구역을 출입할 뿐 아니라, 방사선을 이용한 특수한 검사나 환자의 상태에 따라서 방사선피폭이 불가피한 경우가 있으므로, 가능한 피폭을 최소한으로 방지하여야 한다.

(2) 감염 예방

방사선사는 임상에서 여러 질병의 환자를 대하므로 직·간접적으로 질병에 대한 감염 가능성에 노출되어 있다. 그러므로 자기 자신의 저항력을 강화할 수 있도록 자기 관리에 철저를 기하고, 항상 청결하도록 노력하여야 한다. 특히 전염성 질환 환자를 대할 때는 자신이 감염되지 않도록 주의함과 동시에 그 환자로부터 다른 환자로의 감염이나, 환자로부터 일반인 혹은 환자로부터 다른 직원으로도 감염되지 않도록 철저하게 주의하여야 한다.

(3) 방사선장치와 부속 기구의 취급

의료방사선기기는 최근 들어 컴퓨터공학을 포함한 전자공학의 급속한 발달로 빠른 속도로 새로운 장치가 개발·보급됨과 더불어 대형기기, 전동식 원격조작방식 등이 많아짐에 따라 그 사용이 편리하고 합리적인 반면, 조작실수나 장치의 이상 작동 등으로 생각지 못한 과실을 범하는 경우도 있으므로, 취급에 충분히 숙련되기 위한 훈련은 물론 평소 장치의 점검정비에 유념하여야 한다. 또 방사선장치는 고전압을 사용하는 경우도 있으므로, 고장이나 수리시 전기계통에 대한 위험에도 주의하여야 한다.

(4) 건강진단

영상의학과에 근무하는 방사선작업종사자의 건강진단은 진단용 방사선발생장치의 안전관리에 관한 규칙(보건복지부령 제528호, 2017.9.29.) 제13조 규정에 의하면 매 2년마다 방사선피폭 증상의 유무와 방사선피폭 증상이 있는 경우 작업장소, 작업내용, 작업기간, 피폭선량 및 방사선장해 유무, 기타 방사선피폭에 의한 증상 등에 대한 문진과 말초혈액 중의 혈색소 양, 적혈구 수 및 백혈구 수, 그밖에 의사가 필요하다고 인정하는 검사를 실시한다. 단, 방사선 관련 업무에 처음 종사하는 방사선 관계 종사자에 대하여는 업무종사 개시 전에 건강진단을 실시한다.

한편 방사선종양학과 및 핵의학과에 근무하는 방사선작업종사자는 원자력법시행령 제132조, 제133조 및 원자력법시행규칙 제121조 규정에 따라 말초혈액중의 백혈구·혈소판의 수 및 혈색소의 양과 심폐기능 등 담당의사가 필요하다고 인정하는 검사를 실시하여야 한다. 건강진단을 실시하는 시기는 최초 방사선작업에 종사하기 전, 방사선작업종사자에 대한 선량한도가 초과하였을 때 실시하여 그 밖의 방사선작업에 종사중인

표 2-5 | 원자력안전법 시행령 제2조 제4호 관련 선량한도

구 분		방사선작업종사자	수시출입자 및 운반종사자	일반인
1. 유효선량한도		연간 50밀리시버트를 넘지 않는 범위에서 5년간 100밀리시버트	연간 6밀리시버트	연간 1밀리시버트
2. 등가선량한도	수정체	연간 150밀리시버트	연간 15밀리시버트	연간 15밀리시버트
	손발 및 피부	연간 500밀리시버트	연간 50밀리시버트	연간 50밀리시버트

자에 대해서는 매년 실시하여야 한다.

원자력법시행령 제2조4호와 관련한 방사선작업종사자의 유효선량한도는 선량한도는 연간 50 mSv를 넘지 아니하는 범위에서 5년간 100 mSv, 수정체와 손·발 및 피부의 등가선량한도는 각각 연간 150 mSv, 500 mSv 이다(표 2-5).

2.5 환자에 대한 마음가짐

1) 환자의 심리

방사선사는 의료종사자로서 직접 환자와 접촉하면서 업무를 수행하고 있으므로 환자의 심리를 이해하고, 인간적으로 대응하여야 한다.

(1) 환자심리의 개인차를 나타내는 주된 인자

- 질병의 종류 및 경과
- 질병에 의한 고통의 정도
- 환자의 연령, 성별, 성격 및 사회적인 배경
- 가정환경, 습관 및 풍속
- 환자의 경제적인 조건
- 가치관과 인생관
- 인간관계
- 수진, 치료 및 입원 등 경험

이와 같은 여러 인자에 따라서 환자는 한 사람 한 사람 각각의 심리를 가지는 개인이다. 그러므로 환자를 획일적으로 대하는 것은 당연히 무리이며, 환자 개개인의 심리상태를 잘 이해하고, 환자의 불안이나 공포심을 가능한 줄여줄 수 있도록 배려하여 환자를 대하는 것이 중요하다.

(2) 환자심리 특징

① 심리적 경향

불안한 마음이 과도하게 되어, 이상적으로 골똘히 생각하는 성격으로 되며, 일반적으로는 신경질적인 사람이 많다.

② 자기중심적 성향

만성질환과 장기간 입원한 환자에게 흔한 특징이다. 보통 사람이라도 병에 걸리면 자기중심적이 되는 경우가 있으나 특히 질병이 장기화하면 자기 본위로 변하는 경우가 많으며, 성격적으로 멋대로 키워진 사람의 경우에 더욱 그런 경향이 현저하다.

③ 의뢰심

일상적인 사회생활에서는 자주적이고 독립적으로 행동했던 사람도 병에 걸리면 모든 것을 타인에게 의뢰하고, 자신은 아무것도 하지 않을 뿐 아니라 아무것도 할 수 없게 되는 사람이 있다.

④ 맹목적 신뢰성

의사에 대한 절대적 신뢰감을 나타내는 사람으로, 가족과 친구 등은 물론 다른 의료 종사자의 말도 전혀 듣지 않는 환자도 있다.

⑤ 의구심, 의심

병이 들면 극도의 불안감으로 인해 누가 무슨 말을 하더라도 신뢰하지 않고, 자신의 추측대로 판단하여 필요 이상 나쁜 쪽으로 생각하고, 그래서 더욱 불안해하는 환자도 있다.

⑥ 열등감

병에 걸리면 보통 누구나 열등감에 빠지기 쉽다고 하지만, 특히 질병의 회복이 늦은 환자나 신체에 장해가 있는 환자는 무의식적으로는 물론 의식적으로도 열등감을 갖는 경우가 있다.

⑦ 공격성

일상적인 사회생활에서는 대부분 자기 자신을 제어하고, 다소의 스트레스에는 견딜 수 있으나, 병에 걸리게 되면 억제력이 약해지고, 불안이나 공포심이 더해져서 자기 자신을 제어하지 못하는 사람도 있다. 사소한 일에도 불만을 표시하며, 공격하는 상대는 가족, 의사, 의료종사자 뿐만 아니라 병 그 자체 등 여러 방향이다.

이와 같은 환자의 심리적 특징은 한 사람의 환자가 하나의 특징을 가지고 있는 게 아니라, 환자 자신이 병을 인식했을 때, 처음으로 진료를 받았을 때, 여러 가지 검사를 받을 때, 치료를 받을 때, 입원기간 중, 통원치료 중, 대기 시간 등의 상황에 따라서 여러 종류의 다양한 반응을 나타내는 경향이 있으므로 기분의 변화는 매우 변화무쌍하다. 건강한 사람들 사이에서도 인간관계 만큼 어려운 것은 없다고 하지만, 환자는 병으로 고민하고, 병에 의한 불안이나 공포심이 기분의 변화는 물론 심리의 변화를 변화무쌍하게 할 수 있다는 사실을 인식하여 그때마다 환자의 심리를 파악하고, 따뜻한 위로와 격려의 마음으로 대응하는 것이 바람직하다.

2) 의료 종사자로서의 윤리

의료윤리는 오랜 옛날 의료가 시작되었을 때부터 오늘날에 이르기까지 항상 의문시되고 계속 추구되어온 오래되고도 중요한 주제이다.

19세기 말 무렵부터 비약적으로 발전한 의학의 진보가 인류에게 크게 공헌한 것은 논의할 여지도 없을 것이다. 그러나 환자를 치료한다기보다는 병을 치료한다는 의미로 많은 발전을 해왔다는 것 또한 사실이다.

환자의 정신과 육체를 나누어 다룬다는 것은 인간이 정신을 가지고 살아가는 존재라는 사실을 경시한 생각에 지나지 않으며, 그와 같은 의료는 어떤 의미에서 의료라고 말하기조차 곤란할 것이다. 의료의 황폐는 의사뿐만 아니라 의료종사자 전체의 윤리관 결여에 가장 큰 원인이 있다는 사실을 깊이 생각해 볼 필요가 있다. '의(醫)는 인술(仁術)'이라는 말이나 '히포크라테스로의 회귀'라고 하는 말이 근래 들어 많이 거론되며, 의료종사자들이 스스로 안으로부터 그러한 생각을 한다는 것은 실로 바람직한 일이다. 의료팀의 한 영역을 담당하는 방사선사는 의사나 간호사와 마찬가지로 직접 환자를 대하는 직종이므로 특히 확고한 윤리의식을 가지고 있어야 할 것이다.

결론적으로 높은 차원의 인간애가 모든 출발점이며, 지식도 기술도 대응도 모두 그를 위한 것이어야 한다는 것이 진정한 직업윤리이며, 끝없는 추구라고 할 수 있을 것이다. 모든 출발점은 인간애라고 하는 것을 항상 명심하여 백의(白衣)를 입어야 한다는 사실이다.

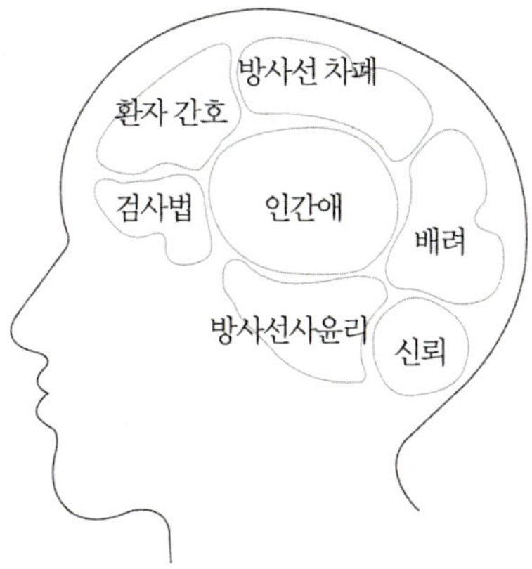

그림 2-1 방사선사의 바람직한 사고 구조

제3장 방사선의 기초

방사선 의학이란 방사선을 이용하여 질병의 진단과 치료를 실시하는 임상 의학으로 크게 영상의학과, 방사선종양학과 그리고 핵의학 등으로 나누어진다. 방사선 의학을 이해하기 위해서는 방사선의 기초적인 성질을 이해하여야 하므로 이 장에서는 방사선물리, 방사선생물학의 기초에 대하여 기술한다.

방사선(radiation)이란 넓은 의미에서 공간 또는 물질을 통과하며 에너지를 전달하는 입자나 파동을 말하며, 좁은 의미에서는 물질을 전리(이온화)시킬 수 있는 에너지의 입자나 파동을 말한다. 방사선은 알파선(alpha ray, α-ray), 베타선(beta ray, β-ray), 중성자선 등과 같은 입자 방사선(corpuscular radiation)과 엑스선(X-ray), 감마선(gamma ray, γ-ray), 자외선, 가시광선, 적외선 및 전파 등과 같은 전자기파 방사선(electromagnetic radiation)으로 구분할 수 있으며, 원자력안전법 제2조 제7항 및 원자력안전법 시행령 제6조에서 방사선은 다음과 같이 정의하고 있다.

<u>원자력안전법</u>

제2조 (정의) 이 법에서 사용하는 용어의 뜻은 다음과 같다.

7. “방사선”이란 전자파 또는 입자선 중 직접 또는 간접으로 공기를 전리(電離)하는 능력을 가진 것으로서 대통령령으로 정하는 것을 말한다.

<u>원자력안전법 시행령</u>

제6조(방사선) 원자력안전법 제2조 제7호에서 “대통령령으로 정하는 것”이란 다음 각 호의 것을 말한다.

1. 알파선·중양성자선·양성자선·베타선 및 그 밖의 중하전입자선
2. 중성자선
3. 감마선 및 엑스선
4. 5만 전자볼트 이상의 에너지를 가진 전자선

표 3-1 | 방사선의 종류와 특징

	명칭	정지질량 (양성자 = 1 amu)	전하	본질	발생원
입자	α선	4	+2	헬륨원자핵	중원자의 방사성 붕괴
	β^-선	0.00055	−1	전자	방사성 붕괴 또는 가속기
	β^+선	0.00055	+1	양전자	방사성 붕괴 또는 전자쌍생성
	양성자선	1	+1	수소원자핵	사이클로트론
	중성자	1	0	중성자	원자로, 사이클로트론
	중양성자선	2	+1	중수소의 원자핵	사이클로트론
	π중간자	0.15	±1,0	하전입자	가속기
	중이온	여러 종류	여러 종류	1개 이상의 전자를 잃어버린 원자핵	가속기
전자기파	γ선	0	0	전자기파	방사성 붕괴
	X선	0	0	전자기파	X선 발생장치

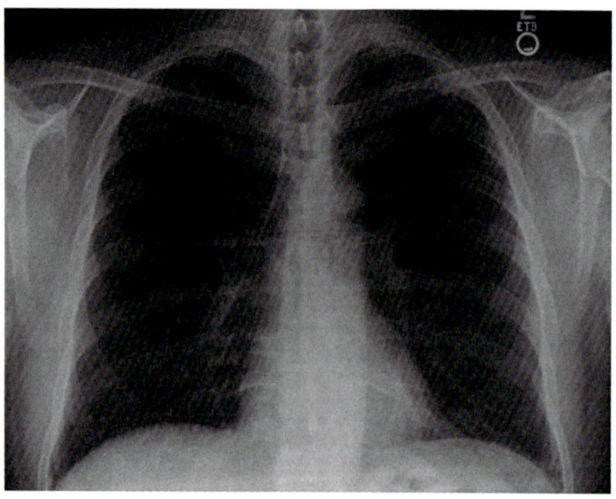

(a) 감광작용을 이용한 X선 영상 필름

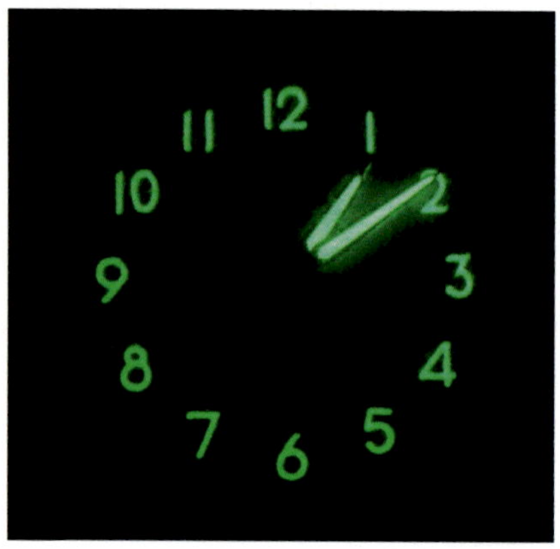

(b) 형광작용을 이용한 야광시계

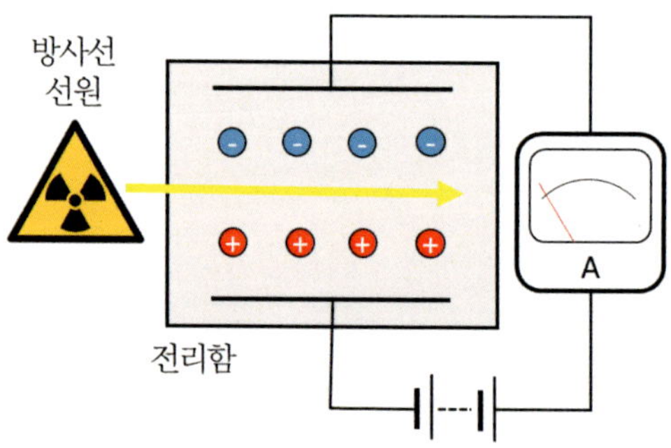

(c) 전리작용을 이용한 방사선 측정

그림 3-1 방사선의 물질과 상호 작용

표 3-1은 방사선의 종류를 정리한 것으로 방사선 의학에서는 전리방사선 중 특히, X선과 γ선이 많이 이용되고 있다. X선과 γ선은 질량과 전하량이 0인 전자기파로 본질은 동일하지만, X선이 원자 수준에서 발생하는 것에 비하여 γ선은 방사성 붕괴 후 원자핵에서 발생하는 발생원의 차이가 있다.

방사선은 물질에 조사하였을 때 사진작용, 형광작용, 전리작용 등 물질과 여러 가지 작용을 하게 된다. 사진작용(감광작용)은 뢴트겐이 X선을 발견하게 된 중요한 계기였으며, 의료기관에서 X선 필름을 이용하여 질병을 진단하고 치료하는데 매우 중요한 역할을 하였다. 감광물질에 방사선을 쪼이면 방사선에 노출된 부분과 노출되지 않은 부분에 감광되는 정도의 차이가 발생하고, 현상 및 증착과정을 통해 어떤 피사체를 투과한 방사선의 영상정보를 얻을 수 있다. 형광작용은 방사선이 조사된 어떠한 형광물질에서 조사 즉시 또는 일정한 시간이 경과한 후 빛이 발생하는 현상으로 섬광체 방사선검출기, 야광시계 등에 활용하고 있다. 전리작용은 조사된 방사선의 에너지가 물질에 전달됨에 따라 물질을 구성하고 있는 원자의 최외각 전자가 이탈함에 따라 전리(이온화)되는 현상으로 인체에 방사선이 영향을 미치는 중요한 원인이며 아울러 방사선을 측정하는데 매우 중요한 작용이다. 그림 3-1에서 방사선이 물질과의 상호작용 응용사례를 보여주고 있다.

3.1 원자의 구조

방사선은 발생 뿐만 아니라 상호작용에 있어서도 원자와 밀접한 관계가 있으므로 방사선에 대하여 이해하기 위해서는 원자에 대한 충분한 이해가 필요하다. 자연에 존재하는 모든 물질은 기본적인 입자로 구성된다. 예를 들면 전자, 중성자 및 양성자가 그것이다. 그러나 보통 이들이 모여서 하나의 안정된 집합 상태로 존재하며, 이들을 원자(atom)라고 하고 현재까지 118여 종의 원자가 알려져 있으며, 이는 원소 주기율표에서 확인할 수 있다. 원자의 구조에 대해서는 톰슨, 한타로, 러더포드, 보어 등 오랜 기간 동안 많은 과학자들의 연구를 통하여 규명하였다. 그림 3-2는 원자핵의 모형을 설명해 온 과정을 보여주고 있으며 현대물리학에서는 전자구름 모델로 원자의 구조를 설명하고 있다.

원자핵의 존재는 뉴질랜드의 과학자 러더포드에 의해 알파선 산란 실험을 통하여 밝혀졌으며, 원자는 그림 3-3과 같이 양성자(+대전)와 중성자로 구성된 원자핵을 중심으로 주변에 양성자와 같은 수의 전자(−대전)가 배치되어 있다. 원자를 구성하고 있는 입자의 물리적 성질은 표 3-2에 나타내었으며, 원자의 양성자

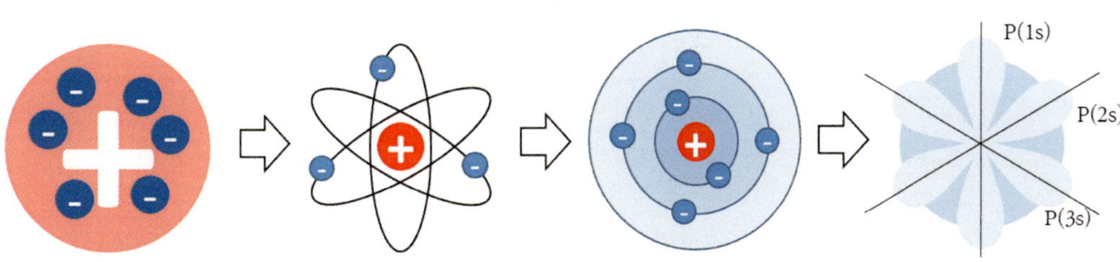

그림 3-2 원자 모델 (좌측부터 톰슨 모델, 러더포드 모델, 보어 모델, 전자구름 모델)

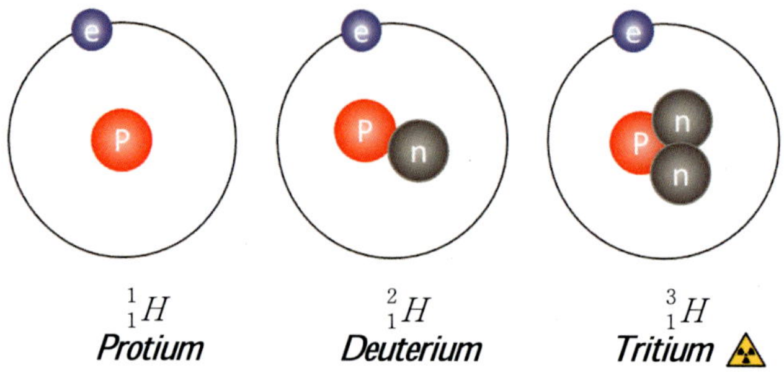

그림 3-3 수소원자의 동위원소 (좌측부터 수소, 중수소, 삼중수소)

수(원자번호)로 원자의 종류와 이에 따른 화학적인 성질이 규정되며, 양성자수가 같고 중성자수가 다른 원소를 동위원소(isotope)라 한다.

그림 3-3은 수소원자의 동위원소인 수소, 중수소, 삼중수소를 나타낸 것으로 삼중수소의 경우 불안정한 핵의 상태로 인하여 방사선을 방출하며, 이를 방사성동위원소(radioisotope)라고 한다.

원자핵의 양성자수, 중성자수에 따라 원자를 구분하기 위해서 원소기호는 다음과 같이 표현한다. 삼중수소의 경우 원자번호(Z)는 1, 중성자수(N)은 2, 그리고 질량수(A = Z + N)는 3이다. 전자가 배치된 궤도의 주양자수(n)는 결정되어 있으며[K각(n = 1), L각(n = 2), M각(n = 3)…], 핵에 대하여 보다 가까운 궤도에 있는 전자일수록 결합 에너지가 높고, 이를 여기 또는 전리시키기 위해서는 더 높은 에너지가 필요하다. 텅스텐 원자 구조를 그림 3-4에 예로 나타내었다.

$$^{A}_{Z}X$$

X는 원소기호
양성자수(Z) = 중성원자의 전자수
중성자수(N)
질량수(A) = 양성자수(Z) + 중성자수(N)

표 3-2 | 원자를 구성하고 있는 입자의 특성

입자명		질량		전하 (C)	기호		명칭
		amu 단위	kg 단위				
원자핵 (핵자)	양성자	1.007276	1.673×10^{-27}	$+1.602 \times 10^{-19}$	Z	A	질 량 수
	중성자	1.008665	1.675×10^{-27}	0	N		
전 자		0.000548	9.110×10^{-31}	-1.602×10^{-19}	Z		원자번호

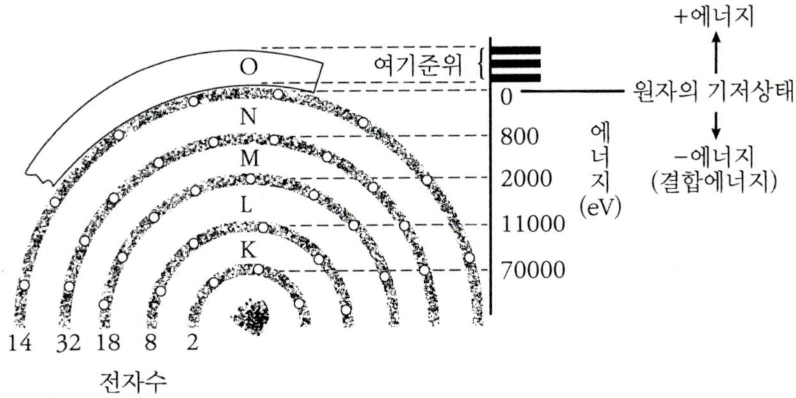

그림 3-4 텅스텐 원자의 구조와 결합 에너지

3.2 X선의 발생

X선은 전자와 물질 간의 상호작용에 의해 발생되며, 물질을 구성하는 핵의 전기장 내에서 전자가 감속되어 발생하는 연속 X선과 물질에서 여러 가지 상호작용에 의해 궤도전자가 이탈한 후 원자 내 전자의 재배치에 의해 발생하는 특성 X선으로 구분된다.

1) 연속 X선

고속 전자가 핵 가까이를 통과할 때 (−)전기를 띤 전자는 핵의 양전하와 상호작용으로 방향이 편향되면서 감속되고, 이때 전자기파(X선) 형태로 에너지를 방출한다. 전자가 편향되는 정도에 따라 그림 3-5에서 보는 바와 같이 방출되는 X선의 에너지가 변하기 때문에 X선의 에너지가 연속적으로 분포하므로 이를 연속 X선(continuous X-ray, 제동방사선, bremsstrahlung)이라 부른다.

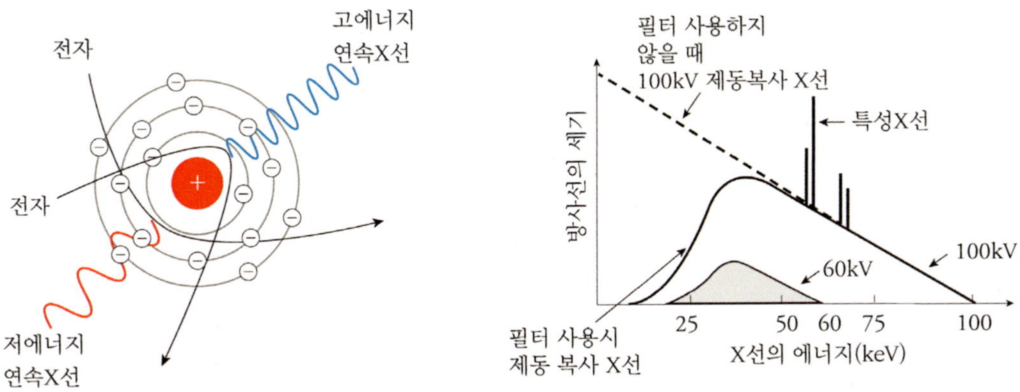

그림 3-5 연속 X선의 발생과 X선 에너지 스펙트럼

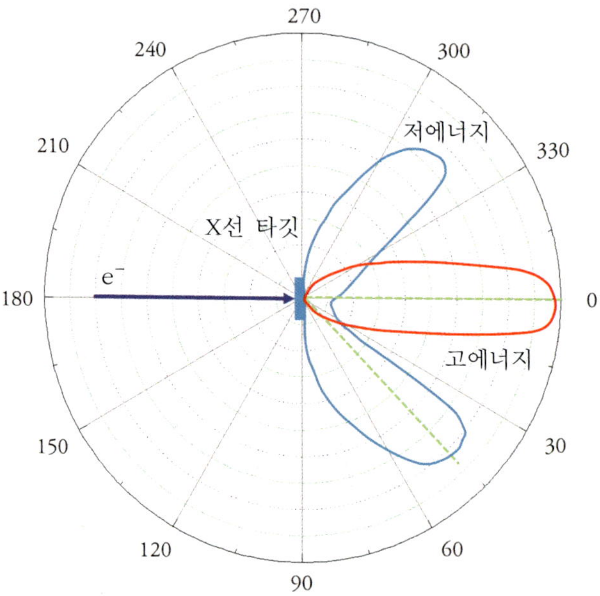

그림 3-6 입사 전자선의 에너지에 따른 연속 X선의 분포

(1) X선의 에너지

방출되는 X선의 에너지는 전자와 핵간의 거리, 전자의 에너지 그리고 핵의 전하량에 따라 결정되며, 방출 X선의 최고에너지는 전자의 최대운동에너지와 같다(그림 3-5, X선의 최단파장은 관전압의 최대값에 반비례한다. Duane-Hunt의 법칙). 매우 얇은 표적과 전자가 상호작용했을 때 방출되는 광자수는 에너지에 반비례하고, 광자수와 에너지의 곱은 일정하다.

(2) X선 발생효율(연속 X선)

각 원자 주변에는 전자 에너지의 2승(E^2), 흡수체 원자번호(Z)에 비례한다. 각 물질 간(단위 면적 밀도당 g/cm^2)의 X선 발생효율은 원자번호에 비례한다.

(3) 연속 X선의 방사 방향

관전압이 100 kV인 진단 영역에서는 그림 3-6에서 보는 바와 같이 입사 전자선에 대하여 수직 방향으로 X선의 강도가 가장 강하지만, 전자선의 에너지가 증가할수록 전자의 진행 방향으로 X선의 발생강도가 증가하게 된다. 표적이 두꺼운 경우에는 전자가 충돌을 반복하면서 1차 전자선에 대하여 X선 발생분포는 등방성을 나타낸다.

2) 특성 X선

원자의 궤도전자가 가속전자와 충돌에 의해 원자에서 이탈하면(가속전자의 에너지가 결합 에너지보다 커야 된다) 궤도전자의 빈자리에 외각 전자가 채워지면서 그 결합에너지의 차이만큼의 X선이 발생한다. 원자에 따라 전자궤도의 결합에너지가 고유하기 때문에 이때 발생하는 X선의 에너지는 원자에 따라 고유값으로

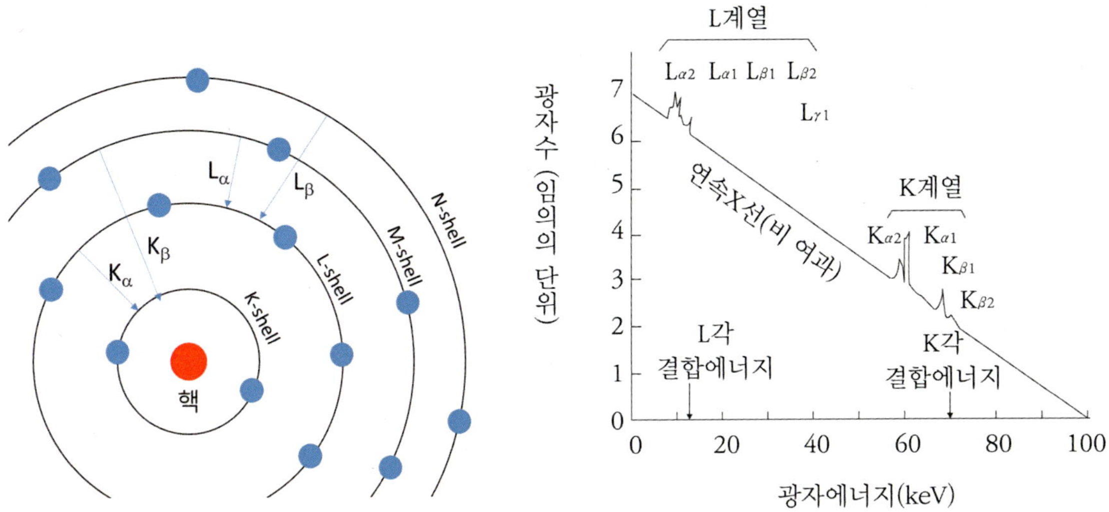

그림 3-7 연속 X선과 특성 X선의 에너지 스펙트럼 (관전압 100 kV_p)

결정되므로 이를 특성 X선(characteristic 또는 line X-ray)이라고 한다(텅스텐을 X선관의 초점으로 이용하면 가속전압에 따라 결정되는 연속 X선과 텅스텐 고유의 특성 X선이 발생한다)(그림 3-7).

3.3 전자기파 방사선의 성질

1) 파동성

전자기파는 진공 상태에서 광속으로 전달($c = 3 \times 10^8$ m/sec)되며, 파장(wavelength, λ)은 에너지 함수이다(진동수 $\nu = c / \lambda$). 파장이 감소할수록 전자기파 방사선의 에너지는 증가한다.

$$E = \frac{hc}{\lambda} = h\nu$$

여기서, E는 전자기파 방사선의 에너지이며, h는 플랑크상수(Plank's Const., $h = 6.626 \times 10^{-34}$ J·s), c는 광속(3×10^8 m/s)이다. 그림 3-8은 전자기파 방사선의 파장에 따른 종류를 나타낸 그림이다.

2) 입자성

방사선 에너지는 일반적으로 입자선속의 형태로 운반되기 때문에 전자기파는 광자(photon)라고 하는 입자로 가정하여 단일 광자가 운반하는 에너지는 $E = h\nu$으로 나타내며, 총에너지는 플랑크 상수의 정수배로 나타낼 수 있다.

전자기파 방사선의 여러 물리적 성질 중 물질과의 상호작용에 의한 흡수와 산란 현상이 방사선 의학에 응

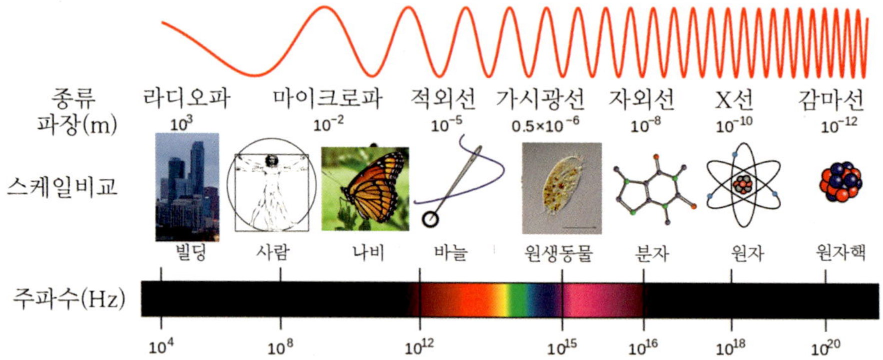

그림 3-8 파장 및 진동수와 전자기파

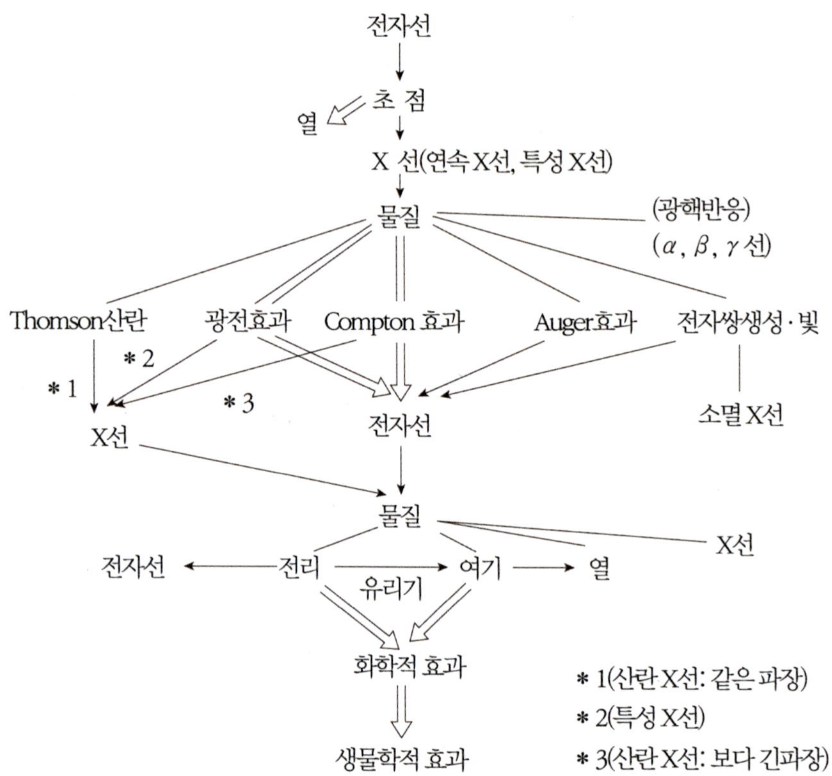

그림 3-9 X선과 물질의 상호작용

용된다. 일반적으로 방사선은 원자나 분자와 상호작용하여 탄성충돌, 여기 그리고 전리를 일으키며 또한 핵과도 작용한다.

3.4 X선과 물질과의 상호작용

X선은 물질을 구성하고 있는 원자, 전자 및 핵과 그림 3-9와 같은 상호작용을 일으킨다.

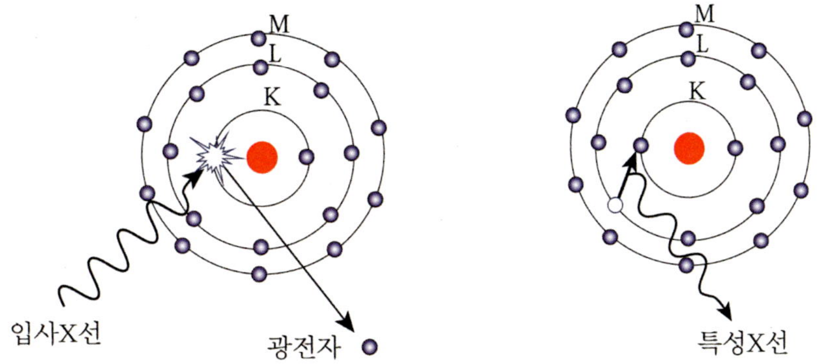

그림 3-10 광전효과와 특성 X선의 발생

1) 원자와의 상호작용

X선과 원자의 상호작용에는 고전산란(coherent scattering), 톰슨산란(Thomson scattering)이 있으며, 이는 원자에 에너지를 전달하지 않고(X선의 파장은 변하지 않는다) X선의 방향만 변하는 현상으로 의학에서 진단학적인 의미는 없으며, 오히려 산란선에 의해 X선 영상화질이 악화된다.

2) 궤도 전자와 상호작용

(1) 광전효과(photoelectric effect)

X선이 물질에 입사되었을 때 그 물질을 구성하는 원자의 궤도전자와의 상호작용으로 X선의 에너지는 전자에 전달되며, 이때 전자의 운동 에너지는 X선의 에너지에서 전자의 결합 에너지와의 차이로 주어진다. 빈자리가 된 전자궤도는 외각 전자로 채워지면서 특성 X선이 발생한다. 따라서 입사 X선은 소멸되며, 광전자와 특성 X선이 새로 발생한다(그림 3-10).

광전효과는 X선의 에너지가 K각의 결합에너지와 비슷할 때 가장 잘 발생하며, 발생확률은 구성 물질의 원자번호(Z)의 거의 4~5승에 비례하고, X선 에너지$(h\nu)^n$에 반비례(n은 흡수체의 원자번호와 광자의 에너지에 의해 결정되며, 진단영역에서 사용되는 X선에서는 약 3이다)한다. 따라서 낮은 에너지의 X선과 높은 원자번호의 물질에서 광전효과가 높은 비율로 발생한다. 혼합물이나 화합물의 경우 그 물질을 구성하는 모든 원소의 광전효과에 의한 감쇠의 합과 같은 감쇠를 나타내는 유효원자번호(effective atomic number, Z_{eff})로 결정된다.

(2) 컴프턴 산란 효과(Compton scattering effect)

X선 광자와 유리 전자 또는 원자의 외각에 결합되어 있는 전자와의 상호작용으로, X선의 에너지 중 일부를 전자에게 전달함에 따라 X선 자신은 에너지가 감소되어 산란되면서 전자를 방출시키는 현상을 말한다. 이때 방출전자를 컴프턴전자(Compton electron)라고 한다.

에너지 보존법칙과 운동 보존법칙으로부터 산란 전후의 전자기파 파장의 변화와 산란 각도는 다음 식으로 결정할 수 있다.

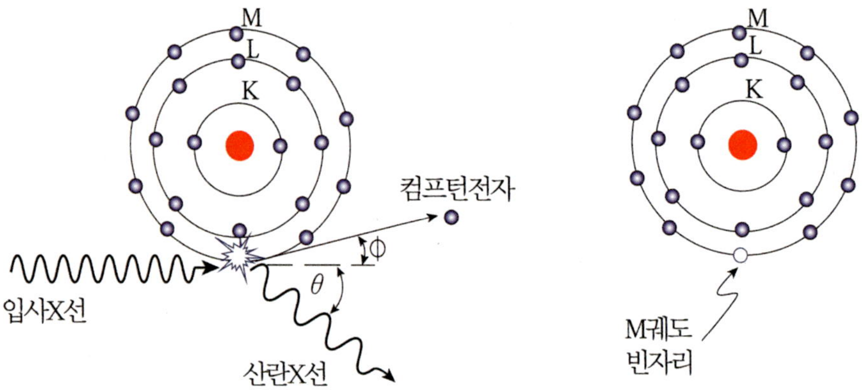

그림 3-11 컴프턴 산란 효과

$$\Delta\lambda = \lambda' - \lambda = 0.0243\,(1 - \cos\theta)$$

$$\cot\theta = -\left(1 + \frac{h\nu}{0.511}\right)\tan\frac{\phi}{2}$$

여기서 $\Delta\lambda$는 X선의 컴프턴 산란전후 파장의 변화(즉, 에너지의 변화)이며, λ는 입사 X선의 파장, λ'은 산란 X선의 파장, θ는 입사 X선에 대한 산란선의 각도, ϕ는 입사 X선에 대한 반도 전자의 산란 각도이다(그림 3-11).

앞 식에서 파장변화의 최대는 산란각 $\theta = 180°$ 에서 0.0486Å, 최소 변화는 산란각 $\theta = 0°$에서 0Å(에너지는 전혀 전달되지 않는다)이다. 컴프턴 효과에 의해 X선의 에너지를 컴프턴전자에 전달하면서 에너지가 감소하여 X선의 파장은 길어진다. 그리고 산란선은 낮은 에너지의 입사X선에서는 거의 비슷한 방향으로 분포하지만 에너지 증가와 함께 전방산란이 증가하며, 이것은 진단에 있어서 중요한 의미를 갖는다. 컴프턴 효과의 상호작용 확률은 흡수체의 전자밀도에 비례하며, X선 광자 에너지가 증대하면 작용하는 확률은 감소한다.

(3) 오제효과(Auger effect)

광전 상호작용을 받은 원자에서 발생된 특성 X선이 X선으로 방출되지 않고, 그 에너지가 다시 다른 궤도 전자를 이탈시키는 현상이다(그림 3-12).

3) 핵과의 상호작용

(1) 전자쌍생성과 삼전자 생성(pair and triplet production)

1.02 MeV 이상의 X선 광자와 흡수체 핵간의 에너지의 교환이 이루어짐으로써 X선 에너지가 질량으로 변환되어 한 쌍의 전자와 양전자가 생성되는 현상을 전자쌍생성이라 하며(그림 3-13(a)), 또한 2.04 MeV 이상의 광자에너지가 원자핵 주위에서 질량으로 변환함으로써 세 개의 전자를 발생하는 현상을 삼전자 생성이라 부른다.

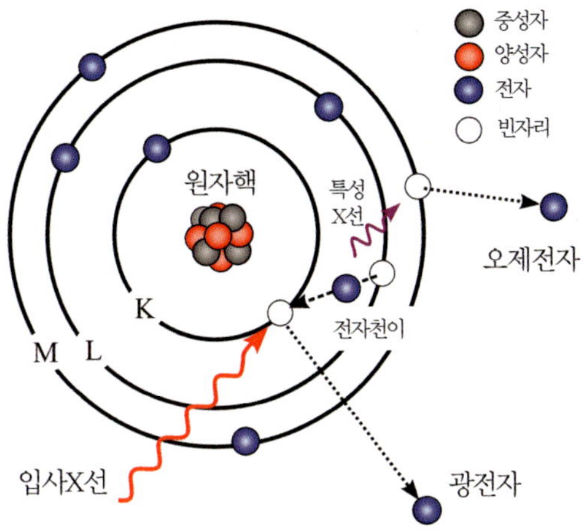

그림 3-12 오제전자의 발생

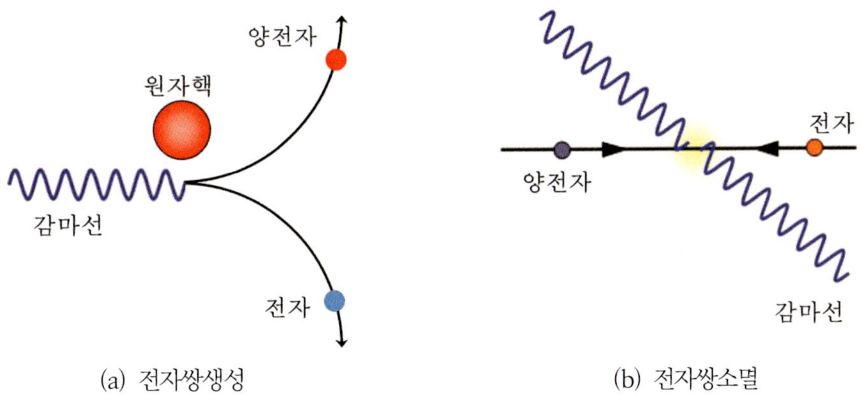

그림 3-13 전자쌍생성과 쌍소멸

생성된 전자는 여기와 전리에 의해 에너지를 잃고 정지한다. 하지만, 양전자는 다른 전자와 상호작용을 일으켜 두 개의 0.51 MeV(전자의 질량을 에너지로 환산하면 0.51 MeV) 방사선(소멸 방사선)으로 변환되어 180° 방향으로 방출되며 이를 쌍소멸이라고 한다(그림 3-13(b)).

(2) 광핵반응(photodisintegration)

광자가 핵의 결합에너지보다 높은 경우 광자의 총 에너지를 원자핵에 전달한 후 소실되고, 원자핵은 불안정 상태가 됨에 따라 방사성붕괴를 일으켜 안정상태로 돌아가는 현상으로 7 MeV 이상의 고에너지 광자일 경우 발생한다.

전자기파와 물질과의 상호작용은 이상에서 언급한 것 뿐만 아니라 여러 가지 효과들이 복합적으로 발생한다. 그림 3-14는 X선의 에너지에 따라 인체연부조직과 뼈조직의 질량감쇠계수를 나타낸 그림이다. 낮은 에너지의 X선에서는 광전효과가 주로 발생하며 에너지가 증가할수록 컴프턴 산란이 증가한다. 고에너지 X선은 주로 전자쌍생성 현상이 발생한다.

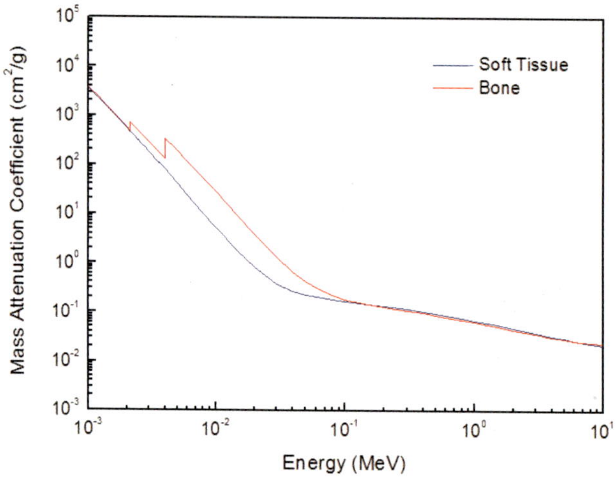

그림 3-14 인체 연부 조직과 뼈조직의 광자 에너지에 따른 질량감쇠계수

3.5 전자와 물질과의 상호작용

전자는 운동에너지를 가진 하전 입자로 매질에 입사하였을 때 매질을 구성하는 원자핵(+)과 궤도전자(−)와 전기적 상호작용(Coulomb interaction)을 한다. 이때 전자는 물질과의 상호작용에 의해 ① 공명흡수, ② 충돌, ③ 여기(excitation) 및 ④ 방사선을 방출하여 전자 자신의 에너지를 잃어버린다(수 eV~수 MeV 전자는 주로 ③, ④에 의한다). 그리고 X(γ)선의 경우 인체에 대한 직접작용은 극히 일부분이며, 대부분 2차적으로 생긴 전자에 의해 인체에 에너지가 주어지므로 방사선 의학 영역에서 전자와 물질과의 상호작용은 중요한 의미를 갖는다.

3.6 X선의 선질

X선의 선질은 그 에너지 분포로 규정된다. X선은 연속 및 특성의 두 성분으로 되어 있으며, 이의 표시에는 다음 방법들이 이용되고 있다.

① 에너지 스펙트럼: 섬광체 또는 반도체 검출기를 이용한 에너지스펙트럼분석법으로 측정되어 에너지별 상대빈도를 눈금으로 나타낸 그래프이다.

② 전압: 진단 X선 영역을 포함한 일반적으로 이용되는 X선은 관전압, 치료용으로 이용되는 고에너지 X선은 가속에너지를 이용한다.

③ 반가층: 반가층(half value layer, HVL)이란 X선량이 흡수체에 의해 처음의 50%가 되는 흡수체의 두께를 말한다. 같은 흡수물질에서 반가층이 두꺼운 X선은 에너지가 높은 것을 의미하며, 단위는 두께 또는 질량/면적, 원자수/면적 등으로 표현된다.

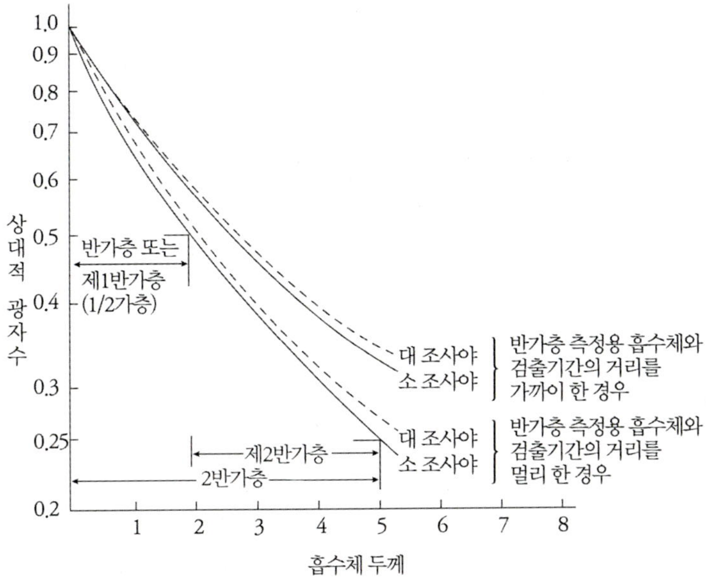

그림 3-15 흡수체 두께에 따른 X선의 감쇠특성

충분히 얇은 흡수체(두께 Δx)에 있어서 입사 X선 광자수(N_0)의 흡수체에 의한 이탈 X선 광자수($\Delta N = N_0 - N$)의 관계는 $\Delta N/N = -\mu \Delta x$로 나타낼 수 있다($\mu$: X선 선감쇠계수). 이를 적분하면

$$N = N_o e^{-\mu x}$$

이며, 이를 그림 3-15에 나타내었다.

X선(γ선)은 물질 내에서 지수함수적으로 감쇠되므로 $X_{1/2}$(반가층, half value layer, HVL)은 $N = 1/2\ N_0$일 때의 X값으로서, 앞의 식을 사용하면 반가층은 아래 식으로 결정된다.

$$\frac{1}{2} = e^{-\mu X_{1/2}}$$

$$HVL = X_{1/2} = \log\frac{e^{\ln 2}}{\mu} = \frac{0.693}{\mu}$$

앞에서 설명한 바와 같이 X선은 물질과의 여러 상호작용으로 감쇠되기 때문에 감쇠계수는 각 상호작용의 감쇠계수의 합으로 나타낼 수 있다.

X선과 같은 연속 파장의 방사선에서는 에너지가 낮은 부분(장파장)이 주로 감쇠되기 때문에 얇은 흡수물질을 통과한 다음, X선은 상대적으로 단파장 성분비가 증가한다(빔 경화현상, beam Hardning effect).

④ 감쇠곡선: 흡수물질의 두께를 횡축, 상대적 광자수를 종축에 나타낸 곡선으로 기울기가 급할수록 흡수되기 쉬운 낮은 에너지의 X선이다.

⑤ 유효파장: 어떤 흡수물질에 대하여 X선의 반가층이 다른 단일 에너지 X선의 반가층과 비슷할 때 후자

의 파장을 이 X선의 유효파장이라 하고, 그 에너지를 유효에너지라 한다.

3.7 방사성동위원소

원소 중에는 원자번호(양성자수)가 동일하지만 질량수가 다른 원소를 동위원소(isotope)라고 하며, 양성자수는 다르지만 질량수가 같은 원소를 동중원소(isobar), 양성자수는 다르지만 중성자수가 같은 원소는 동중성자원소(isotone)이라고 한다. 원자번호와 질량수가 같고 핵의 에너지 준위만 다른 핵종을 핵이성체(isomer)라고 한다(표 3-3, 표 3-4). 동위원소 중 에너지 준위가 불안정한 원소가 보다 안정된 상태로 바뀌면서 방사선을 방출하게 되고 이러한 현상을 방사성 붕괴(radioactive decay)라고 하며, 방사성 붕괴는

표 3-3 | 동위원소, 동중원소, 동중성자원소 및 핵이성체의 특성

	원자번호 Z	질량수 A	중성자수 N	화학적인 성질
동위원소	같 다	다르다	다르다	같 다
동중원소	다르다	같 다	다르다	다르다
동중성자핵	다르다	다르다	같 다	다르다
핵이성체	같 다	같 다	같 다	같 다

표 3-4 | 동위원소, 동중원소, 동중성자핵 및 핵이성체의 예

	예	질량수 A	원자번호 Z	중성자수 N		예	질량수 A	원자번호 Z	중성자수 N
동위원소	$^{131}_{53}I$	131	53	78	동중원소	$^{131}_{53}I$	131	53	78
	$^{127}_{53}I$	127	53	74		$^{131}_{53}Xe$	131	54	77
	$^{125}_{53}I$	125	53	72		$^{131}_{55}Cs$	131	55	76
	$^{123}_{53}I$	123	53	70		$^{131}_{56}Ba$	131	56	75
동중성자핵	$^{53}_{24}Cr$	53	24	29	핵이성체	$^{99m}_{43}Tc$	99	43	56
	$^{54}_{25}Mn$	54	25	29		$^{99}_{43}Tc$	99	43	56
	$^{55}_{27}Fe$	55	26	29		$^{113m}_{49}In$	113	49	64
	$^{56}_{27}Co$	56	27	29		$^{113}_{49}In$	113	49	64
	$^{57}_{28}Ni$	57	28	29		$^{133m}_{54}Xe$	133	54	79
	$^{59}_{29}Cu$	58	29	29		$^{133}_{54}Xe$	133	54	79

α붕괴, β붕괴 및 γ붕괴가 대표적이다. 이처럼 방사성 붕괴과정을 거쳐 방사선을 방출하는 동위원소를 방사성동위원소(radioisotope)라 하며, 방사성동위원소는 자연적으로 존재할 뿐 아니라 사이클로트론, 원자로 등을 이용하여 인공적으로도 생산하여 사용된다.

방사성동위원소로부터 발생하는 방사선의 종류에는 알파선(α-ray), 베타선(β-ray) 그리고 감마선(γ-ray) 등이 있으며, 방출되는 α선 및 γ선의 에너지는 각 핵종에 따라 고유한 값이다. 알파선은 헬륨의 원자핵으로 투과력이 가장 약해서 공기 중에서도 비정이 수 cm로 이하이며, 베타선은 알파선에 비하여 투과력은 세지만 얇은 두께의 알루미늄으로 충분히 차폐할 수 있다. 이에 비하여 감마선은 전자기파로서 가장 투과력이 강해서 수 cm 두께의 납을 투과할 수 있다(그림 3-16).

그림 3-17은 현재 존재하는 5,000개 이상의 동위원소를 정리한 차트(isotope chart)로 가로축은 중성자수, 세로축은 양성자수로 정리한 것이다.

방사성동위원소에서 방출되는 방사능은 시간에 따라 변하는데 처음 방사능의 절반이 되는 시간을 반감기

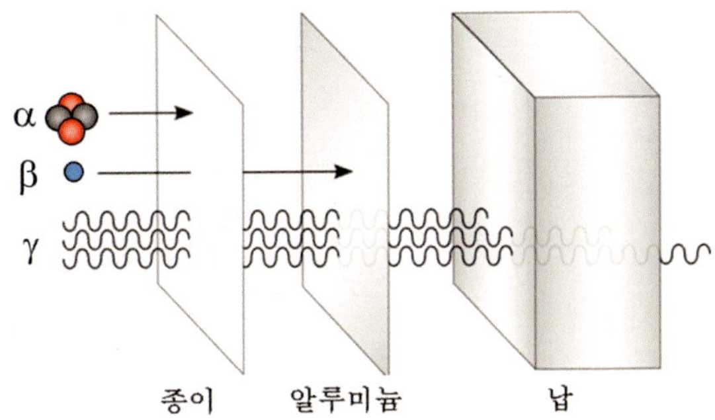

그림 3-16 방사선의 종류와 투과력

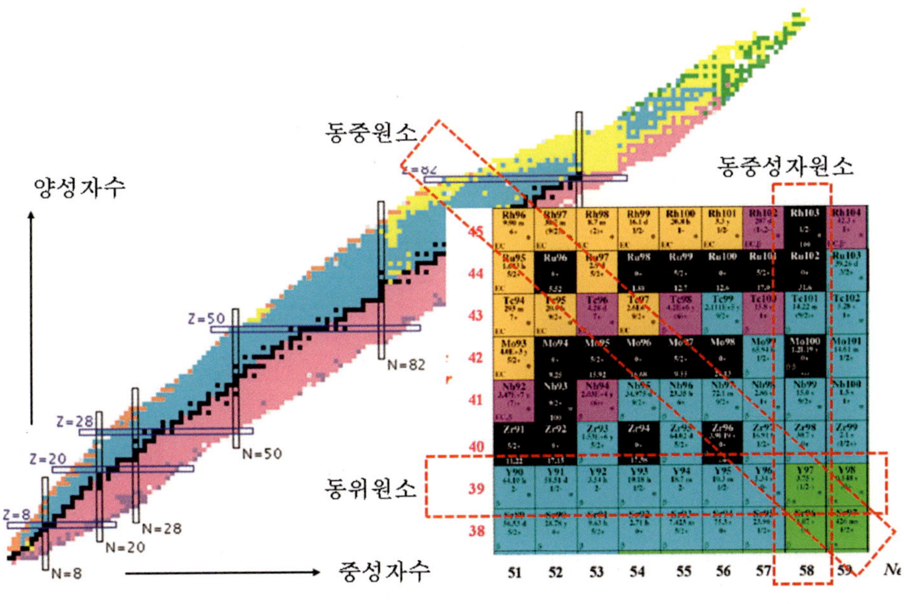

그림 3-17 동위원소 차트

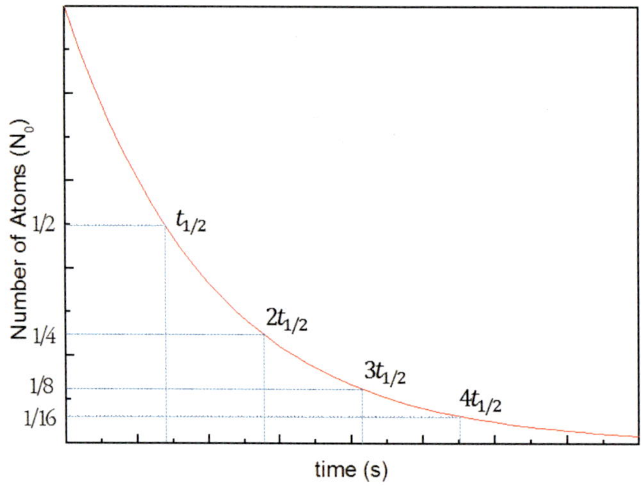

그림 3-18 방사능 붕괴곡선과 반감기

(half life, $T_{1/2}$)라고 한다(그림 3-18). 반감기는 해당 방사성동위원소의 붕괴상수(decay constant, λ)와 반비례한다.

$$T_{1/2} = \frac{\ln 2}{\lambda}$$

1) α붕괴

α붕괴(alpha decay)는 동위원소중 원자번호가 82 이상인 무거운 동위원소에서 주로 나타나는 현상으로 원자핵에서 α입자가 방출되는 것을 말한다. α입자는 양성자 두 개와 중성자 두 개로 구성되어 있으며, 헬륨(^4_2He)의 원자핵과 같다. 따라서 원자(X)가 α붕괴하면 양성자수와 질량수가 각각 2, 4씩 감소한다.

여기서, Z는 원자번호(양성자수이며, A는 질량수 = 양성자수 + 중성자수)이다(그림 3-19).

이때 발생한 에너지는 대부분 α입자가 가지고 방출되며, 핵종에 따라 알파선의 에너지가 고유한 값이다. α선은 질량과 전하량이 크기 때문에 조직 중 비정이 짧아 인체 외부에 있을 때는 옷이나 피부 각질층에 모두 차폐되므로 방사선 피폭에 따른 우려가 없다. 하지만 물질과 반응하면 좁은 범위에서 에너지 모두를 전달하기 때문에(즉, LET가 크다) 인체 내에서 조사되었을 경우 대단히 위험한 방사선이므로 취급시 주의가 필요하다.

2) β붕괴

β붕괴(beta decay)란 원자핵 내의 양성자와 중성자의 불균형에 의해 원자핵이 불안정한 상태가 됨에 따라 원자핵이 붕괴하면서 β입자를 방출(β선)하는 현상으로 붕괴 전후 질량수의 변화는 없지만 원자번호가 1증가 또는 1감소한다. β입자란 전자 electron(β^-, e^-) 또는 양전자 positron(β^+, e^+)를 의미한다.

한편 β붕괴는 다음 세 종류가 있다.

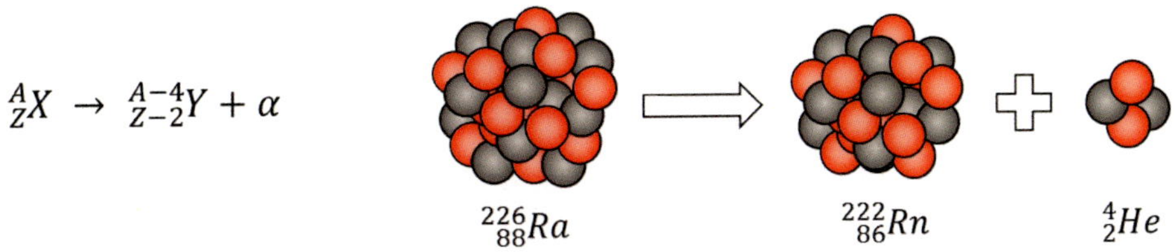

그림 3-19 알파붕괴 (예, ^{226}Ra)

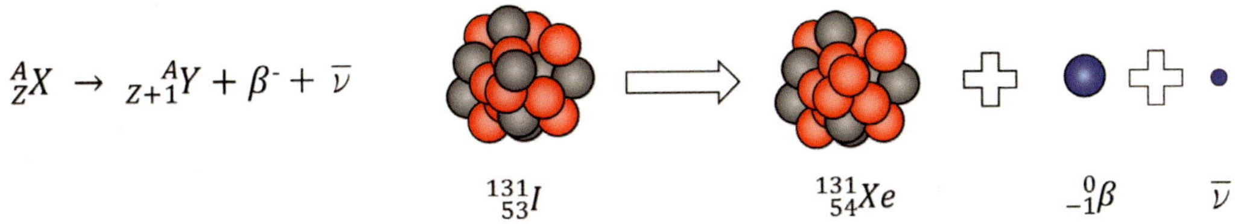

그림 3-20 베타(-)붕괴 (예, ^{131}I)

① β^- 붕괴(전자 붕괴): 핵내 중성자 과잉핵종(그림 3-20)

$$n \rightarrow p + e^- + \bar{\nu}\,(^{A}_{Z}X \rightarrow {}^{A}_{Z+1}Y + e^- + \bar{\nu})$$

② β^+ 붕괴(양전자 붕괴): 핵내 양성자 과잉핵종

$$p \rightarrow n + e^+ + \nu\,(^{A}_{Z}X \rightarrow {}^{A}_{Z-1}Y + e^+ + \nu)$$

③ 궤도전자 포획 (electron capture, EC): 핵내 양성자 과잉핵종

$$p + e^- \rightarrow n + \nu\,(^{A}_{Z}X \rightarrow {}^{A}_{Z-1}Y + \nu)$$

여기서 n은 중성자, p는 양성자, ν는 중성미자(neutrino)를 나타낸다. 그리고 붕괴에 의해 생긴 에너지는 전자(β^- 또는 β^+)와 중성미자에 무작위로 나누어지기 때문에 β선의 에너지는 연속적인 값을 가지게 된다. 일반적으로 β선의 에너지를 최대치로 표현한다(예, ^{32}P : βE_{max} = 1.7 MeV).

3) γ붕괴

γ붕괴(gamma decay)란 방사성 원소가 α붕괴 및 β붕괴를 한 후, 여기 원자핵이 기저상태로 이행할 때 핵내에서 γ선을 방출하는 현상을 말한다. X선과 γ선은 발생원이 다를 뿐 본질적으로는 전자기파로서 동일하다. 다만 X선은 제동복사 X선이라고 하는 연속 에너지 스펙트럼과 특성 X선의 선 에너지스펙트럼이 있으나, γ선은 방사성동위원소의 특성에 따라 고유의 선 에너지스펙트럼만으로 구성되어 있다. ^{60}Co, ^{137}Cs, ^{226}Ra에서 방출되는 고에너지 γ선은 방사선 치료에 이용되며, ^{99m}Tc, ^{113m}In 등에서 방출되는 γ선은 핵의학에 흔히 이용되고 있다.

그림 3-21은 감마선 선원으로 널리 사용되고 있는 ^{60}Co 방사성동위원소의 붕괴도이다. 그림에서 보는 바와 같이 ^{60}Co은 핵내 중성자 과잉핵종으로 ^{60}Ni으로 베타(-) 붕괴를 하는 핵종이다. 베타 붕괴이후 1.17 MeV 및 1.33 MeV 감마선이 방출된다.

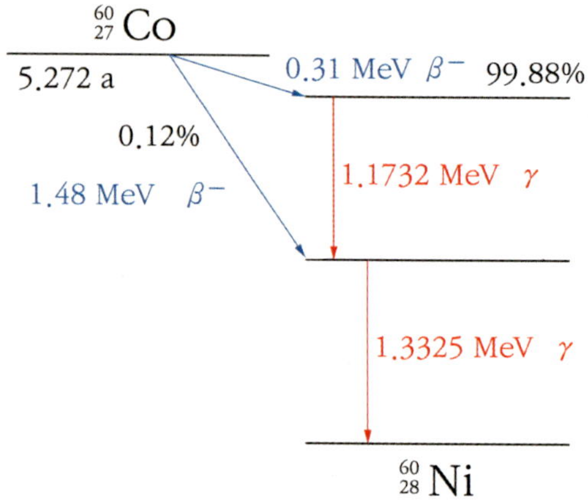

그림 3-21 감마붕괴 (예, ^{60}Co)

3.8 방사선이 인체에 미치는 영향과 방사선 방어

20세기 초 X선의 본질에 대한 충분한 이해가 부족한 상황에서 X선이 몸속을 볼 수 있다는 장점만으로 의학에서 적극적으로 X선을 활용하면서 방사선 과피폭에 따른 여러 가지 부작용들이 보고되었다. 방사선의 에너지는 생체 내에서 일부는 물리적으로 흡수되고 일부는 투과되며, 진단방사선이나 핵의학 영역에서의 우리가 필요한 방사선 영상을 획득할 수 있게 하여 주지만, 생체 내에 흡수된 방사선의 에너지에 기인하여 각종 화학적 변화와 생물학적 반응이 일어나며, 대부분은 별다른 영향이 나타나지 않지만, 경우에 따라 돌연변이를 일으키거나 세포를 죽음에 이르게 하기도 한다. 방사선의 이런 작용이 방사선 치료의 근본 원리이지만 진단 및 핵의학에 있어서는 인체에 있어서 불필요한 부작용이므로 이에 대한 대책을 강구하여야 한다(진단 및 핵의학 분야에 있어서 피폭선량의 경감을 위하여 감수성이 높은 장기나 소아 및 임부의 조사를 피하는 등의 노력하고 있다). 그러므로 방사선의 유용성을 충분히 발휘하며, 부작용을 최소로 하기 위해서는 방사선 생물학에 대한 지식이 필요하다.

1928년 스톡홀름 회의에서 처음으로 방사선 방어에 대한 기본원칙에 대한 권고를 제안하였으며, 1950년 국제방사선방어위원회(International Commission on Radiological Protection, ICRP)가 정식으로 재발족되어 방사선방어에 대한 중심 역할을 하고 있다.

1) 생물에 대한 방사선의 반응

① 물리적 과정: 방사선이 인체와 상호작용하여 LET(Linear Energy Transfer)에 따라 방사선 에너지를 인체에 전달해주게 된다.

② 화학적 과정: 직접작용 및 간접작용에 의해 유리기(free radical)가 형성되고, 인체 조직의 각 물질에 화학적인 변화가 일어난다. 이 현상은 무작위로 일어나며, 각 물질의 조성 및 양에 따라 반응 기회가 주어지므로 일반적으로 인체에서 가장 많은 성분인 물과 반응하는 경우가 가장 많다.

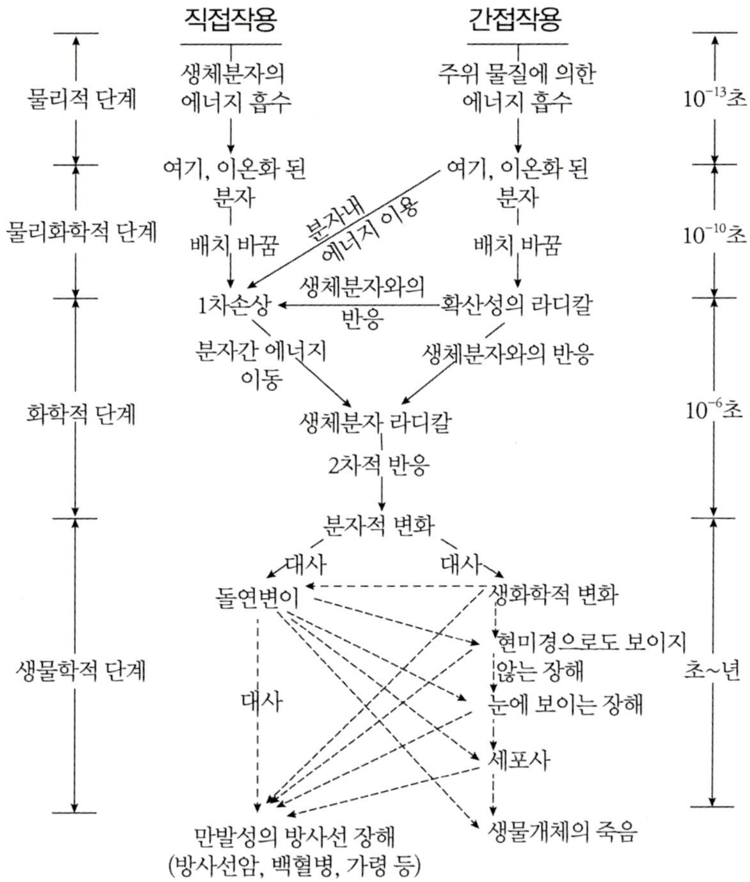

그림 3-22 방사선 작용의 시간적 경과

③ 생물학적 과정: 위의 화학적 과정에서 생긴 유리기는 인체 내의 중요 물질과 반응하여 생물학적인 변화를 나타내고 있으나 아직 그 상세한 과정은 해명되지 않은 부분이 많다. 그러나 세포에는 방사선감수성을 나타내는 부분이 존재하며, 이를 표적(target)이라 부르고, DNA가 표적에 해당된다.

2) 직접작용과 간접작용

생체에 방사선에 의한 영향은 직접작용과 간접작용으로 구별할 수 있다. 물질이 방사선의 에너지를 받아 전리 또는 여기되는 것을 직접 작용(direct action)이라 하고, 전리 또는 여기된 물질을 매개로 하여 영향을 받는 현상을 간접작용(indirect action)이라 한다. 세포 중에서 DNA, RNA, 단백질 등과 같은 주요 물질은 물에 비하여 그 양이 적기 때문에 대부분 상호작용은 물을 매개로 한 간접작용에 의해 발생하고 방사선의 영향을 받는다(그림 3-23).

3) 상대적 생물학적 효과비와 선질계수

상대적 생물학적 효과비(relative biological effectiveness, RBE)란 같은 흡수선량에서도 일반적으로 비전리(단위 길이당 전리밀도)가 다르면 생체에 미치는 효과에 정도의 차이가 있으므로, 표준 방사선(250 kV X선)에 의한 생물학적 효과와 같은 생물학적 변화를 일으키는데 필요한 비교 방사선 흡수선량의 역비로 정

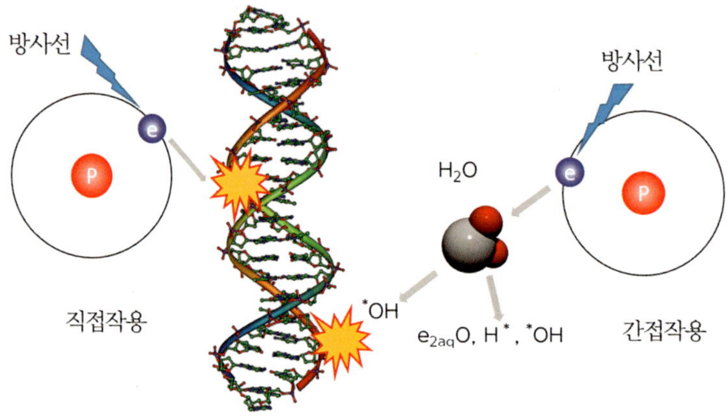

그림 3-23 방사선의 직접작용과 간접작용

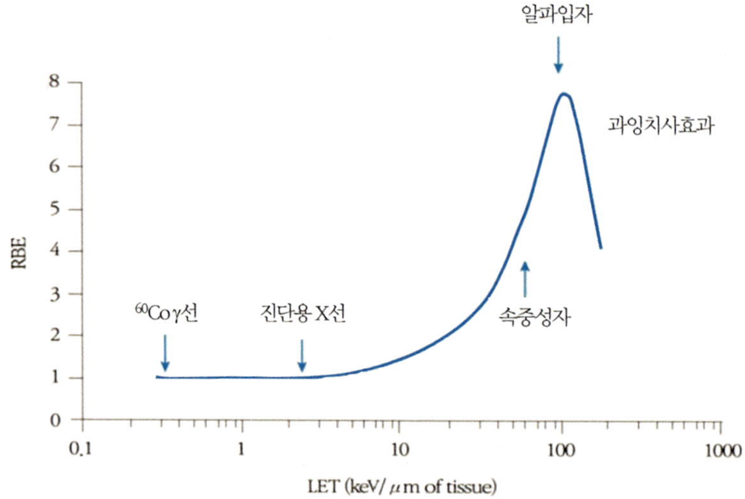

그림 3-24 방사선의 LET에 따른 생물학적 효과비(RBE)

의된다. 그림 3-24는 입사 방사선의 LET에 따른 생물학적 효과비의 상관관계를 보여준다. LET가 증가할수록 생물학적 효과비는 증가하다가 100 keV/μm일 때 가장 크게 나타나며 그 이후는 감소하는 경향을 보인다(overkill effect).

$$\mathrm{RBE} = \frac{\text{250 kV X선의 생물학적 효과 발생 선량}}{\text{비교 방사선의 동일한 생물학적 효과를 발생시키는 선량}}$$

또한 방사선방어의 경우에는 RBE 대신에 방사선하중계수(radiation weighting factor, W_R)라는 용어를 이용하며, 등가선량 (equivalent dose)이 사용된다. 방사선하중계수를 결정하는 가장 중요한 요인은 입사 방사선의 선에너지전이(linear energy transfer, LET)이며, 그림 3-25에서 보는 바와 같이 중성자는 X선에 비하여 LET가 크므로 단위길이당 전리량(비전리)이 커서 DNA에 더 많은 영향을 미치기 때문에 생물학

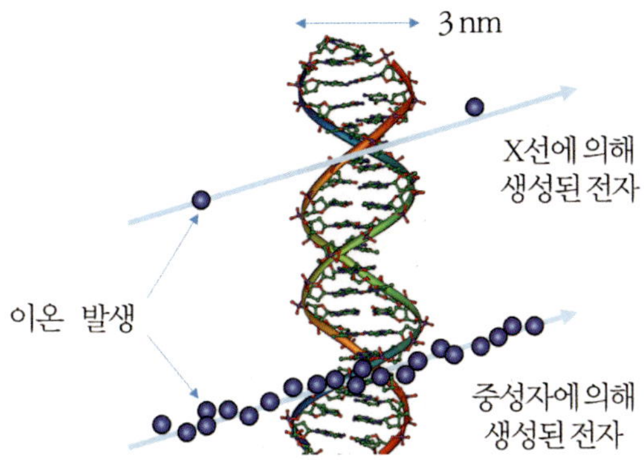

그림 3-25 방사선의 LET에 따른 비전리와 DNA 손상

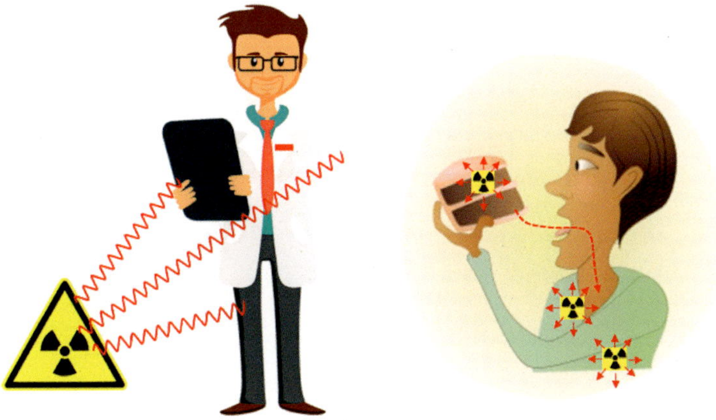

그림 3-26 외부 피폭과 내부 피폭

적 효과가 더 크게 나타난다.

4) 방사선 피폭의 형식

사람이 방사선으로부터 피폭 받는 형식은 그림 3-26에서 보는 바와 같이 방사선 선원의 위치에 따라 크게 내부피폭과 외부피폭으로 구분할 수 있으며, 피폭 형식에 따라 대처 방안에 차이가 있다. 외부 피폭은 방사선 선원이 몸 외부에 있기 때문에 선원으로부터 가능한 멀리 떨어지고, 작업시간을 최소화하며, 적절한 방사선 차폐체를 사용하면 비교적 쉽게 줄일 수 있으며, 오염이 되더라고 세척으로 비교적 손쉽게 제거할 수 있다. 반면 내부피폭은 경구나 기도, 또는 피부를 통하여 인체에 흡수된 방사선 선원에 의한 피폭이므로 일단 몸속에 들어가면 동위원소의 종류에 따라 인체의 특정 부위에 침착하는 경우가 있으며, 제거가 어려워 체내에 오래 머물면서 방사선 피폭을 일으키게 된다. 따라서 방사선에 의한 내부 피폭을 피하기 위하여 체내에 방사성 동위원소가 들어가지 않도록 하는 것이 중요하며, 내부피폭을 방지하기 위하여 가능한 방사성동위원소는 희석보관을 원칙으로 하며, 적절한 차폐용기에 격납하여 보관하고, 혹시 사고로 인하여 방사선 오염이 발생할 때 인체 내부로 확산되지 않도록 경로를 차단하는 것이 중요하다. 외부피폭 방지를 위한 3대 원칙은 시간감소, 거리증가 및 적절한 차폐이며, 내부피폭 방지를 위한 3대 원칙은 방사성 물질의 희석, 격납, 차단이다.

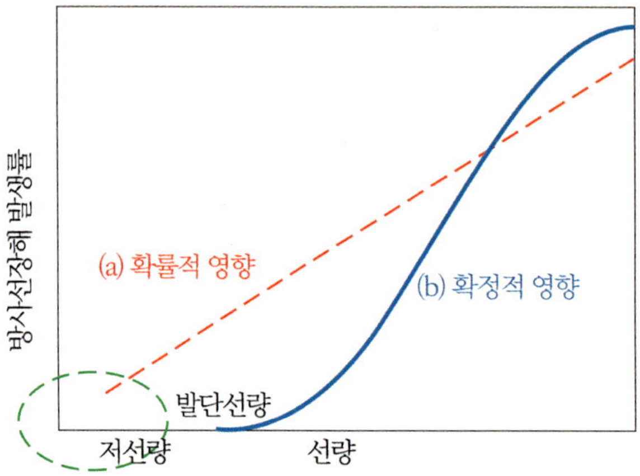

그림 3-27 선량에 따른 확률적 장해와 확정적 장해 발생률

5) 확률적 영향과 확정적(결정적) 영향

방사선에 의해 사람에게 나타나는 장해는 선량과 피폭 받는 부위에 따라 차이가 있지만 문턱값(발단선량) 존재 유무에 따라 확률적 영향과 확정적 영향으로 구분할 수 있다. 확정적 영향은 방사선에 의한 장해에 따른 문턱값(발단선량)이 존재하여 문턱값 아래의 선량에 대해서는 인체에 별다른 장해가 발생하지 않지만 이를 넘는 선량에 대해서는 반드시 장해가 발생하는 영향이다(그림 3-27(b)). 방사선 피폭에 따른 피부장해, 불임, 백내장 등이 이에 해당된다. 반면에 확률적 영향은 문턱값이 존재하지 않고 선량이 증가함에 따라 부작용의 발생이 증가하는 영향을 말하며, 발암이나 유전적 장해가 이에 해당한다(그림 3-27(a)).

고선량에서 확률적 장해는 선량에 비례하는 것으로 확실히 알려져 있지만, 저선량에서는 선량과 장해 발생율의 상관관계에 대해서는 아직 많은 논란이 있다(그림 3-27 저선량 영역 초록색 점선).

6) 정상조직의 장해

그림 3-28은 인체에 방사선이 조사되었을 때 인체의 각 조직에 대한 방사선의 영향을 시간에 따라 나타낸 것이다. 피폭부위의 조직 특성과 선량에 따라 조사 중에 영향이 나타나기도 하지만 경우에 따라서는 수년이 지난 후 영향이 나타나기도 한다. 이처럼 방사선에 의한 영향은 잠복기를 거쳐서 나타나며 피폭선량이 증가할수록 잠복기는 짧아진다. 이미 방사선 피폭이 발생하면 돌이킬 수 있는 방법이 거의 없으므로, 방사선에 의한 피폭이나 장해를 미연에 방지하는 것이 매우 중요하다. 표 3-5에는 인체 내 장기에 따라 방사선에 의한 다양한 반응을 나타낸 것이며, 시기적으로 급성장해와 만성장해로 구분할 수 있다.

7) 방사선 방어

방사선을 안전하게 사용하기 위해서는 적절한 절차와 조치가 필요하다. 국제방사선방어위원회에서는 방사선으로부터 인류를 보호하기 위하여 ALARA(As Low As Reasonably Achievable)의 원칙 하에서 다음 3가지를 제시하고 있다.

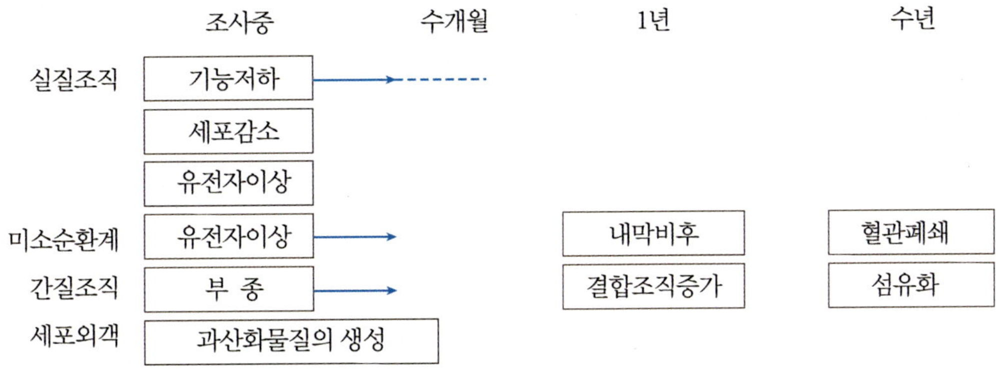

그림 3-28 방사선에 대한 정상조직의 반응

표 3-5 | 정상조직의 방사선 장해

	급성장해	만성장해
전신장해	방사선 숙취(오심, 구토, 전신권태 등)	발암, 성장발육 장해, 유전적 영향
혈액장해	백혈구 감소, 혈소판 감소, 빈혈	악성빈혈, 백혈병
피부장해	홍반, 탈모, 수포형성, 궤양	색소침착, 반흔형성, 궤양형성, 피부암
눈장해	결막염, 각막염	방사선 백내장, 각막 궤양
중추신경장해	부종, 수압항진	괴사, 방사선 척수염, 말초신경마비
호흡기장해	부종, 충혈, 섬모탈락, 폐렴	폐 섬유증
소화기장해	소화불량, 식도염, 위염, 설사, 출혈 등	타액분비장해, 흡수장해, 궤양, 천공
비뇨기장해	방광염, 신염, 출혈, 배뇨장해	방광위축, 신장위축
생식기장해	정자형성장해, 난자형성 장해, 월경이상	불임(무정자증, 무월경)
뼈장해	골아세포 감소, 골수장해	성장장해, 골괴사, 골육종, 백혈병

① 정당성(justification)

방사선을 사용함에 있어서 반드시 이익이 손실보다 커야 한다.

② 최적성(optimization)

모든 방사선 피폭은 합리적으로 달성할 수 있는 가장 낮게 유지하여야 한다.

③ 선량한도(dose limit)

개인피폭선량이 국제방사선방어위원회에서 제시하는 한도를 준수하여야 한다(표 3-6).

한편 방사선을 사용하는 모든 구역은 일반인들의 방사선에 의한 위해를 방지하기 위하여 방사선관리구역

표 3-6 | 국제방사선방어위원회에서 권고하는 선량한도(ICRP 103)

	방사선작업종사자	일반인
유효선량한도	20 mSv 1년에 50 mSv를 넘지 않는 범위에서 5년간 평균	1 mSv
수정체 등가선량한도	150 mSv	15 mSv
피부 등가선량한도	500 mSv	50 mSv
손발 등가선량한도	500 mSv	–

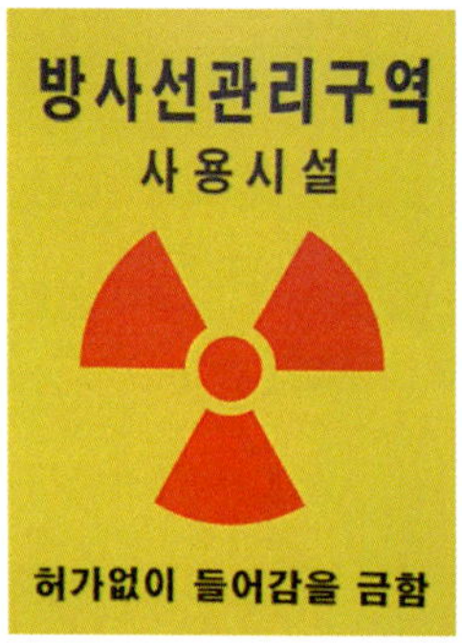
방사선관리구역
사용시설
허가없이 들어감을 금함

(a) 방사선관리 구역

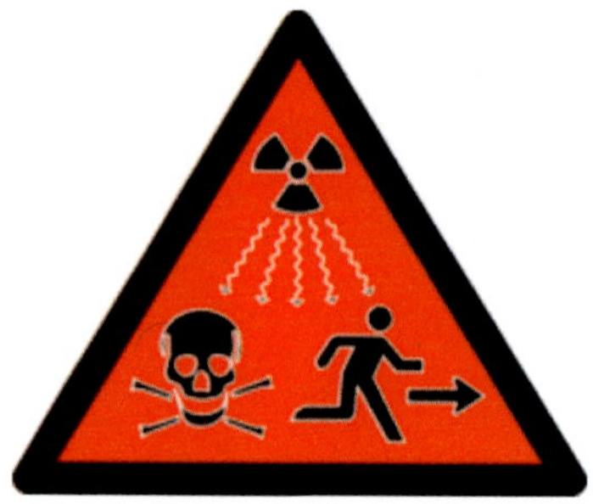

(b) 이온화방사선 경고 마크

그림 3-29 방사선 방어 관련 마크

으로 지정하고 출입을 제한하며, 누구나 쉽게 확인할 수 있도록 그림 3-29(a)과 같은 표지를 하도록 규정하고 있다. 또한 국제원자력위원회(IAEA)에서는 이온화방사선에 인체가 노출되었을 때 발생할 수 있는 사고를 미리 방지하기 위하여 그림 3-29(b)와 같은 표지를 채택하고 있다. 방사선을 나타내는 3엽 마크와 Crossbones, 그리고 접근금지의 세 가지 표식을 한꺼번에 표현하여 주위를 경계하고자 한 것으로 이러한 마크를 보면 방사선에 대한 올바른 지식을 가지고 취급하여야 한다.

3.9 방사선 관련 단위

1) 전자볼트(eV, electron volt)

방사선의 에너지를 나타내는 단위로 흔히 사용되는 1 eV란 한 개의 전자가 1 V의 전위차에 의하여 가속되었을 때에 얻는 운동에너지이며, 1.602×10^{-19} J에 해당한다. 1 keV = 10^3 eV, 1 MeV = 10^6 eV 이다.

2) 조사선량과 뢴트겐(R, Roentgen)

조사선량(exposure, X)은 3 MeV 이하의 X선 또는 감마선에 의해 공기 단위질량당 생성된 전하량을 의

표 3-7 | 방사선하중계수(ICRP 103)

방사선의 종류 및 에너지	방사선하중계수 (W_R)
모든 에너지의 X선, 감마선	1
모든 에너지의 전자선, 양전자선, 뮤온	1
중성자	
〈 10 keV	5
10 keV ~ 100 keV	10
100 keV ~ 2 MeV	20
2 MeV ~ 20 MeV	10
〉 20 MeV	5
2 MeV 이상의 양성자	2-5
알파선, 핵분열편, 중입자	20

미한다.

$$X = \frac{dQ}{dm}$$

조사선량의 단위로는 C/kg과 R을 사용하고 있으며, 국제단위계(SI)에서 C/kg을 표준으로 정하고 있다. C/kg은 표준상태의 공기 1 kg당 생성된 이온쌍 중 (+) 또는 (−) 전체 전하량이며, 1 R은 건조한 공기 1 kg에 2.58×10^{-4} C를 발생시키는 선량을 의미한다. 1 R = 2.58×10^{-4} C/kg이다.

3) 흡수선량과 그레이(Gy, Gray)

흡수선량(absorbed dose, D)은 방사선 조사에 의해 어떤 물질 1 kg당 입사한 방사선에 의하여 그 물질에 흡수되는 평균 에너지의 양으로 그 값이 1 J일 때 1 Gy라 한다. 한편 1 Gy = 100 rad, 1 rad = 100 erg/g이다.

$$D = \frac{dE}{dm}$$

4) 조사선량과 흡수선량

1 R당 흡수되는 에너지는 피 조사물질 및 방사선 에너지에 따라 차이가 있지만 물에서는 ^{60}Co(1.25 MeV의 γ선)에 대한 1 R = 0.965 rad 이다. 실용적으로는 선량계로 조사선량(R)을 측정하여 각각의 선질 및 조직에 대한 조사선량–흡수선량(R–rad) 환산계수를 곱하여 흡수선량(Gy, rad)을 구할 수 있다.

5) 등가선량과 시버트(Sv, Sievert)

인체에 미치는 방사선의 생물학적 효과를 고려하기 위해 도입된 물리량인 등가선량(equivalent dose, H)은 흡수선량에 방사선하중계수를 곱한 값이다. 임의의 방사선에 대하여 1 Gy의 X선 또는 γ선을 조사한 경우와 같은 생물학적 변화를 일으키는 선량(등가선량)을 의미한다. 한편, 흡수선량 1 Gy(rad)에 대응하는 등가선량은 1 Sv(rem)이다.

$$H = D \times W_R$$

여기서 W_R은 방사선하중계수이며, ICRP 103에서 제공한 표 3-7을 참조한다.

6) 유효선량(effective dose, E)

인체 내 조직간 선량분포에 따른 위험 정도를 나타내기 위한 물리량으로 인체 각 조직의 등가선량 조직가중치를 곱한 값으로 결정된다. 유효선량의 단위는 등가선량과 동일한 Sv(rem)을 사용한다.

$$E = \sum_T W_T H_T$$

여기서, H_T는 조직의 등가선량이고, W_T는 그 조직에 해당되는 조직가중치이다(표 3-8).

표 3-8 | 조직하중계수(ICRP 103)

인체조직	조직가중치 (W_T)
생식선	0.08
적색골수	0.12
대장	0.12
폐	0.12
위	0.12
방광	0.04
유방	0.04
간	0.04
식도	0.04
갑상선	0.04
피부	0.01
골막	0.01
뇌	0.01
침샘	0.01
기타	0.12

표 3-9 | 방사선 관련 단위

물리량	명칭	기호	내용
질량	atomic mass unit	u	$1.6605655(86)\times10^{-27}$ kg
에너지	electron volt	eV	$1.6021892(46)\times10^{-10}$ J
방사능	curie	Ci	$3.7\times10^{10}\ s^{-1}$
방사능(SI)	becquerel	Bq	$1\ s^{-1}$
흡수선량	rad	rad	$1\times10^{-2}\ J\cdot kg^{-1}$
흡수선량(SI)	gray	Gy	$1\ J\cdot kg^{-1}$
조사선량	roentgen	R	$2.58\times10^{-4}\ C\cdot kg^{-1}$
조사선량(SI)	coulomb per kilogram	$C\cdot kg^{-1}$	$1\ C\cdot kg^{-1}$
등가선량	rem	rem	$0.01\ J\cdot kg^{-1}$
등가선량(SI)	sievert	Sv	$1\ J\cdot kg^{-1}$
유효선량	sievert	Sv	$1\ J\cdot kg^{-1}$

표 3-10 | 단위에 사용되는 접두어

배수			명칭	기호
10^{18}	=	1,000,000,000,000,000,000	exa	E
10^{15}	=	1,000,000,000,000,000	peta	P
10^{12}	=	1,000,000,000,000	tera	T
10^{9}	=	1,000,000,000	giga	G
10^{6}	=	1,000,000	mega	M
10^{3}	=	1,000	kilo	k
10^{2}	=	100	hecto	h
10^{1}	=	10	deka	da
10^{0}	=	1	uni-	
10^{-1}	=	0.1	deci	d
10^{-2}	=	0.01	centi	c
10^{-3}	=	0.001	mili	m
10^{-6}	=	0.000001	micro	μ
10^{-9}	=	0.000000001	nano	n
10^{-12}	=	0.000000000001	pico	p
10^{-15}	=	0.000000000000001	femto	f
10^{-18}	=	0.000000000000000001	atto	a

7) 베크렐(Bq, Becquerel)과 큐리(Ci, Curie)

방사능의 세기를 나타내는 단위로 Bq은 초당 방사성동위원소의 붕괴율을 나타내며, 1 Ci란 매초 3.7×10^{10}개의 붕괴를 일으키는 방사성동위원소의 양을 말한다(거의 1 g의 ^{226}Ra에 상당한다). $1\ Ci = 3.7 \times 10\ s^{-1} = 37\ GBq$, $1\ Bq = 1\ s^{-1} ≒ 27.03\ pCi$ 이다. 국제단위계(SI unit)에서는 방사능의 단위로 Bq 사용을 권고하고 있다.

8) 계수율(cpm)과 붕괴율(dpm)

방사성동위원소의 측정은 대부분 상대적 강도를 알면 충분히 계측장치에 의한 계수율(count per minute, cpm, 분당 계수)로 표현할 수 있다. 그러나 방사성 붕괴의 절대값(즉, Ci 값)을 알기 위해서는 이미 알려져 있는 방사능(activity, Ci) 표준자료를 이용하여 계수율(cpm)에서 붕괴율(disintegration per minute, dpm, 분당 붕괴상수)로 환산하기도 한다.

일반적으로 원자핵이나 방사선과 관련된 물리량을 크기가 매우 작다. 아주 작은 값이나 아주 큰 값을 편리하게 사용하기 위해서 표 3-10에 방사선을 전공하는 학생들이 반드시 기억해야 할 10의 거듭제곱 지수를 표기하였다.

3.10 방사선의 종류

1) 자연방사선

지구상의 모든 곳에는 항상 여러 종류의 자연 방사성 물질이 존재하고 있다. 뿐만 아니라 공기나 물, 음식물 등에는 천연 방사성 물질이 포함되어 있어서 이를 호흡하거나 섭취하면 방사성 물질이 인체 내부로 들어오게 된다. 사람도 자연에서 살아가고 있는 하나의 개체이므로 여러 종류의 자연 및 인공 방사선에 노출되고 있으며, 자연 방사성 물질은 지각에서 생성된 물질과 우주에서 기인한 방사성 물질들로 구분할 수 있다.

(1) 지각으로부터 나오는 방사선

지각 기원 방사선에 대해서는 20세기 초에 많은 연구를 통하여 3개의 방사성 붕괴계열이 존재하는 것으로 알려졌으며, 현재 존재하는 자연 방사성동위원소는 대부분 이 3개 계열에서 붕괴된 딸핵으로 구성된다. 원래 자연에는 질량수가 4의 배수인 토륨계열(4n), 질량수가(4의 배수 + 1)인 넵티늄 계열(4n + 1), 질량수가(4의 배수 + 2)인 우라늄 계열(4n + 2) 및 질량수가(4의 배수 + 3)인 악티늄계열(4n + 3)의 4개의 붕괴계열이 있었으나, 현재는 반감기가 짧은 넵티늄 계열은 모두 붕괴되어 존재하지 않는다. 그림 3-30은 4개의 자연방사성동위원소의 붕괴계열을 보여준다.

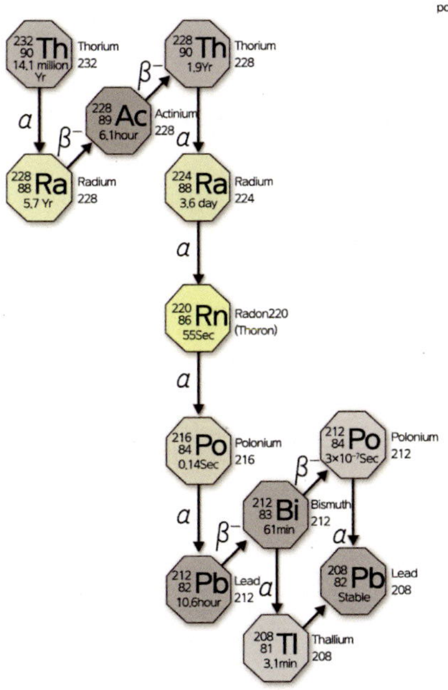

(a) 토륨붕괴계열 (4n)

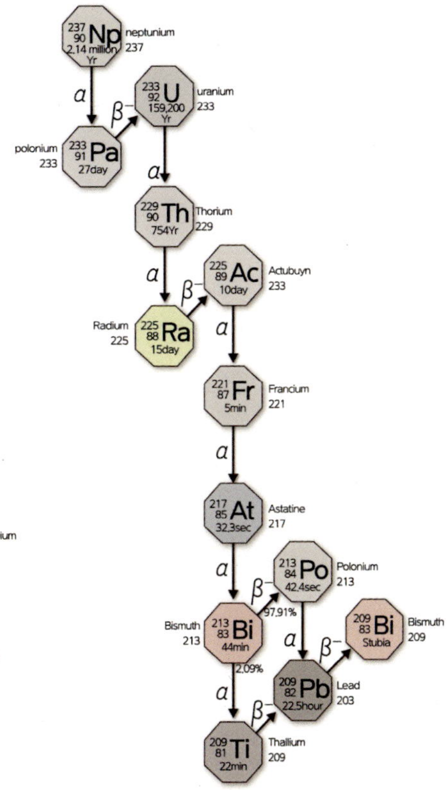

(b) 넵티늄붕괴계열 (4n+1)

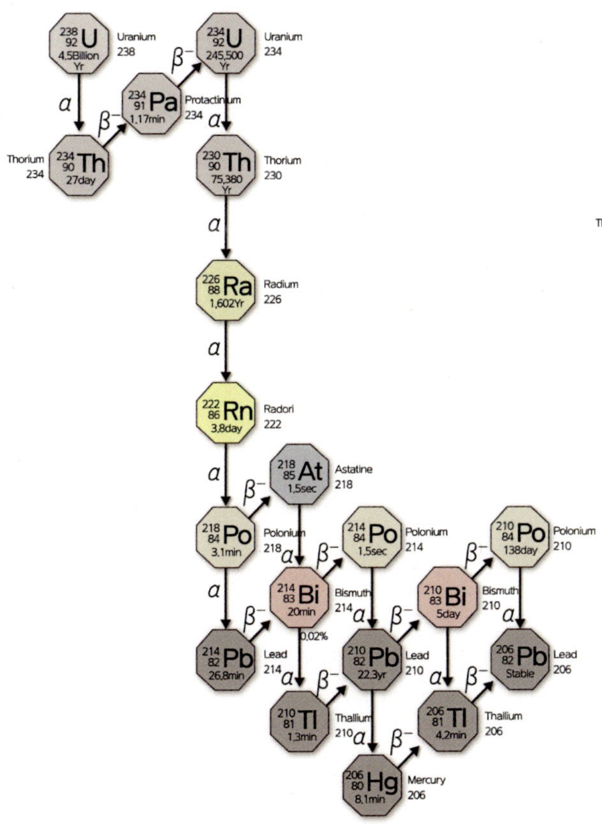

(c) 우라늄붕괴계열 (4n+2)

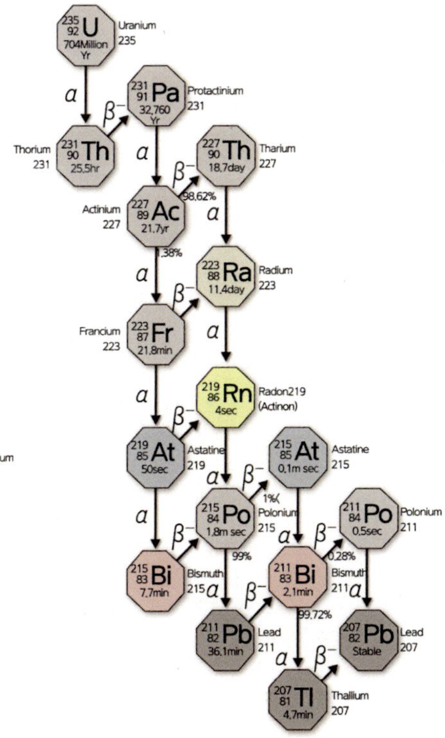

(d) 악티늄붕괴계열 (4n+3)

그림 3-30 자연방사성동위원소의 붕괴계열

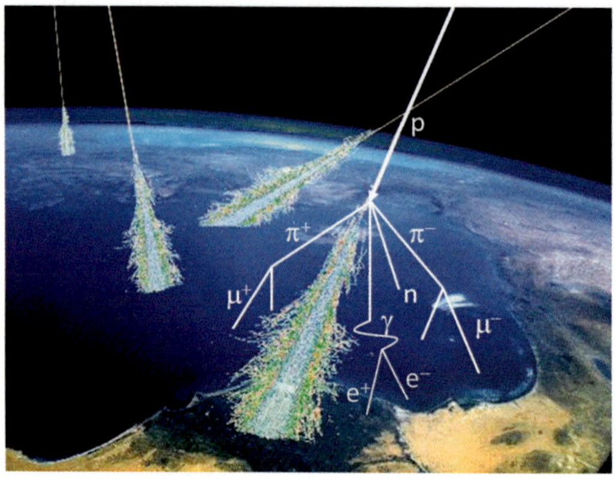

그림 3-31 우주로부터 지구에 도달한 우주선(cosmic ray)

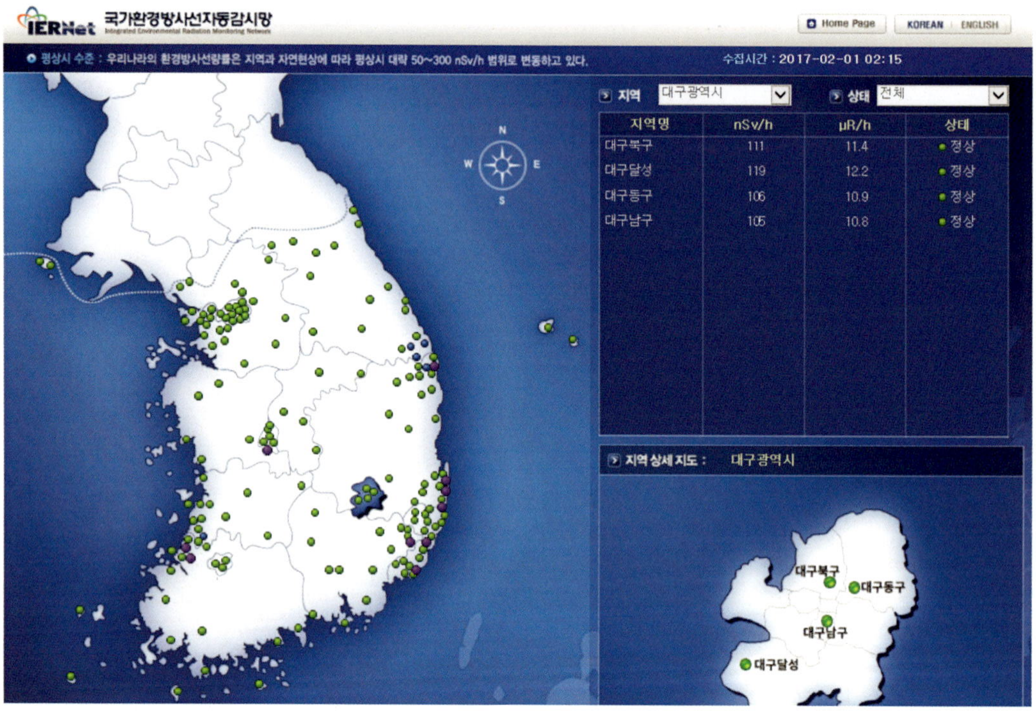

그림 3-32 한국원자력안전기술원에서 운영 중인 국가환경방사선자동감시망

(2) 우주 기원 자연 방사선

지구는 우주와 태양으로부터 발생한 고에너지 하전입자에 지속적으로 노출되며, 지구 대기로 입사된 하전입자들은 대기 분자와의 반응으로 중성자, 전자, 파이온 등 수많은 2차 방사선을 발생시킨다. 우주선에 기인한 방사선을 대기에 의한 차폐 효과로 지상에서는 그다지 큰 영향을 미치지 않지만, 고도가 높아질수록 방사선량이 증가하게 된다(그림 3-31). 특히 국제선 항공기 승무원의 경우 항공기에서 근무하는 시간동안 우주 방사선에 지속적으로 피폭 받게 되므로 항공기 승무원들의 방사선 방어가 요구된다. 이에 2013년 생활방사선안전관리법이 시행되면서 항공기 승무원에 대한 방사선 방어 조치가 이루어지고 있다.

(3) 붕괴계열을 따르지 않는 자연 방사선

자연방사성동위원소 중 지구가 생성될 때부터 존재하지만 특별한 붕괴계열을 따르지 않는 핵종들이 존재하여 그중에 가장 대표적인 핵종이 ^{40}K이다. ^{40}K은 베타(−) 붕괴 핵종으로 반감기가 약 1.26×10^9년으로 매우 긴 핵종이다. 그밖에 ^{50}V, ^{87}Rb 등이 있다.

(4) 공간선량률

이처럼 지각이나 우주에 기인한 자연방사성동위원소와 일부 인간에 의해 만들어진 인공방사성동위원소에 따라 지역과 시간에 따라 공간방사선 선량률의 차이가 발생한다. 한국원자력안전기술원(Korea Institute of Nuclear Safety, KINS)에서는 전국 각지에 방사선 선량률 모니터링용 검출기를 설치하고 실시간으로 공간선량률의 변화를 모니터링한 보여주고 있다. 그림 3-32는 한국원자력안전기술에서 운영하고 있는 국가환경방사선자동감시망의 실시간 측정결과이다. 2019년 현재 전국에 171개의 측정지점을 운영하고 있으며, 약 110 nSv/hr의 정상 범위(50~300 nSv/hr)의 선량률을 보여주고 있다.

2) 인공방사선

사람이 생활하면서 피폭 받을 수 있는 인공방사선으로는 핵실험 또는 원자력시설에서 발생한 방사성 물질과 의료 방사선으로 나눌 수 있다. 2차 세계대전 이후 강대국들의 경쟁적인 핵실험으로 인하여 다량의 방사성동위원소가 대기로 유출되었고, 아직 ^{137}Cs, ^{60}Co 등 일부 인공방사성동위원소가 존재한다. 또한 체르노빌이나 후쿠시마 원자력 발전소 사고 과정 중 누출된 인공방사성동위원소가 지구 전역에 분포하고 있다. 의료방사선은 질병의 조기 진단과 치료에 있어서 현대의학에서 없어서는 안될 매우 중요한 역할을 하고 있다. 최근 건강검진에 대한 관심과 사례가 증가하면서 의료 피폭 또한 꾸준히 증가하고 있다.

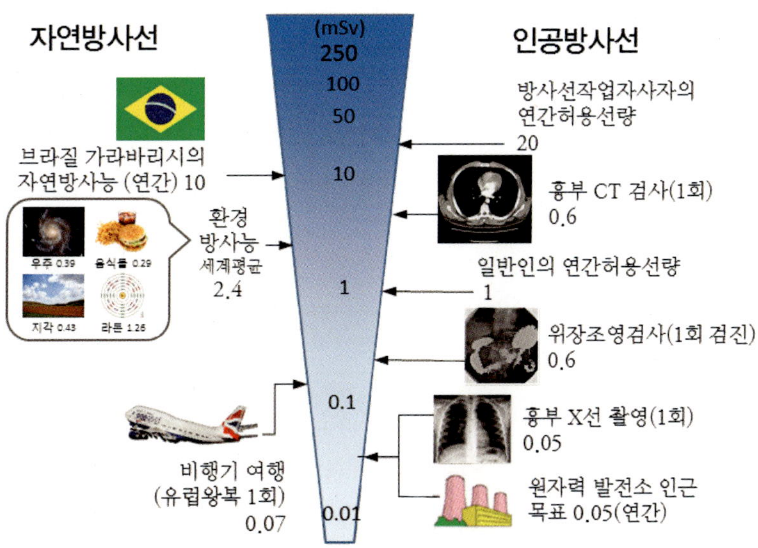

그림 3-33 자연 및 인공방사선 선량

이와 같이 우리의 생활과 방사선은 매우 밀접한 관계에 있으며, 의식하지 못하는 동안 매일 적은 양의 방사선에 노출되고 있다. 우리나라 국민이 연간 피폭 자연 및 인공방사선량은 평균 5.5 mSv 정도이며, 그림 3-33은 일상생활을 하면서 우리가 피폭받을 수 있는 자연방사선과 환경방사선의 사례와 선량을 보여주고 있다.

제4장 영상의학기술

4.1 X선 발생과 진단용 X선 발생장치

X선 진단이란 환자(피사체)에 조사된 X선의 흡수 차이로 영상을 획득한 후 피사체의 형태 및 성상을 추정하여 질병을 진단하는 것이다. 진단 가치가 우수한 X선 영상을 얻기 위해서는 X선의 발생 원리, 인체에서 X선의 감쇠는 물론 X선 영상을 가시 영상으로 획득하는 방법 등을 이해하여야 한다. 정확한 질병의 진단하기 위해서는 양질의 X선 영상이 필요하며, 양질의 X선 사진이란 대조도가 우수하고, 선예도가 좋으며, 영상의 왜곡이 없는 사진으로 진단 목적에 적합한 것을 말한다.

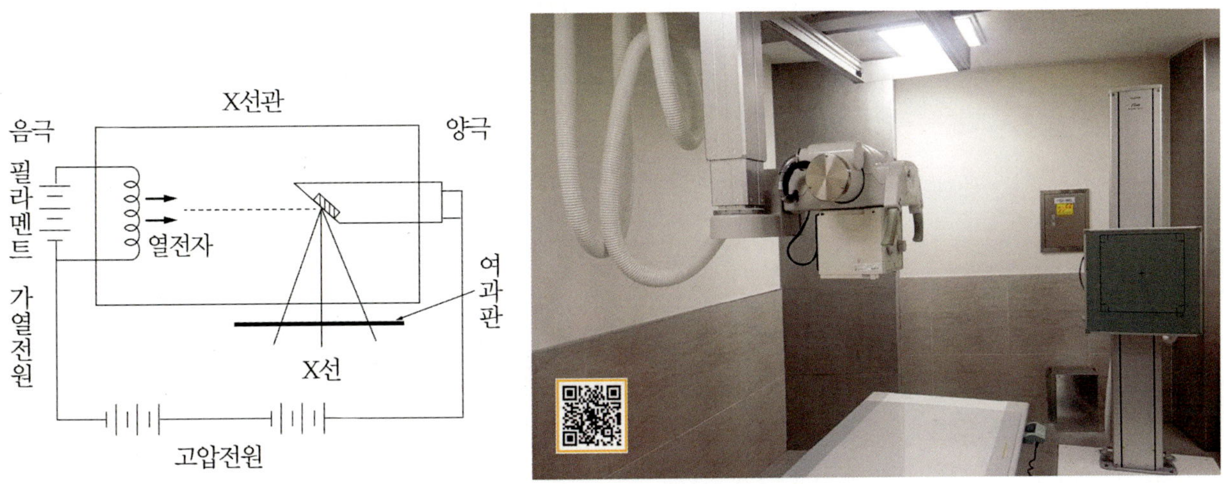

그림 4-1 X선 발생장치의 블록도와 촬영실

X선은 고속전자가 물질 중에서 감속되었을 때 발생하므로 전자의 공급원, 전자의 가속 및 저지물질(양극, 타겟, 가속전자와 반응하여 X선을 발생시키는 금속)이 필요하며, 구체적으로 그림 4-1과 같이 X선관, 정류관, 고관전압발생기, X선 제어장치 등으로 구성된다.

1) X선관

X선관의 음극을 가열하여 전자를 발생(필라멘트 전류)시키고, 양극에 고전압을 인가하여 진공 상태에서 전자를 고속으로 가속시킨다. 가속된 전자는 양극인 타겟(초점, 텅스텐으로 제조)에 충돌하여 X선을 발생시키며, 이때 발생된 X선의 최대 에너지는 양극과 음극간의 전압(관전압, kV_p)으로 결정되고, X선의 양은 필라멘트에 흐른 전류(mA)와 촬영시간(sec)에 의해 결정된다.

진단 영역에서는 선예도가 우수한 사진을 얻기 위하여 가능한 작은 초점을 이용하는 것이 바람직하지만, 고전압의 많은 전류를 사용하게 되면 초점에 많은 양의 열이 발생하여 전극이 녹을 수 있다. 이는 전자에너지의 극히 일부만 X선으로 발생되고 나머지 대부분은 열로 변환되기 때문이다(100 kV_p에서는 99%). 이를 해결하기 위하여 그림 4-2 및 그림 4-3(a)와 같이 양극 타겟 각도를 작게 하여 전자에 대응하는 면적인 실초점을 넓히면서 실효초점을 작게 하거나, 그림 4-3(b)에서 보는 것처럼 양극을 원판형으로 하여 고속으로 회전

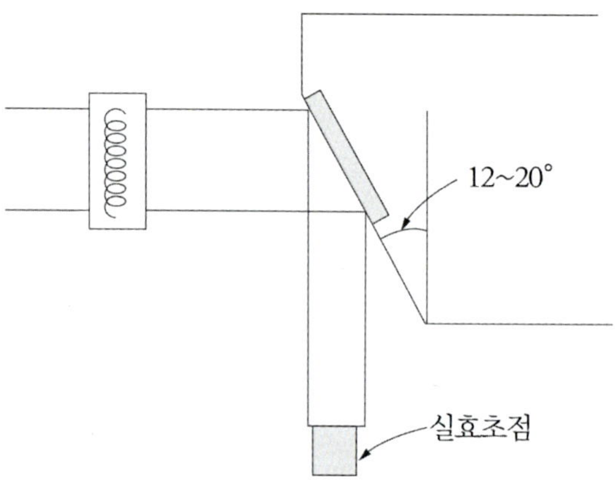

그림 4-2 X선관의 초점

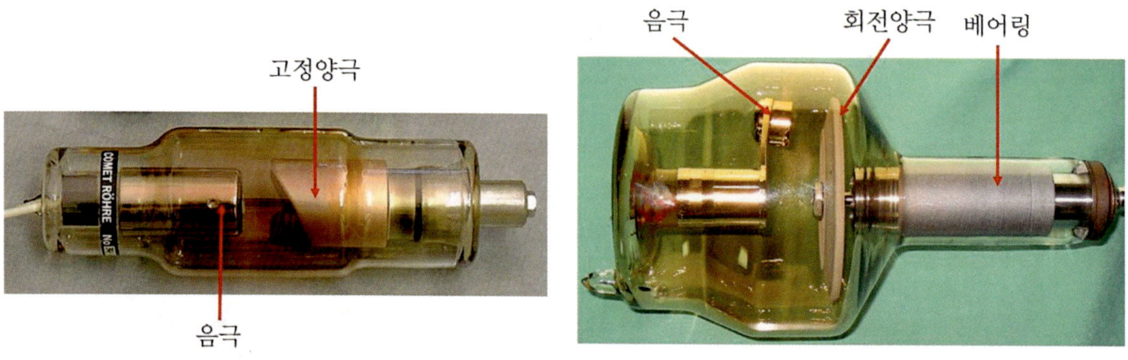

(a) 고정 양극형

(b) 회전 양극형

그림 4-3 X선관의 종류

(10,000 rpm)시킴으로써 같은 크기의 초점을 유지하면서 방열면적을 크게 하는 회전양극 등이 사용된다.

X선 촬영 조건을 규정하는 인자는 관전압(kV_p), 관전류(mA) 그리고 조사시간(sec) 세 가지이며, 촬영 목적과 부위에 따라 적절히 설정하여야 한다. 관전압은 피사체의 조성과 촬영의 목적, 부위 등에 따라 결정하고, 관전류(mA) × 조사시간(sec)인 관전류량(mAs)은 관전압과 피사체의 두께에 따라 결정된다(움직이지 않는 피사체일 경우 관전류와 시간의 곱이 일정하면 동일한 결과를 얻는다). 그 밖에 증감지, 필름은 물론 격자(grid) 등이 촬영조건을 결정하는데 영향을 미친다.

2) 정류기

X선관에서 전자를 가속시키기 위하여 양극에 한 방향으로만 흐르는 직류 전류를 공급하여야 하며, 직류를 만드는 정류장치로 2극 정류관과 고체정류기 등이 이용된다.

3) 고전압회로(고관전압회로의 결선방식)

X선 장치에서 X선관에 인가되는 직류 고전압을 발생시키기 위한 회로로서 자기정류회로, 반파정류회로, 전파정류회로 등 단상 전원에 의한 것과 3상 전원을 사용하여 정류하는 3상 전파정류회로 및 콘덴서식 회로 등이 사용된다. 고전압회로에 따라 실효전압의 차이가 있으므로 발생하는 X선의 에너지와 X선량 및 맥동률에 차이가 있다(그림 4-4).

4) X선 제어장치

관전압 조정장치, 관전류 조정장치 그리고 타이머(시계 태엽식, 전동기식, 전자관식 및 반도체식)를 조정하는 부분으로 진단 부위와 목적, 환자에 따라 설정할 수 있다(그림 4-5).

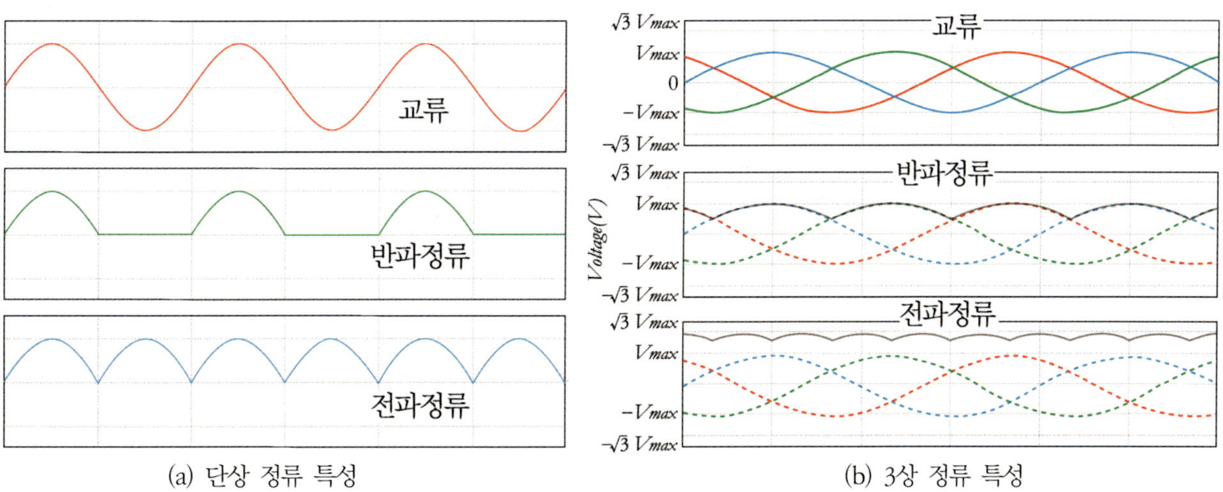

그림 4-4 정류 전원 특성

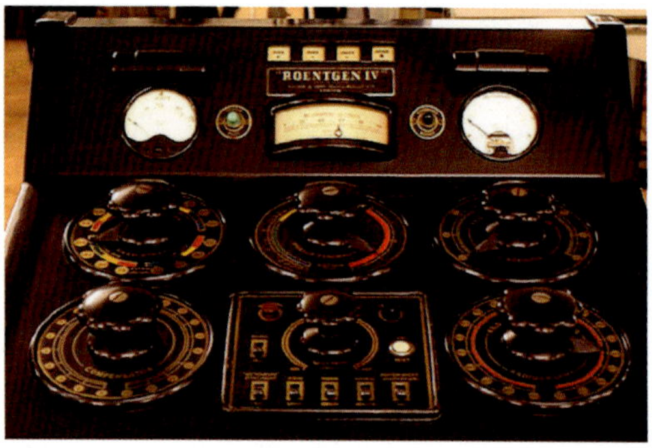

(a) 뢴트겐 IV 조정 판넬

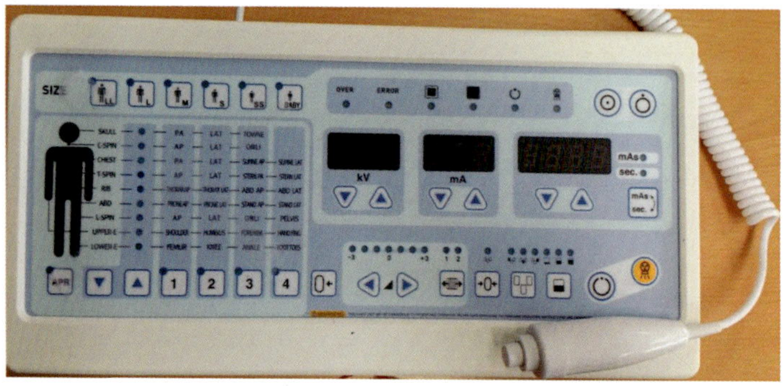

(b) 현대 X선 조정 판넬

그림 4-5 X선 제어장치

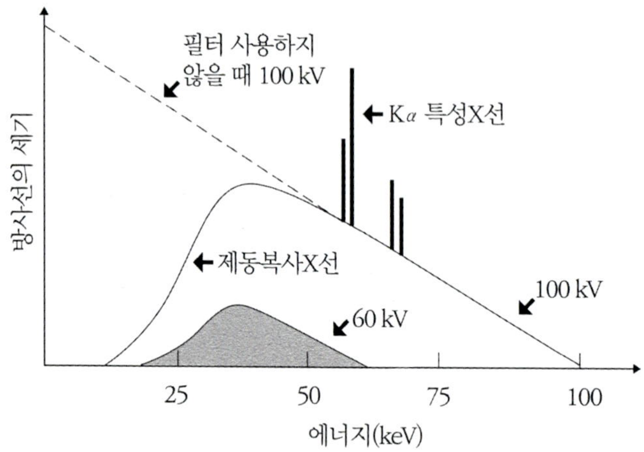

그림 4-6 관전압과 필터사용에 따른 X선의 에너지 스펙트럼

5) 여과판(filter)

X선은 고유선(특성 X선)과 저지선(제동복사 X선)으로 구분되며, 후자는 연속 X선이다. 연속 X선 중 장파장(저에너지) X선은 투과력이 약하므로 인체에서는 대부분 피부에 흡수되어 버린다. 이것은 진단에 있어서 전혀 도움이 되지 않고 인체 피폭선량만 증가시킨다. 따라서 X선관의 출구에 알루미늄(Al)이나 구리(Cu)판을 설치하여 연속 X선 중에서 진단에 불필요한 저에너지(장파장 X선)을 흡수시킴으로써 인체의 피폭선량을 경감할 수 있다. 이때 사용된 알루미늄이나 구리판을 여과판(filter)이라 한다. 여과판을 사용하게 되면 저에너지 X선이 감소하므로 X선 총 선량은 감소하지만, 저에너지 X선이 주로 줄어들기 때문에 평균에너지는 증가하게 되며 이를 선질 경화(beam hardening)현상이라고 한다(그림 4-6).

4.2 X선 감쇠와 아날로그 X선 영상

1) 피검체에 의한 X선의 감쇠

X선 진단은 피검체(피사체)의 X선 감쇠 차이에 기인하므로 사용되는 X선의 에너지가 높으면 대부분 피사체를 투과하고, 에너지가 낮으면 거의 흡수되어 버리기 때문에 진단에도 전혀 도움이 되지 않는다. 일반적으로 사용되는 진단용 X선의 관전압은 수십 kV_p ~ 백수십 kV_p가 선택된다.

이 에너지 영역에서 X선의 물질과의 상호작용(이 결과 X선의 감쇠가 일어난다)은 보다 낮은 에너지에서 광전효과가, 그리고 보다 높은 에너지에서는 컴프턴 효과가 주역을 담당한다(그림 3-14 참조). 광전효과에서는 흡수체의 유효원자번호가, 컴프턴 효과에서는 흡수체의 평균 전자밀도가 X선 감쇠를 결정한다. 즉, 저관전압 영역에서는 피검체 물질의 유효원자번호가 X선 흡수에 크게 영향을 미치지만, 고전압(100 kV_p 이상)이 되면 피사체의 밀도(g/cm^3)의 영향이 증가한다.

인체는 X선 흡수 능력에 따라 공기(폐, 장관의 가스, air density), 지방(fat density), 물(실제 장기, water density), 뼈(bone density) 그리고 금속(조영제, 의치 등, metalic density)의 5종류로 나누어 생각할 수 있으며, 검사 부위와 진단 목적에 따라 적절한 관전압의 선택이 필요하다.

2) 영상으로 변환

과거에는 인체를 투과한 X선을 영상으로 만드는 데는 주로 필름과 형광증배관이 이용되었으며, 전자를 X선 촬영이라 하고, 후자는 X선 투시라고 한다. 필름을 사용한 기록은 해상력이 우수하고 반영구적으로 영상 보존이 가능하다. 투시에서는 움직이는 장기의 형태나 연속적인 관찰에는 우수한 성능을 발휘하나 영상을 보존하기 위해 투시 중 X선 촬영을 별도로 실시하여야 한다. 최근에는 디지털 X선 영상장치가 보급되면서 필름 영상 대신 디지털 X선 영상으로 대부분 대체되었다.

X선 영상을 형성하는 여러 방법을 그림 4-7에 나타내었다. 필름에 기록하는 경우도 일반적으로 X선을

표 4-1 | 인체 조직별 물리적 특성

	밀도 (g/cm^3)	유효원자번호(Z_{eff})	단위질량당전자수 (g^{-1})
지방	0.916	5.92	3.48×10^{23}
근육	1.00	7.42	3.36×10^{23}
물	1.00	7.42	3.34×10^{23}
공기	0.001293	7.64	3.01×10^{23}
뼈	1.85	13.8	3.00×10^{23}

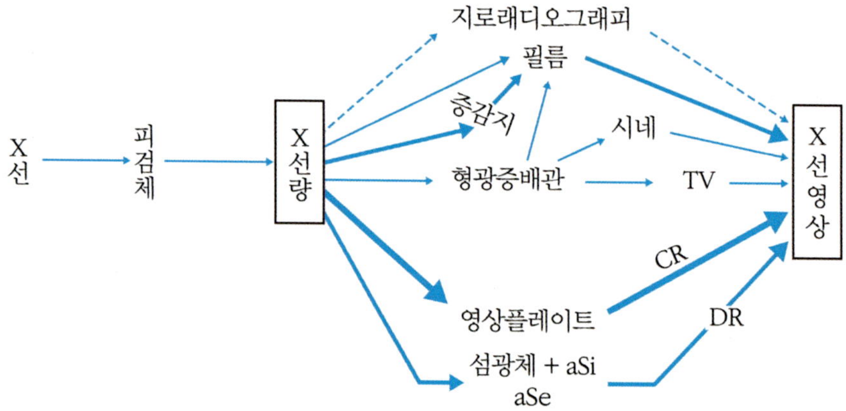

그림 4-7 X선 영상의 형성

직접 기록하는 것이 아니고 피사체를 투과한 X선을 증감지가 가시광선으로 변환하고 이때 발생한 가시광선을 필름에 기록하는 것이다.

디지털 X선 영상장치 중 CR(Computed Radiography)은 입사된 X선 정보를 저장하였다가 판독기에서 레이저를 주사하여 가시광선을 발생시키고, 발생된 가시광선을 디지털화하여 영상을 구현한다. CR은 필름 대신 영상판(imaging plate, IP)를 사용한다. 한편 간접 및 직접 DR(Digital Radiography) 장치는 X선 정보를 반도체 검출기를 활용하여 각 화소에 입사되는 전기적 신호를 측정하여 영상화한다. 디지털 X선 영상에 대해서는 4장 3절에서 설명한다.

3) 방사선 영상

X선 빔에 수직한 평면에 투과된 X선 광자의 공간적인 분포를 방사선 영상(X선 영상)이라 한다. 이 방사선 영상이 가지고 있는 최대 정보량이 영상의 화질을 결정하며, 여기에는 X선 광자와 피사체의 반응성, 방사선 영상을 형성하는 X선 광자의 통계적 요동의 두 인자가 작용한다.

4) 임상의학과 X선 진단

형태학적 검사법으로 X선 진단이 현 시점에서 가장 일반적으로 이용되는 정밀한 방법이라 할 수 있다. 그러나 하나의 병태를 찾아 이것을 치료하는 과정에서 이용할 수 있는 수단은 여러 가지가 있다. 항상 환자 입장에서 능률적이고, 필요 충분한 검사를 실시하여 올바른 형태를 파악하려는 노력이 필요하다. 이를 위해서 각 검사법의 장단점을 잘 파악하여 보다 간편하고 안전하여 환자에게 피해를 주지 않는 검사를 우선으로 하며, 더 많은 정보가 필요할 경우 보다 고도의 위험성이 따르는 검사를 수행할 필요가 있다.

많은 X선 검사는 비침습적이며, 위험성이 적으나 방사선 피폭으로 인한 장해 발생 가능성을 완전히 무시할 수는 없기 때문에 장해 발생가능성을 가능한 적게 하면서 X선 진단에서 얻어질 유용한 정보를 많게 하여 보다 정확히 진료에 반영시킬 수 있도록 노력하여야 한다.

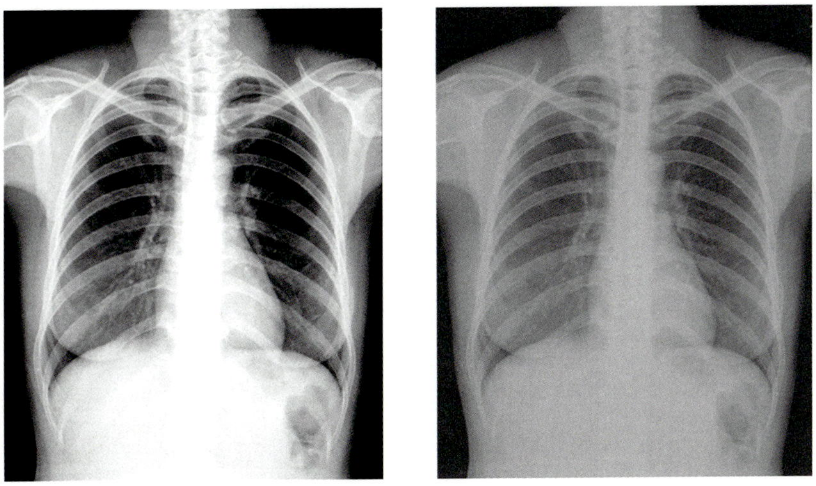

(a) 고대조도 영상 (b) 저대조도 영상

그림 4-8 대조도에 따른 흉부 X선 영상

5) 대조도

필름에서 입사방사선(I_0)과 투과방사선(I_t) 비의 로그값을 흑화도(D)라 하며, 두 점에 있어서 흑화도의 차이를 대조도(contrast)라고 한다. 대조도가 크다는 것은 흑과 백의 차이 비율이 크다는 것을 말하여, 영상에 있어서 농도차이가 명확히 나타나 영상이 뚜렷이 잘 볼 수 있다는 것을 의미한다(그림 4-8).

〈흑화도 density(농도)〉 $D = \log\frac{I_0}{I_t}$

〈대조도〉 $D_1 - D_2 = \log\frac{I_2}{I_t}$

대조도에 영향을 미치는 인자들은 다음과 같다.

(1) X선 에너지(관전압)

X선은 파장의 3승에 비례하여(에너지의 3승에 반비례) 물질에 흡수되므로 장파장의 X선(저에너지 X선)일수록 대조도가 우수할 수 있다. 하지만, 장파장의 경우 에너지가 낮아서 대부분 피사체에 흡수되기 때문에 충분히 필름에 도달하지 않아서 적정 노출을 얻는데 많은 선량을 필요로 할 뿐 아니라 촬영에 장시간을 요구되므로 환자의 피폭선량을 증가시킨다. 반면 단파장 X선(고에너지 X선)에서는 상대적으로 대조도가 다소 낮지만 투과 X선의 양이 증가하고 흡수가 감소되어 환자 피폭선량을 경감할 수 있다.

(2) 산란선

산란선(scattering ray)은 단파장의 X선에서 많이 발생하며, 산란선이 증가할수록 대조도가 저하된다. X선 촬영장치에서는 산란선을 억제하여 X선 영상의 대조도를 높이기 위하여 그리드를 사용한다(그림 4-9).

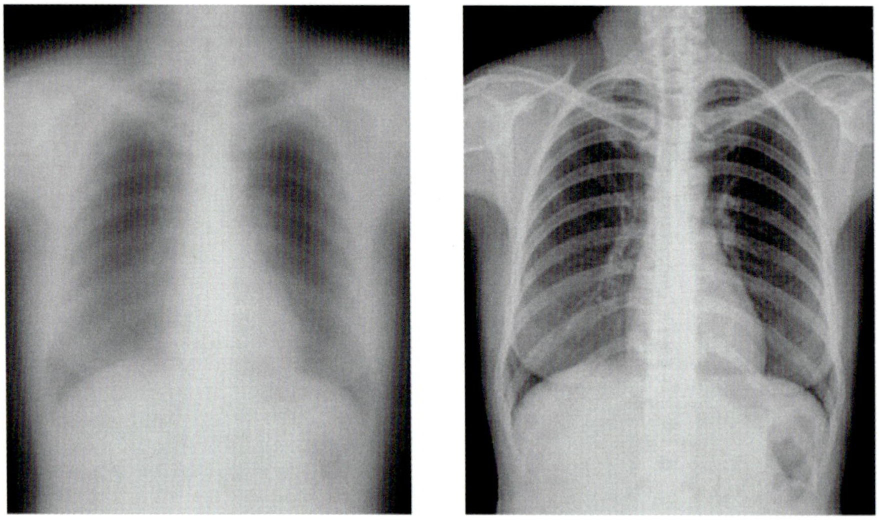

(a) 사용전 (b) 사용후

그림 4-9 그리드 사용 전과 후 흉부 X선 영상의 대조도 차이

(3) 현상조작

과거 필름을 장시간 고온 현상할 때 흐림이 증대하거나, 비적정 현상으로 대조도가 저하되는 경우가 있었다.

(4) 증감지

증감지는 X선을 가시광선으로 변환하는 장치로서 X선 필름에 대해 증폭기의 역할을 하며, 환자의 피폭선량을 경감시키고, X선 발생장치의 부하를 줄여줄 뿐 아니라 증감지 사용으로 대조도가 증가한다.

(5) 필름

필름 유제 중의 할로겐화은의 함유량은 물론 은 입자의 성질, 기타 요인들이 복합적으로 영상획득시 작용하나 일반적인 촬영에서는 대조도에 큰 영향을 주지 않는다.

6) 선예도

선예도(sharpness)는 진료시 질환이 의심되는 부분에서 흑화도의 변화율로서, 급격하게 흑화도가 변하면 X선 영상의 윤곽은 명확하게 되며(선예도는 높다), 반대로 완만하게 변하면 명료하지 않게 된다(선예도는 낮다). 선예도가 높을수록 세밀한 진단이 가능하다(그림 4-10).

선예도의 반대 상태를 불선예도(unsharpness)라고 하며, X선 사진이 형성되기까지의 여러 요인에 의해 결정된다. 이들은 X선 광자 발생의 통계적인 오차라는 본질적인 해상력의 제약에 비하여 변동이 크며, 다음 요소로 구분할 수 있다.

① 기하학적 불선예도(geometric unsharpness 또는 반음영, penumbra)

X선의 초점은 점이 아니라 일정 면적을 가지기 때문에 본음영 주위에 반음영이 형성된다.

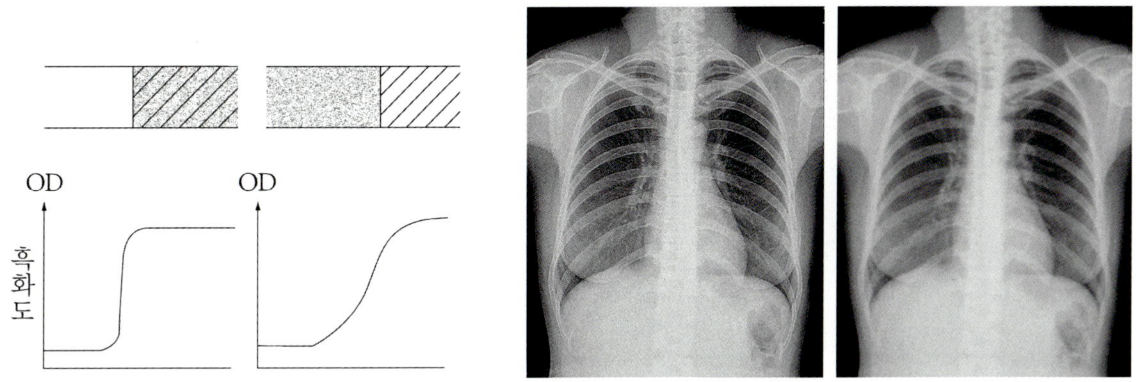

(a) 고선예도영상 (b) 저선예도영상

그림 4-10 선예도와 X선 영상

② 운동 불선예도(motion unsharpness)

초점 및 피사체의 움직임으로 인해 선명하지 않은 음영이 발생한다.

③ 스크린 불선예도(screen unsharpness)

증감지, 필름, 형광판, 형광증배관 및 그리드 등을 이용하면 입사 X선과 1 : 1로 대응하지 않기 때문에 선명하지 않은 영상이 발생한다.

선예도를 높이기 위해서는 작은 초점(F), 촬영시간 단축, 초점–피사체 간 거리(D)의 증대, 필름–피사체간 거리(d)의 단축 그리고 적절한 증감지 및 필름의 선택이 필요하며, 이 요소들은 검사 목적과 부위에 따라 서로 연관되어 있기 때문에 상황에 따라 최대한의 선예도를 얻을 수 있도록 적정한 선택이 요구된다.

(1) 기하학적 불선예도와 운동에 의한 불선예도

$$U_F = F \times \frac{d}{D} \qquad U_{m_o} = \Delta m_o \times \frac{D+d}{D} \qquad U_{m_F} = \Delta m_F \times \frac{d}{D}$$

$$\Delta m_o = \Delta m_F v \qquad \frac{U_{m_o}}{U_{m_F}} = \frac{D}{d} + 1$$

D 〉 d의 피사체 운동의 영향은 X선관의 움직임에 비하여 크다. 초점을 1 mm 작게 하더라도 이 때문에 촬영시간이 길어져 피사체가 $\frac{d}{D+d}$ mm 움직이면 의미가 없어진다. 즉, 촬영시간의 단축은 움직임이 있는 피사체일 때 가장 중요하다(표 4–2).

(2) 불선예도의 구체적인 예

불선예도가 낮을수록 해상력이 높아지고, 양호한 사진이라 할 수 있다. 스크린 불선예도는 종합 불선예도의 약 절반을 차지하고, 필름 불선예도는 전체 불선예도의 10% 또는 그 이하이며, 초점–필름간 거리가 짧을 때는 작은 초점이 중요하지만, 피사체가 1 mm라도 움직이면 종합 불선예도를 초과한다는 것 등을 알 수

표 4-2 | 불선예도의 구체적인 예

검사 부위	초점 크기 F (cm)	초점피사체 간 거리 D (중심선상) (cm)	피사체스크린 간 거리 d (중심선상) (cm)	사용 스크린	사용필름	기하학적 불선예도 $U_F = F \times d/D$ (mm)	스크린 불선예도 (mm)	필름 불선예도 (mm)	종합 불선예도 (mm)
손	0.1	92	2	무	표준감도	0.02	0.00	0.07	0.09
흉부	0.2	185	15	중감도	표준감도	0.15	0.25	0.04	0.44
복부	0.2	85	15	중감도	표준감도	0.35	0.25	0.04	0.64

있다(표 4-2).

7) 산란선

산란선(scattering ray)이란 X선과 물질이 상호 반응하여 파장이 변화하거나(컴프턴 산란), 파장은 변하지 않아도 진행 방향이 변한 경우(톰슨산란)의 X선을 말한다.

산란선은 X선 영상의 노이즈(유용한 정보를 전달하지 않는 신호)의 대부분을 차지한다. X선속의 감쇠는 대부분 흡수와 산란에 의해 발생하며, 감쇠의 차이를 파악하여 영상으로 표현하는 것이 X선 영상이고, 피사체에 X선을 조사했을 때는 필연적으로 나타나는 결과이다. 그러나 진단 영역에서는 1차 X선만이 유용한 영상 정보를 제공하기 때문에 가능한 산란선을 제거하여야 한다. 그림 4-11은 X선의 관전압과 피사체, 조사야의 크기에 따라 산란선 발생에 미치는 영향을 보여주고 있다.

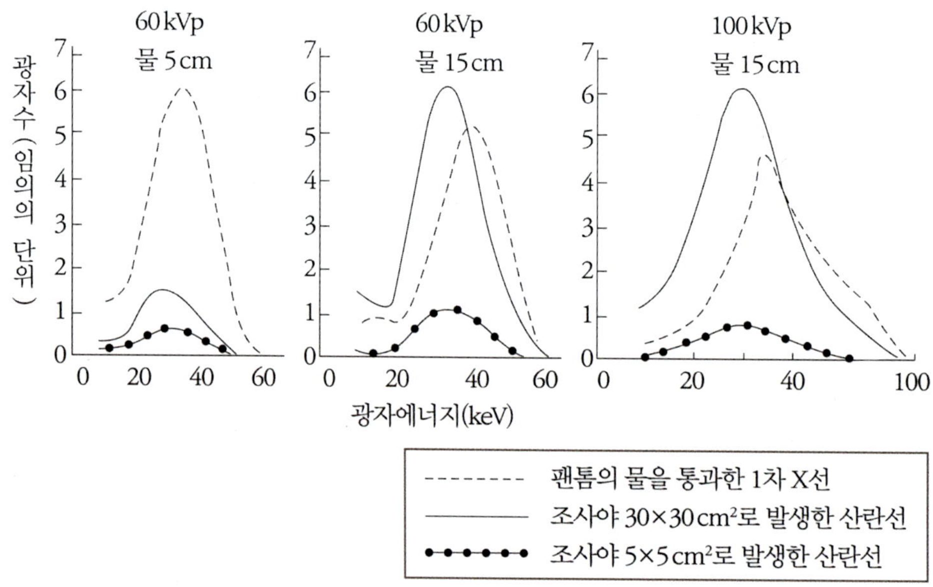

그림 4-11 산란선에 관계하는 여러 인자

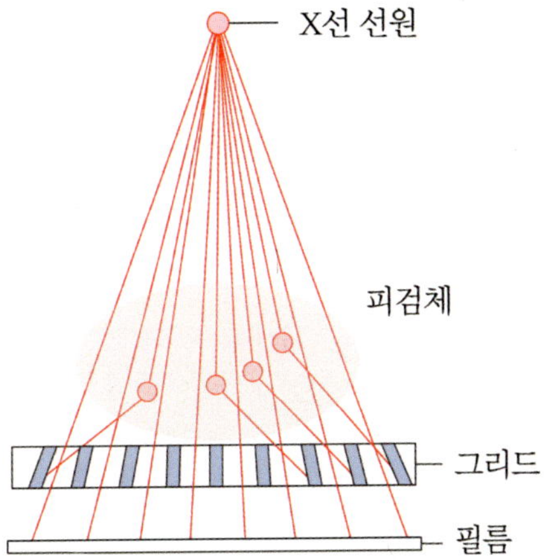

그림 4-12 산란선과 그리드

산란선 발생에 영향을 미치는 인자는 다음과 같다.

① 입사 X선 에너지가 높을수록 많이 발생한다(컴프턴산란).
② 조사야 면적이 넓을수록 또 같은 면적에서 원에 가까울수록 많이 발생한다.
③ 피사체의 두께가 두꺼울수록 많이 발생한다.
④ 필름 피사체간의 거리가 가까울수록 많이 발생한다.

산란선 제거 장치로는 조리개, 그리드, 원통형 콘(cylinder cone) 등이 이용되며, 필름-피사체간 거리를 연장시켜 산란선의 영향을 줄일 수 있다(Groedel 효과), 한편 불필요한 대조사야 촬영을 피하는 것은 진단에 있어서 뿐만 아니라 환자의 피폭선량 관리의 관점에서도 중요하다. 그림 4-12는 그리드에 의해 산란선이 제거되는 원리를 보여주고 있다(그림 4-9 참조).

8) 증감지

증감지(intensifying screen)란 형광작용을 가진 물질을 얇게 도포한 막이다. X선 에너지를 흡수하여 형광을 발생하며(그림 1-6 참조), 이 형광이 필름을 감광시킴으로써 직접 필름에 X선을 조사한 경우에 비하여 효율을 올릴 수 있다. 촬영시간의 단축, 콘트라스트의 증대, 피폭선량의 감소 등 장점이 있으나, 선예도가 저하되는 단점이 있다. 증감지는 X선 필름에서 대조도 향상 및 선량 경감에 중요한 역할을 하였지만, 최근 디지털 X선 영상장치를 사용함에 따라 현재는 거의 사용되지 않고 있다.

(1) 구조

형광물질로 텅스텐산칼슘(발광 스펙트럼 4,300Å), 황산바륨·납(발광 스펙트럼 3,800Å, 고관전압용) 등이 그림 4-13과 같이 도포되어 있으며, 피폭선량 경감을 위해 증감제로 희토류 형광체가 많이 이용되고 있다.

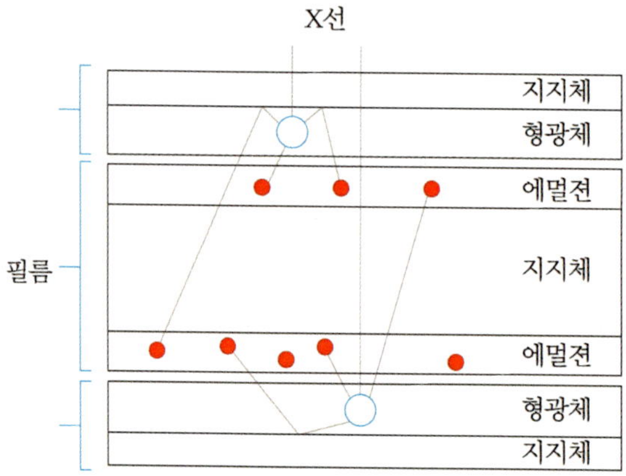

그림 4-13 증감지의 구조

(2) 사용방법

일반적으로 2매 1조로 사용하며, 필름 면에 형광체 입자가 향하도록 카세트에 부착한다.

(3) 증감계수(intensification factor)

같은 조건하에서 증감지의 사용 유무로 같은 흑화도를 얻는데 필요한 촬영시간의 비를 증감계수라 하며, 증감지의 성능 표시에 이용된다.

$$f = \frac{t_o}{t}$$

여기서 t_0는 증감지를 사용하지 않았을 때 조사시간, t는 증감지를 사용했을 때 조사 시간을 나타내며, 증감계수가 높을수록 감도가 좋으며, 일반적으로 40~50이다.

고관전압 X선일수록 다량의 형광이 발생하기 때문에 같은 증감지라도 증감계수는 높아진다. 그러나 X선에 의해 피사체에서 발생하는 산란선도 증가하므로 결과적으로 고관전압에서는 대조도의 저하가 초래된다.

(4) 증감지의 분류

증감지의 사용은 감도의 상승과 선예도의 저하를 초래하기 때문에 촬영목적에 따라 적당한 증감지를 선택하여야 한다.

(5) 증감지와 선예도

선예도를 향상시키기 위해서는 먼저 형광체의 입자 크기가 작은 것을 이용하고(필름의 할로겐화은에 비하여 상당히 크다), 형광체 층을 얇게 하며, 지지체에서의 반사를 줄이고, 보호막을 얇게 하는 등이 필요하지만, 이는 감도를 저하시키는 원인이 된다.

표 4-3 | 증감지의 분류

항목 \ 명칭	고선예도 증감지	일반 증감지	고감도 증감지
감 도 비	100	200	300
증 감 율	20	40	60
선 예 도 비	100	84	66
해상력(lp/mm)	10~12	8	6
농도 1.0을 얻는 mAs	13.5	6.8	6.5

cf. non 스크린: 405 mAs

(6) 필름 감도와 증감지

증감지 사용시 필름(스크린형 필름)의 흑화는 대부분(98%) 증감지에서 발생한 형광에 의해 이루어지므로 필름의 감색성은 증감지 형광물질의 발광스펙트럼과 일치하도록 선택되고 있다.

(7) 발광 스크린

X선을 가시광선으로 변화시키는 발광스크린(luminescent screen)에는 형광판과 증감지가 있으며, 형광체가 갖추어야 할 성질에는 높은 흡수계수(큰 유효원자번호), 높은 변환효율, 투과성, 저 굴절률은 물론 안정되고, 가격이 저렴하고, 가공이 용이하여야 한다.

9) 그리드(격자)

그리드(grid)란 그림 4-12와 같이 진단 가치가 우수한 영상 형성에 이용되는 1차 X선은 최대한 통과시키고, 대조도를 저하시키는 요인인 2차 산란선은 가급적 제거하여 대조도를 개선할 목적으로 피사체와 필름 사이에 설치하는 X선 촬영보조 장치로서 보통 얇은 금속판을 X선 투사방향과 일치시켜 배열한다.

피사체의 두께가 두껍고, 촬영이 고관전압으로 시행될수록 산란선의 발생이 많아지게 되므로 그리드가 필요하게 된다.

(사용 예) 흉부 고관전압촬영, 복부 단순촬영, 소화관 조영촬영 등

(비사용 예) 저관전압 X선 촬영 및 손, 발 촬영 등

(1) 분류

그리드는 촬영시 이동의 유무에 따라 정지형과 이동형으로 분류되며, 그리드의 금속판 배열 방향에 따라 평행그리드, 집속그리드 그리고 교차형그리드로 구분하기도 한다.

(2) 구조

그리드는 그림 4-14와 같이 대부분 납 금속판과 지지물로 되어 있으며, 지지물의 재료에는 알루미늄 또

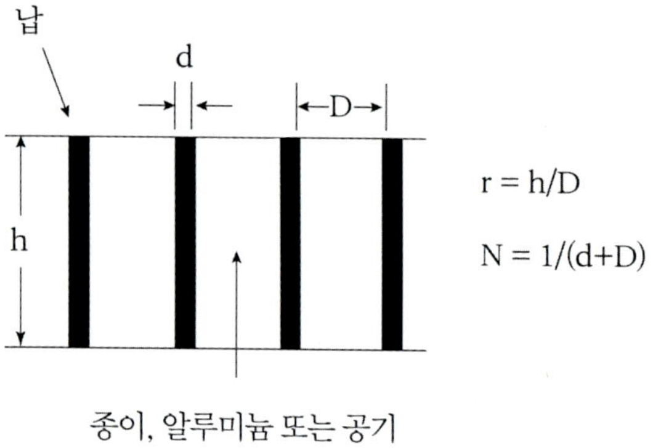

(a) 그리드의 구조

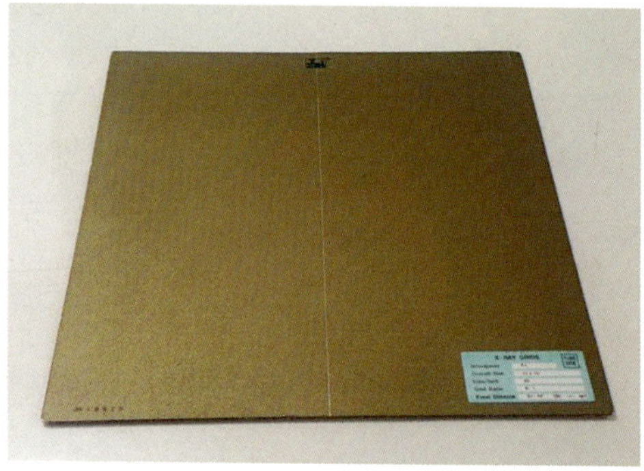
(b) 그리드

그림 4-14 그리드의 구조

는 플라스틱 등이 이용된다.

(3) 성능

① 그리드 비(grid ratio) – 일반적으로 4 ~ 16

$$r = \frac{h}{D}$$

여기서, 그림 4-14에서 보는 바와 같이 D는 얇은 납판의 간격, h는 얇은 납판의 높이 그리고 d는 얇은 납의 두께를 나타낸다.

② 대조도 개선 계수(일반적으로 2~4)

$$K = \frac{T_P}{T_t}$$

여기서 T_P는 1차선의 그리드 투과율, T_t는 1차선 + 산란선의 그리드 투과율을 나타내며, 그리드의 유무에 의한 X선의 대조도의 비를 말한다.

③ 그리드 효율(일반적으로 30~60%)

$$E = \frac{b}{a}$$

여기서, a는 1차 X선의 투과율, b는 산란선의 투과율을 나타낸다.

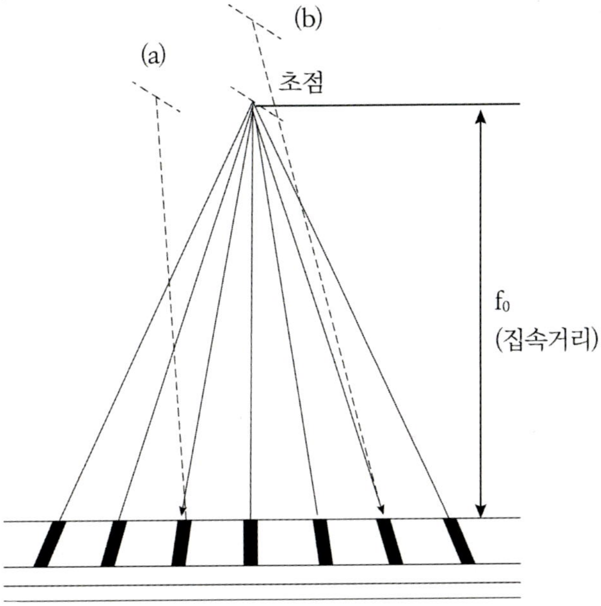

그림 4-15 초점-그리드 간의 중심변위

(4) 초점-그리드 간의 중심변위

① 측방 중심 변위(각도 오차)

② 거리 중심 변위(중심 오차)

주로 사용되는 집속형 그리드는 고유 집속거리(f: 65 cm, 100 cm)를 가지고 있으므로 초점-필름 간의 거리가 여기에서 벗어났을 때는 중심이 변위되어 그림 4-15에서 보는 바와 같이 그리드에 1차 X선이 많이 흡수되어 영상의 화질이 악화되며, 이러한 현상은 그리드 비가 클수록 크게 나타난다. 이동 그리드에서는 그리드의 눈금은 없어지지만, 배치된 금속판과 직각 방향으로 운동시키므로 필연적으로 측방 중심변위가 되어 20% 이내의 1차선 투과 감소가 일어나며, 테이블 간의 간격으로 인해 영상이 확대되어 나타난다.

10) X선 필름

(1) 용도와 종류

필름은 X선의 감광작용을 이용하여 피사체를 투과한 X선 정보를 영상화하는 장치(그림 1-6 참조)로 과거 아날로그 방식의 X선 진단에서 매우 중요한 역할을 하였다. 하지만 최근 X선 영상의 디지털화되어감에 따라 현재는 거의 사용되지 않는다. 필름의 종류는 표 4-4와 같다.

(2) 구조

① 유제: 할로겐화 은(브롬화 은을 주 재료로 요오드화 은을 소량 섞는다)을 베이스 양면에 도포한다.

② 베이스: 폴리에스텔 또는 초산 셀룰로이즈를 사용하며, 불연성이고 투명하여야 한다(약간 착색되어 있다).

표 4-4 | X선 필름의 종류

구 분		용 도	비 고
직접용	Screen type	일반적으로 사용	유제 중의 할로겐화 은 (약 2 mg/cm^2)
	Nonscreen type	연선촬영	유제의 두께가 두껍다(7 mg/cm^2)
간접용		흉부 등의 간접촬영	족부는 길고, 저 농도부의 대조도가 좋지 않다. 직선부가 넓다.

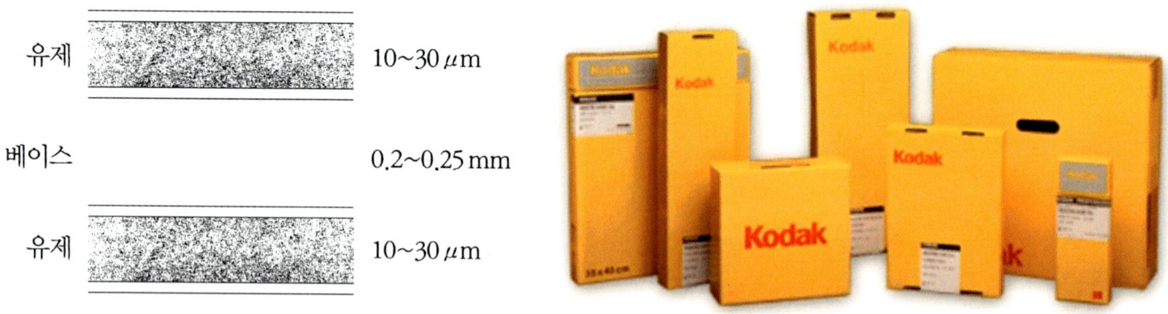
유제
10~30μm
베이스
0.2~0.25 mm
유제
10~30μm
Kodak

그림 4-16 X선 필름

(3) 특징

감마치가 크고, 적정 노출 영역이 크며(관용도 latitude가 크다), 형광 또는 X선(nonscreen 필름의 경우)에 대하여 감도가 높다.

(4) 취급상 주의

X선 필름의 보존 시에는 고온, 방사선, 압력 및 유해가스를 피해야 하며, 유효기간을 지키고, 개봉 후에는 습기(70% 이상)를 피해야 한다. 운반은 조심스럽게 하고, 암실에서는 지정된 안전광을 이용하며, 지문이 묻거나, 구부려 접지 않음은 물론 정전기가 일어나지 않도록 주의하여야 한다.

(5) 필름의 크기와 명칭

필름은 미립자, 고대조도 그리고 고감도 등이 있으며, 용도에 따라 크기와 특성이 적절한 필름을 선택하여야 한다(표 4-5).

(6) 필름의 특성곡선

필름의 성질은 노출에 대한 필름 농도로 표현된다. 세로축에 필름의 농도, 가로축에 상대적 노광량을 로그값으로 표시한 곡선을 필름의 특성곡선(characteristic curve of film, 흑화도 곡선, 감도측정곡선 또는 H–D곡선)이라 부른다.

표 4-5 | X선 필름의 명칭과 크기

명　칭	크 기 (인치)
반절	14 × 17 (35.4 × 43.0 cm)
대각	14 × 14 (35.4 × 35.4 cm)
대4절(대륙)	11 × 14 (27.9 × 35.4 cm)
4절	10 × 12 (25.2 × 30.0 cm)
6절	8 × 10 (20.1 × 25.2 cm)
8절	$6\frac{1}{2} \times 8\frac{1}{2}$ (16.4 × 21.4 cm)

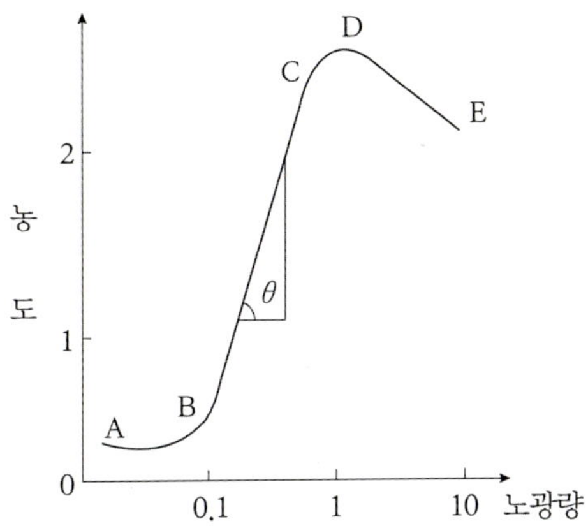

그림 4-17 필름의 특성 곡선

A – B …… 족부(toe part): 베이스 농도 + 포그(fog)

B – C …… 직선부(straight part): 촬영에 사용되는 부분으로 직선부 경사의 기울기를 감마치(γ)라고 하며, 대조도에 영향을 미친다. X선 필름은 0.5~2.5범위이다.

C – D …… 어깨부(shoulder part)

D – E …… 반전부(solarization part): 선량이 많을수록 흑화도가 감소하며, X선 사진의 복사에 사용되는 복사용 필름은 이 특성을 이용한 것이다.

X선 진단에서는 농도(optical density) 0.25~2를 이용하고 있지만, 강한 빛을 이용하여 필름을 관찰하면 농도 3 정도까지는 식별된다. 과노출 필름은 검게 보여도 강한 빛을 이용하면 이 정도 농도 차이를 식별할 수 있다. 그러나 저노출 필름에는 필요한 정보가 포함되지 않는다. 즉, 촬영조건을 정확히 파악할 수 없을 때는 약간 과노출(over-exposure) 하는 것이 저노출(under-exposure) 경우보다 진단에 유용한 정보를 얻을 수 있다.

(7) 카세트

카세트(cassette)는 스크린형 필름을 넣어서 사용하는 기구(그림 1-16)로, 내면에는 증감지가 전·후면에 붙어 있다. 차광이 완전하며, 필름의 교환이 쉽고, 단단하고, 가벼우며, 그다지 두껍지 않은 등의 조건이 요구된다. 카세트는 앞뒤가 있으므로 평편한 면이 피검체를 향하게 하여 사용한다. 한편 특수한 목적의 카세트는 곡면을 이룬 것도 있다.

(8) 흔히 볼 수 있는 필름사고

① 노광: 카세트를 잘못 닫았거나 기타 현상과정 전에 노광이 되면 필름 끝에서부터 검게 감광된다.

② 방전: 겨울처럼 건조할 때 필름 취급에서 정전기가 발생하여 번개 또는 나무가지형의 무늬가 생긴다.

③ 지문, 기타 오염: 오염된 손으로 취급하면 그 부분이 검어지거나 하얗게 되는 경우가 있다.

④ 증감지의 오염, 흠: 그 부분은 빛이 필름에 들어가는 것을 방해받아 하얗게 된다.

⑤ 현상불량: 수동 현상에서는 여러 가지 사고가 발생할 수 있으며, 현상 시간이 너무 짧으면 흑화도가 부족하게 되고, 시간이 너무 길면 전체적으로 포그가 발생한다. 정착 및 수세부족의 경우에는 보관 중에 변색되는 수가 많다. 한편 자동 현상기에서는 기계적인 손상은 물론 정착·현상액의 고갈, 물의 부족, 온도 부적정 등에 의해 현상 불량이 발생될 수 있다.

⑥ 밀착불량: 카세트 내에서 필름이 증감지에 밀착되지 않으면 떨어진 부분의 선예도가 저하한다.

11) X선 사진의 현상

촬영한 X선 필름을 가시 영상으로 바꾸는 일련의 작업을 넓은 의미로 현상(film processing)이라 하며, 보통 사진의 현상과 같다. 넓은 의미의 현상은 다시 좁은 의미의 현상과 중간수세, 정착, 수세 그리고 건조로 구분할 수 있다.

(1) 현상

감광된 할로겐화은을 금속은으로 환원한다. 메톨, 하이드로퀴논, 페니돈 등의 환원제가 주 재료이고, 기타 보항제, 촉진제, 억제제 등이 적당하게 배합되어 있다.

(2) 중간수제

물 또는 산성액을 이용하여 현상작용을 정지시킨다.

(3) 정착

현상 과정에서 금속 이온으로 환원되지 않고 남은 할로겐화은을 용해시킨다. 티오황산나트륨(하이포), 티오황산암모늄을 주 약제로 보항제, 경막제 등이 첨가된다.

(4) 자동현상기

앞에서 설명한 일련의 현상과정은 과거부터 이미 수작업으로 시행되어 왔기 때문에 현상 온도, 현상시간,

교반, 현상 및 정착액의 피로를 비롯하여 여러 인자가 일정하지 않으므로 항상 같은 조건하에서 시행하는 것이 곤란하였다. 이들 조작을 자동적으로 실시하는 자동현상기(automatic processor)가 보급되어 일정한 조건에서 신속(90초 이하)하게 필름의 현상처리가 가능하게 되었다. 그러나 기계적인 상처 등이 발생할 수 있는 단점도 있다.

4.3 디지털 방사선영상

20세기 후반 컴퓨터와 과학기술의 발전으로 과거 필름에 의존하던 X선 영상의 디지털화가 이루어졌다. CR(computed radiography)과 DR(digital radiography)이 디지털 X선 영상장치의 대표 시스템이며, 4장 9절 언급할 PACS(picture archiving and communication system)의 보급과 더불어 현재는 디지털 X선 영상이 일반적으로 사용하고 있다. 디지털영상은 아날로그 영상에 비하여 계측의 정확성이 높을 뿐만 아니라 영상처리나 영상의 전달 및 보존에 있어서 여러가지 우수한 장점을 가지고 있다.

1) CR

X선 필름 대신 광자극발광(photostimulated luminescence, PSL) 형광체가 도포된 영상판(imaging plate, IP)을 사용하여 디지털 X선 영상을 획득하는 장치로 1980년대 후지필름(Fujifilm)사에서 처음 개발되었다. 영상판에 X선을 조사한 후 판독기에서 레이저광으로 주사하여 형광체에서 나오는 빛을 측정하여 영상화함으로써 디지털 영상 획득이 가능하고 필름에 비하여 X선에 대한 감도가 우수하고 재사용이 가능하며, 디지털 영상처리를 통하여 영상을 개선할 수 있는 장점이 있다.

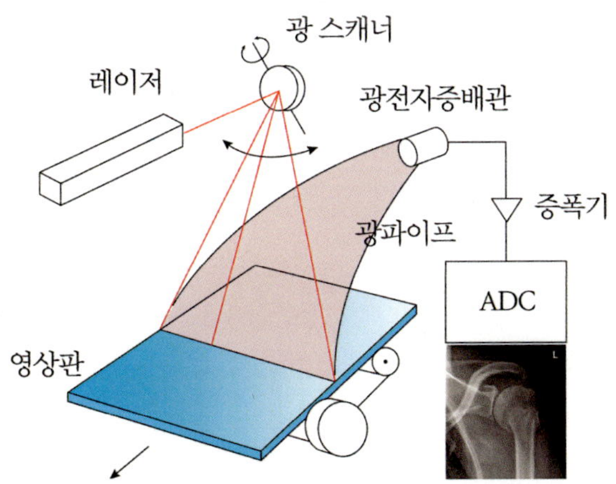

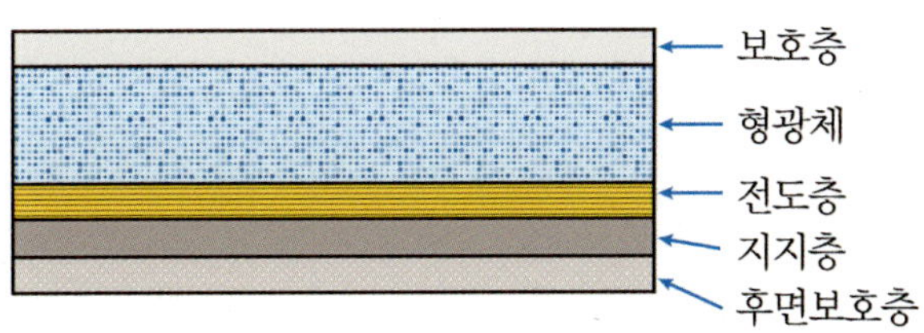

그림 4-18 광자극발광 현상과 영상판

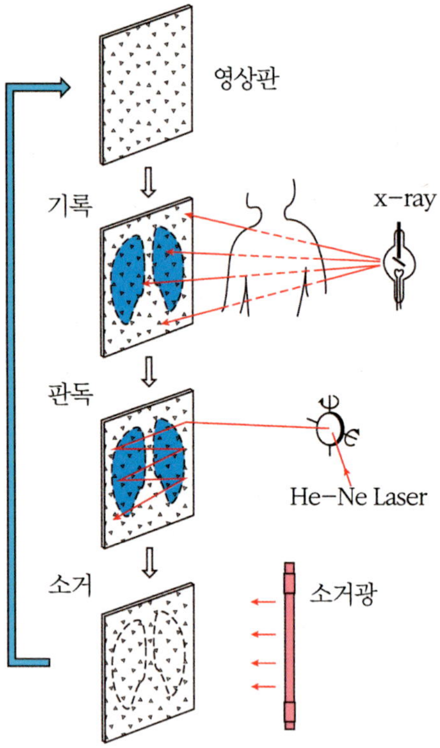

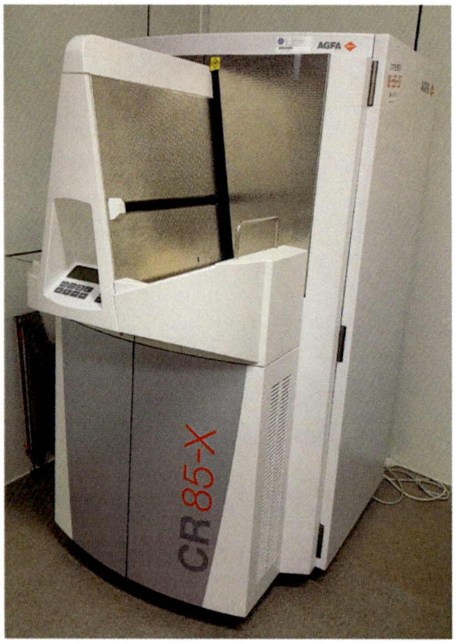

그림 4-19 CR 판독 원리와 판독기

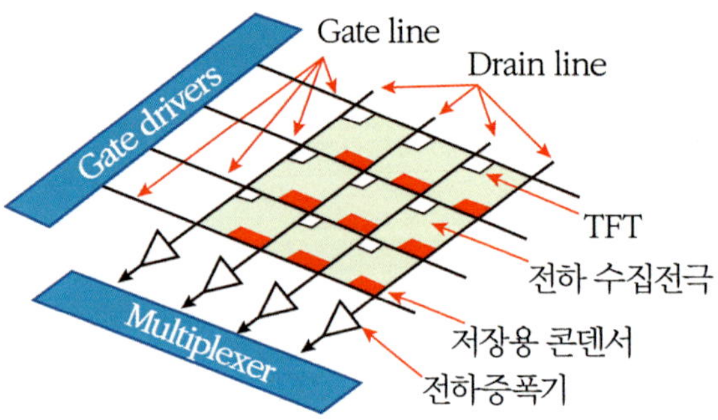

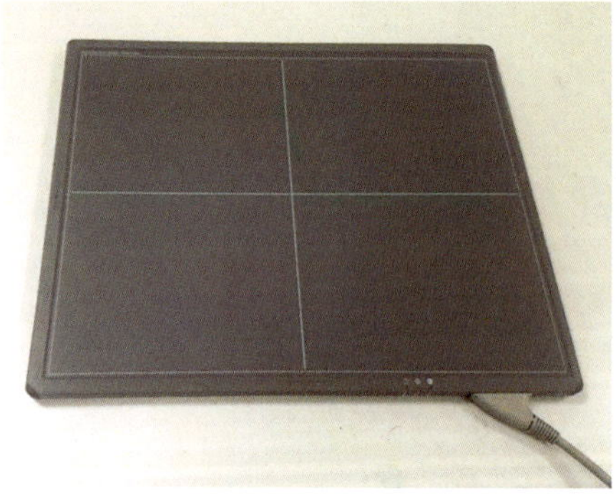

그림 4-20 DR 장치의 개념도와 평판 판넬형 DR 검출기

2) DR

전자공학의 발전과 더불어 카메라에서 디지털 카메라로 발전하였듯이, X선 영상장치도 반도체 기술의 발전과 더불어 기존 필름이나 영상판이 현상이나 판독 과정을 거쳐야만 X선 영상을 획득할 수 있던 것에 비하여 직접 X선의 양을 측정할 수 있는 반도체 소자를 배열하여 실시간으로 디지털 X선 영상을 획득할 수 있다. 이를 디지털방사선영상(digital radiography)이라고 하며, 그림 4-20은 DR용 평판형 판넬 반도체 영상장비의 개념도이다. 방사선 감지면(active matrix area)에 수천만 개의 반도체소자를 배열하고 각 소자에서 검출된 신호를 디지털화하여 디지털 X선 영상을 획득한다. DR에는 아몰퍼스 세레늄(a-Se) 반도체를 이용한 직접방식 DR과 CsI 섬광체와 아몰퍼스 실리콘(a-Si) 반도체를 이용한 간접방식 DR로 구분할 수 있으

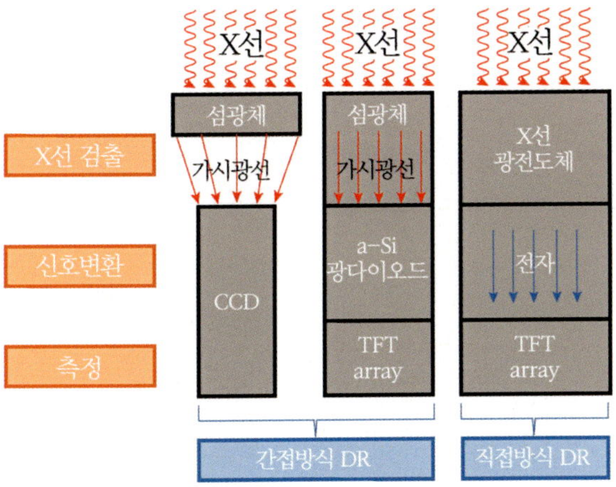

그림 4-21 간접방식 DR과 직접 방식 DR

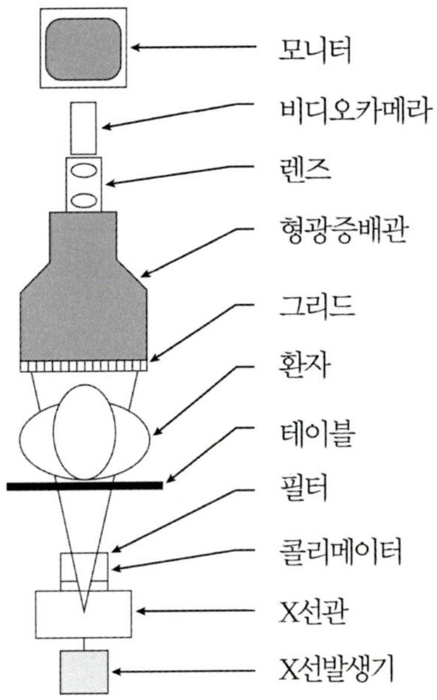

그림 4-22 X선 투시 촬영장치의 개념도

며, 현재 수명과 동작안정성 등을 감안하여 간접 방식의 DR을 더 선호하는 편이다.

4.4 투시 영상 장치

X선 영상은 영상증배관(image intensifier tube, I.I. tube) 등에 의해 실시간으로 가시 영상으로 관찰할 수 있으며 이를 투시라 한다. 일반적인 장치는 투시검사 뿐 아니라 필요에 따라 촬영도 할 수 있게 되어 있다. 현재는 방사선 영상이 디지털화 되어 가면서 형광증배관 대신 평판 판넬 검출기를 이용한 투시 장치(digital fluoroscopy, DF)가 많이 사용되고 있다(그림 4-22).

1) 투시장치

투시장치는 투시부와 촬영부로 되어 있으며, 일반적으로 투시 테이블은 움직일 수 있을 뿐 아니라 X선관과 I.I 튜브(image intensifier tube)는 X선속이 I.I 튜브의 중심을 통과하도록 서로 마주본 위치를 유지하여 상하 좌우로 움직인다. 환자 테이블은 I.I 튜브와 관계없이 상하로 움직이며, 가변조리개에 의해 X선속의 크기가 바뀔 수 있다. 한편 I.I 튜브 측방에 카세트 장치부가 설치되며, 투시 중 수시로 X선 촬영이 가능하도록 되어 있다.

2) 투시의 적응 및 주의

투시검사는 흉부 및 소화기질환 등을 검사할 때 흔히 이용되며, 특히 호흡할 때 횡격막의 운동 상태 등을 관찰하여 유착의 유무를 조사하거나, 그림 4-23과 같이 위장운동을 검사하여 병변의 유무를 확인하는 등에 이용되며, 이를 임상검사에 이용하는 데 있어서 다음 사항을 주의해야 한다.

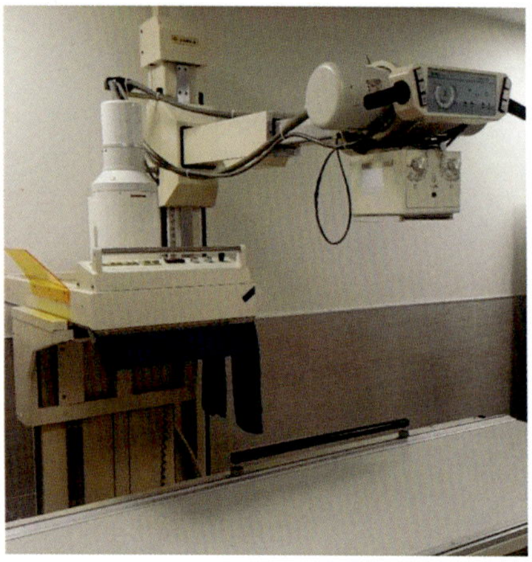

(a) X선 투시장치

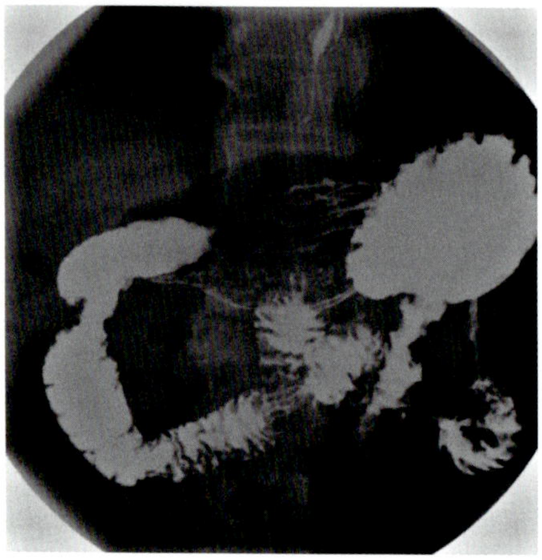

(b) X선 투시영상

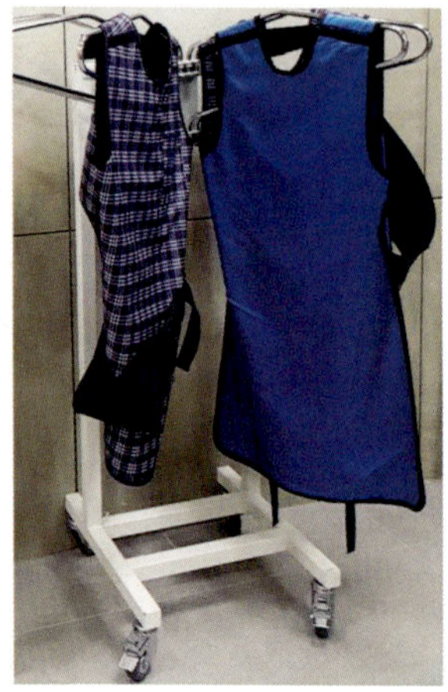

(c) 방어복

그림 4-23 X선 투시 촬영장치와 Upper gastrointestinal 영상

① 투시 시간의 단축: 불필요한 투시는 하지 않는다.

② 조리개의 활용: 산란선을 감소시킴으로써 투시 영상은 물론 X선 영상도 개선될 뿐 아니라 환자의 피폭 선량이 경감된다.

③ 투시 중 촬영: 투시 영상에 비해 촬영된 X선 영상의 해상력이 우수하므로 필요한 부위 또는 질병이 있을 것으로 의심스러운 부위를 투시로 결정하여 신속하게 촬영할 필요가 있으며, 이는 투시 영상에서는 숙련자라 하더라도 단시간에 많은 정보를 읽을 수 없기 때문이다.

④ 시술자의 피폭선량경감: 투시 중 절대로 직접 X선속 내에 시술자의 몸의 일부를 넣어서는 안된다(촉진할 때는 투시를 중단한다). 방사선 방어용 커텐은 물론 방어장갑, 방어복[그림 4-23(c)] 등 산란선에 대한 대책을 강구하여야 함은 물론 개인용 선량계를 반드시 착용하여 실제 피폭선량을 측정하여야 한다. 특히 투시 때에는 검사 방법에 따라 차이는 있으나 상당히 많은 선량의 피폭을 받을 수 있으므로 이에 대한 충분한 주의가 필요하다.

3) X선 영상증배관

X선 영상증배관(image intensifier tube, I.I. tube)은 일종의 진공관으로 X선이 입사형광면에 입사되면 광전효과에 의해서 방사선량에 비례하는 빛이 발생하고, 발생된 빛과 비례한 광전자가 발생한다(그림 4-24). 발생된 전자를 고전압으로 가속, 전자렌즈로 집광한 후 다시 출력 형광면에 입력시켜 보다 밝은 축소 영상을 얻는 장치이다. 5, 7, 9, 11, 13인치 등이 있으며, 크기가 작은 것일수록 해상력은 우수하지만 시야가 좁으므로 용도에 따라 선택하여 사용하여야 한다.

4) X선 텔레비전 장치

투시 영상(X선 영상증배관)을 텔레비전 촬상카메라로 포착하여 브라운관에 투영시키는 장치를 말한다.

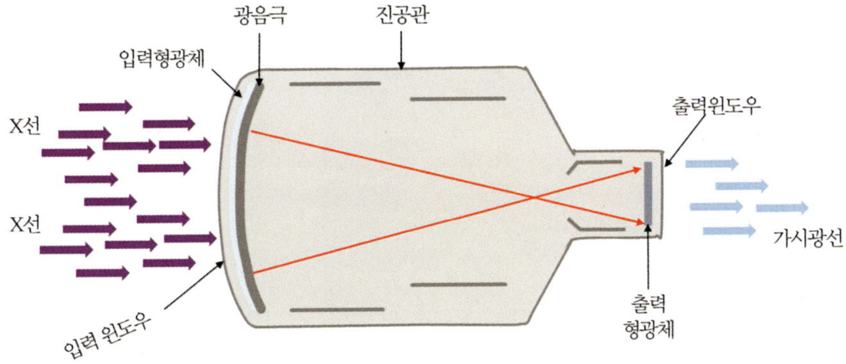

(a) 동작원리

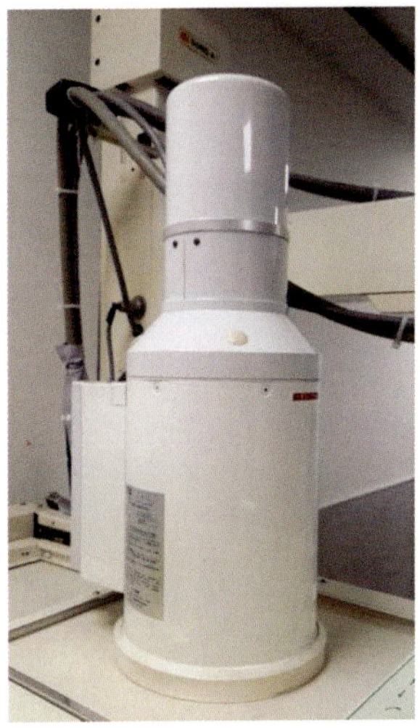

(b) 사진

그림 4-24 X선 영상증배관의 원리와 사진

4.5 촬영법

1) 조영제와 조영검사법

일반적인 X선 촬영(단순촬영)에서 X선 흡수차가 분리 불가능한 구조에 대하여 X선 흡수의 정도가 현저히 다른 물질을 외부에서 투여하면 이 구조를 분리 관찰할 수 있게 된다. 투여하는 물질을 조영제(contrast medium)라 말하고(그림 1-14), 이를 이용한 검사를 조영검사라고 부른다. 조영제는 연부조직보다 X선 흡수가 큰 양성 조영제(Ba, I)가 많이 이용되지만, 반대로 X선 흡수가 적은 음성 조영제(공기, 탄산가스)도 사용된다.

인체 구성물질을 X선의 흡수 측면에서 보면 필름/스크린법에서는 4~5종으로 나눌 수 있다. 그러나 인체 구성물의 대부분은 물이며, 허파와 뼈 등을 제외하면 단순촬영에서의 각 장기의 내부구조는 거의 구분되지 않는다. 소화관이나 혈관, 기관지와 같은 경우에 직접 그 내부에 조영제를 투여하여 그 형태를 관찰할 수 있고, 특정 장기로 배설되는 조영제인 경우에는 조영제를 이용하여 그 장기의 정보를 얻을 수 있다(배설성 요로조영, 담도조영 등).

(1) 조영제

조영제는 조영능이 우수하고, 인체에 해가 없으며, 체내에서 대사되지 않고 단시간에 배출되어야 한다.

① 종류

대표적인 양성 조영제인 바륨(Ba)과 요오드(I)는 방사선 진단영역에서 주로 이용되는 에너지의 X선을 높은 율로 광전흡수하므로 X선의 감쇠가 크고, 조영능이 우수하다(방사선 진단에 이용되는 X선의 평균에너지

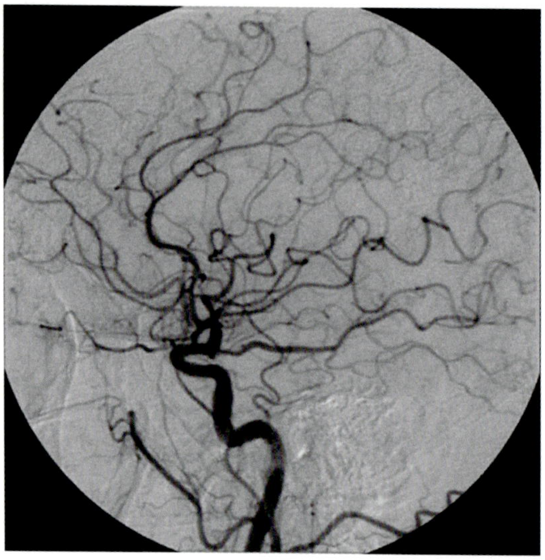

그림 4-25 뇌혈관 조영 검사

와 이들 원소의 가장 안쪽 궤도전자의 결합에너지가 거의 같다).

② 부작용

수용성 요오드 조영제는 환자에 따라 요오드 알레르기에 의해 죽음에 이르는 중대한 부작용이 발생하기도 한다(빈도는 약 40,000예에 1건). 따라서 수용성 요오드 조영제의 경정맥적(또는 경동맥적) 투여 전에는 1 ml의 조영제를 피하 또는 경정맥적으로 주입하는 요오드 부작용 검사를 실시할 필요가 있다. 그러나 경우에 따라 부작용 검사에 이용한 양에 의해서도 심한 부작용을 나타내기도 하며, 또한 부작용 검사에 이용한 양에서는 반응이 없더라도 대량 투여 후에 부작용이 발생하는 경우도 있으므로 주의가 필요하다.

③ 저삼투압 조영제

종래의 수용성 요오드 조영제는 요오드 Na염 등의 화합물이며, 용액 중에서는 이온이 되어 삼투압을 높으므로 조영제의 신경에 대한 자극작용이나 주입시 발열, 구토 등의 부작용이 나타나기도 하였다. 그러나 근래 비 이온 또는 반 이온성 요오드 조영제가 개발되어 이용되고 있다. 메트로자마이드는 전자에 속하며, 종래의 유성 조영제 대신 척수조영에 사용되고 있다. 비 이온 또는 반 이온성 조영제는 인체에 대한 자극작용이 적고, 주입시 통증이나 구토 등의 부작용이 경감된다.

(2) 조영 검사

보통 X선 영상을 단순 X선 영상(plain film)이라 부르는 것에 대한 각종 조영제를 사용한 X선 촬영한 영상의 총칭이며, 조영제의 투여방법, 검사부위 및 검사명과 사용하는 주된 조영제 및 조영검사를 표 4-6에 정리하여 나타내었다.

① 혈관조영(angiography)

수용성 요오드 조영제를 사용한 동맥 또는 정맥조영으로서 셀링거(Seldinger)법을 이용하여 조영한다. 목

표 4-6 | 각종 조영 검사법

투여법	검사부위	검사명	조영제
경구	상부 소화관	소화관 바륨검사(위 투시)	황산바륨
	담낭	경구 담낭 조영	요오드조영제
	이하선(구강내 Stensen관 개구부)	이하선 조영	수용성 요오드조영제
	담관·췌관(내시경 하에서 Vater유두부)	역행성 담관 췌관 조영(ERCP)	수용성 요오드조영제
경항문	직장·결장	주장 조영	황산 바륨
경요도	요로	역행성 신우 조영	수용성 요오드조영제
경정맥	정맥	정맥조영	수용성 요오드조영제
	요로	배설성 요로 조영	수용성 요오드조영제
	담도	DIC	수용성 요오드조영제
경동맥	동맥	동맥 조영	수용성 요오드조영제
경지주막하강	척수강(뇌조)	척수 조영	메트로 자마이드
경기도	기관지	기관지 조영	수용성 요오드조영제
경간	담관	경피경간담도 조영(PTC)	수용성 요오드조영제
	문맥	경피경간문맥 조영(PTP)	수용성 요오드조영제
기타	자궁·난관	자궁·난관 조영	수용성 요오드조영제
	림프관·림프절	림프관 조영	유성 요오드조영제

표 혈관에서 카테터를 선택적으로 진행시켜 조영제 자동 주입 장치와 연동시켜 연속적으로 X선 촬영을 하는 방법이 일반적이며, 특히 움직임이 빠른 심장에서는 영화나 비디오테이프로 기록하는 cineangiography가 유효하다.

② 척수조영(myelography)

요추 또는 경추부에서 지주막하강을 천자하여 비 이온성 요오드조영제인 메트로자마이드(isovist)를 주입함으로써 목적으로 하는 부위의 지주막하강을 촬영한다.

③ 림프관 조영

발 등의 림프관으로 유성 조영제를 주입하여 서혜부, 외장골 영역, 복대동맥 영역의 림프관 및 림프절을 조영한다. 악성 림프종의 병기 판정이나 악성 종양의 림프절 전이의 진단과 함께 림프부종도 적응이 된다.

2) 중재적 방사선 시술

중재적 방사선학(interventional radiology)이란 주로 외과적인 방법으로 시행되었던 치료나 진단을 방사선 진단을 위한 장치나 기술을 질환치료에 사용하는 것으로 색전술, 혈관 확장술, 결석 제거, 배액

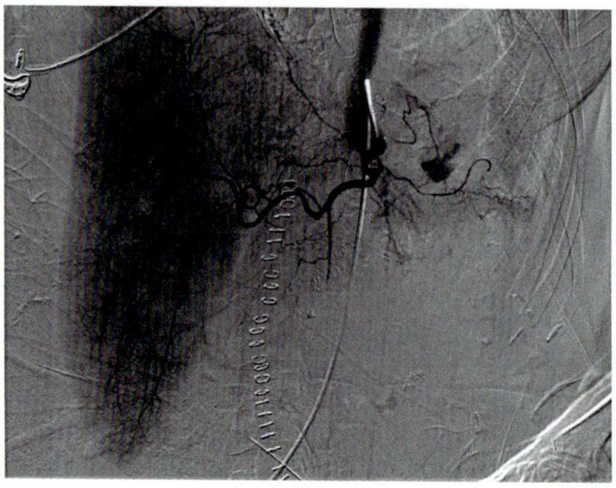

그림 4-26 중재적 혈관조영술

(drainage) 등이 시행되고 있으며, 그 응용범위는 점차 넓혀지고 있다. 한편 방법 및 대상 질환별로 중재적 방사선시술에 포함되는 방법들을 표 4-7에 정리하여 나타내었다.

(1) 중재적 혈관 조영술

혈관조영의 방법을 진단뿐만 아니라 치료 목적으로 응용하는 방법을 중재적 혈관 조영술(interventional angiography)이라 한다(그림 4-26).

① 색전술(embolization)

카테터로 목적에 맞는 색전 물질(제라틴 스폰지, 금속 코일, 바룬 등)을 주입하며, 여러 원인의 출혈과 악성종양이 주 대상이고, 수술 전에 출혈량을 줄일 목적으로 하는 경우와 항암제를 병용한 색전술이 치료의 주체가 되는 경우가 있다.

② 혈관 확장술(angioplasty)

풍선이 붙은 카테터를 혈관의 협착부에서 부풀게 하여 내경을 확장시키는 방법으로 동맥경화에 의한 폐색성 질환이나 신혈관성 고혈압이 좋은 적응이 된다.

(2) 경피적 시술

① 경피적 배액술

경피적으로 목적 부위를 천자하여 배액을 실시한다. 폐쇄성 황달에 대한 경피적 경간담도 배액술, PTCD은 실시간형 초음파 장치를 사용하여 시행되는 경우가 많다.

② 경피적 위장류

경구섭취가 불가능한 예가 적응이 되며, 중심정맥 영양에 비하여 경제적이고 안정성도 높다.

(3) 결석 제거

이미 설치된 튜브를 이용하여 결석(요로, 담도)을 제거한다.

표 4-7 | Interventional Radiology의 개요

	방법	명칭	대상질환
혈관조영	(혈류감소)	색전술 embolization	출혈(외상, 염증, 종양, 기형, 정맥류) 악성종양(항암제 병용)
	(혈류증가)	혈관확장술 angioplasty	폐색성 동맥질환
	(기 타)	색전·이물 제거술 색전 융해술	
경피적 천자	(흡인·생검)		종양, 염증, 기타
	(배액술)		폐색성 황달(PTCD), 농양, 폐색성 요로질환 요로결석, 담석
	(결석제거)		
	(영양)		
	(협착확장)		
기타	경식도적 이물제거, 혈관내 이물제거, 고관전압관장에 의한 장중첩술		

3) X선 동태검사법

(1) X선 시네마토그래피

피사체의 동태를 보다 잘 포착할 수 있는 방법은 당연히 동영상을 촬영하는 것이며, X선 시네마토그래피(X-ray cinematography)에는 방사선을 형광판에 입사시켜, 이를 영상증배관으로 증폭하여 동영상으로 기록함으로써 시야가 넓고 화질이 우수한 시네릭스 방식과 먼저 TV카메라로 촬영한 상을 동영상으로 기록하는 네레코딩 방법이 있다. 그리고 X선 시네마토그래피는 발성운동, 소화관운동, 심장혈관조영 등에 이용된다.

(2) 연속촬영

연속촬영(serial radiography)은 고속으로 운동하는 피사체를 단 시간에 여러 장 촬영하여 동태를 포착하는 검사법으로 촬영 매수가 적어(보통 초당 1~4매) 운동의 기록에는 충분하지 않지만, 공간분해능이 우수하여 미세한 현상을 관찰하는데 적당하다.

이용되는 X선 발생장치는 짧은 시간에 몇 회씩 연속하여 촬영할 뿐 아니라 단시간 촬영이 필요하므로 대용량(500 mA~1,000 mA)이어야 하며, 또한 필름도 촬영시간에 맞는 속도로 교환할 필요가 있으므로 카세트 또는 필름교환장치를 이용한다. 한편 연속촬영은 심장혈관 조영 등에 이용된다.

(3) 동태촬영

1매의 필름 위에 피사체의 운동을 해석적으로 촬영 기록하는 방법을 동태촬영(kymography)이라 하며, 세극 이동법과 필름 이동법으로 구분된다. 전자는 피사체-필름 사이에 평행하게 같은 간격으로 세극을 설치한 연판세극(간격 12 mm, 폭 0.5 mm가 일반적으로 이용된다)을 넣어 세극과 직각방향으로 같은 속도로 이동시키면서 촬영한다. 세극과 같은 방향으로 피사체가 운동하면 그 상의 주변은 파형곡선을 그리며, 운동

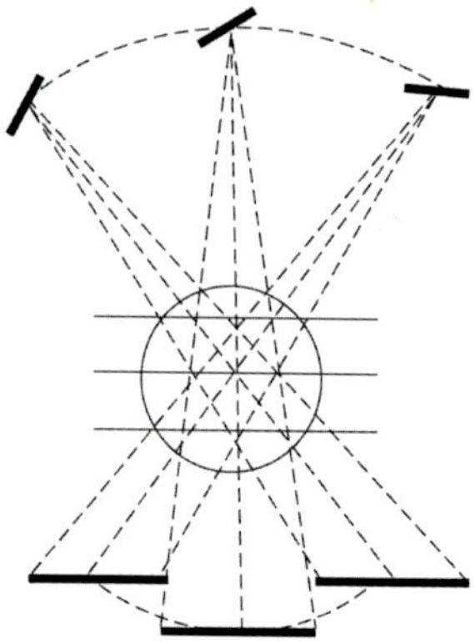

그림 4-27 단층촬영의 원리

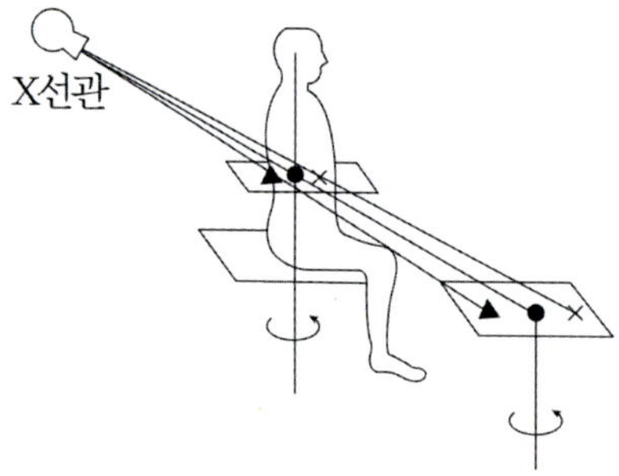

그림 4-28 회전 횡단층 촬영

이 없으면 보통 X선 영상과 같은 형이 된다. 그리고 후자의 방법에서는 필름을 이동하여 같은 점의 움직임을 관찰한다. 한편 동태촬영은 운동이 있는 장기로서 심장 대혈관, 횡격막, 식도 등의 검사에 이용된다.

4) 단층촬영

단층촬영(tomography)이란 피사체의 특정 깊이층만을 영상으로 나타내는 촬영법으로 X선관, 피사체, 필름 중 2개를 특정 상호관계를 유지하면서 이동함으로써 얻을 수 있다(그림 4-27).

(1) 원호궤도 방식

원호궤도 방식(linear tomography)은 X선관과 필름이 원호를 그리며 이동하는 가장 보편적인 방식으로 원호 이동방향에 직선 흐름이 생긴다. 원호의 각도를 크게 하면 명료하게 나타나는 층은 얇아진다. 반대로 작은 각도로 촬영하면 두껍게 되며, 2~3° 정도의 각도로 촬영하는 방식을 협각단층촬영(zonography)이라고 한다.

(2) 원궤도 방식

원궤도 방식(circus tomography)은 X선관을 단층면과 평행한 원궤도로 이동시키며, 필름과 대향하여 원궤도를 그리며 회전시키면 원형의 흐림이 생긴다. 한편 회전중심과 X선관의 입체각을 크게 할수록 단층면의 두께는 얇아진다.

(3) 다궤도 방식

다궤도 방식(multidirectional tomography)은 2개 이상의 궤도를 취할 수 있는 단층촬영장치로, 얇은 단층면을 나타낼 수 있으므로 두개골(예: 이소골)의 미세구조를 관찰하는데 가장 적당하나 촬영시간이 길어지므로 피폭이 증가한다.

(4) 회전 횡단 방식

회전 횡단층 촬영(rotatography, axial transverse tomography)은 X선관 고정-피사체 필름이 회전하

는 형식과 피사체 고정-X선관-필름이 회전하는 두 종류가 있다. 전자는 X선 속을 피사체에 경사지게 입사시키며, 단층면에 평행하게 둔 필름을 피사체와 같은 방향으로 회전하여 촬영한다. 선예도는 좋지 않으나 누운 자세에서 촬영할 수 있는 장치도 있다. 회전 횡단 촬영에는 수평단면의 단층 사진을 얻을 수 있기 때문에 췌장을 묘사하거나 방사선 치료시 장기의 수평면 상의 관계를 파악하는데 이용되었다. 그러나 CT의 출현에 의해 이 방법의 임상적 이용 가치는 뼈에 대해서 부분적으로 인정받을 뿐이다.

(5) 동시 다층 방식

필름부에 일정한 간격을 두고 여러 매의 필름을 충전하면 동시에 여러 층의 단층촬영을 할 수 있다. 일반적으로 복수매의 단층촬영을 실시하는 경우가 많으며, 이 방법을 이용하면 피폭 및 작업량을 경감시킬 수 있을 뿐 아니라 상대적으로 정확한 단층상을 얻을 수 있다.

(6) 파노라마 촬영

파노라마 촬영(panoramic radiography)에는 panagraphy와 단층촬영의 원리를 이용한 판토모 촬영(orthopantomography)이 있으며, 판토모 촬영은 X선관 앞에 슬릿을 설치하고, 필름면 앞에도 이에 대향하여 스릿을 설치하여 피검자와 필름을 반대 방향으로 회전시키면서 촬영하며, 치과영역에서 이용된다(그림 4-29).

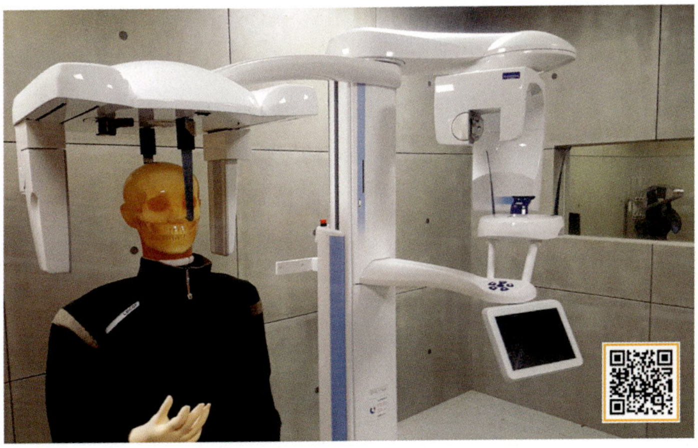

그림 4-29 파노라마 촬영장치

(7) 단층촬영의 적응

단층촬영은 흉부, 골(특히 내이, 중이, 터키안, 부비강, 기타 두개골), 인두, 담낭, 신장, 부신 등의 검사에 이용되었으나, CT의 정밀도는 물론 이용 빈도가 상승하면서 적응은 매우 좁아지고 있으며, 앞으로는 거의 불필요할 것으로 생각된다.

5) 입체촬영

입체촬영(stereoradiography)은 X선관과 피사체의 촬영 각도를 바꾸어서(초점-필름간 거리의

1/10~1/5 정도) 2매의 사진을 촬영하고, 이 필름을 한쪽 눈씩 번갈아 가며 각각의 사진을 관찰하여 입체상을 얻는 촬영법으로서 X선관 측을 움직이는(또는 2개의 X선관을 이용한다) 방법과 환자 측을 움직이는(보통 회전시킴) 방법이 있고, 또 원주상 렌즈를 이용하여 1매의 필름에 2회 조사하는 방법도 있다. 이 촬영법은 피사체의 운동으로 인한 위치 변동이 없는 상태에서 2매의 필름을 촬영할 필요가 있으며, 관찰은 아무것도 사용하지 않은 상태에서 오른쪽 눈은 오른쪽, 왼쪽 눈은 왼쪽의 사진을 관찰하는 훈련, 즉 입체시에 의한 방법과 프리즘이나 안경을 이용한 입체경에 의한 방법이 있다. 한편 이 촬영법은 입체적인 것은 모두 적응되지만 특히 두부, 흉부, 조영 검사 등에 유용하다.

6) 고관전압 촬영

고관전압촬영(high voltage radiography)이란, 일반적인 촬영보다 높은 전압으로 촬영하는 방법으로 피사체의 조성보다 투과 단위길이당 질량이 X선 영상 형성의 주 인자가 된다. 한편 고관전압촬영을 실시함으로써 얻어지는 장점은 다음과 같다.

① 전압이 높아지면 방사선의 감쇠는 피사체의 밀도(엄밀히 말하면 X선 투과 전 길이에 해당하는 것)가 가장 큰 영향을 주며, 저관전압에서 보다 물질의 조성(유효원자 번호)에 의한 차가 감소한다. 따라서 흉부에서는 늑골, 쇄골, 심장 등과 중첩된 부분의 병변도 관찰(저관전압에서는 뼈와 겹치는 부분에서의 연부조직의 음영은 관찰이 곤란하다)할 수 있게 됨으로써 진단 범위가 확대된다.
② 고관전압에서는 X선의 투과성이 높기 때문에 환자의 피폭선량이 경감된다.
③ 같은 이유에서 촬영시간이 단축되므로 X선관의 부하가 경감되므로 장치의 관리에 있어서도 유리하다.

그러나 조직에 의한 감쇠 차의 감소와 전방 산란선의 증가로 대조도가 저하하는 단점도 있다. 그리고 구체적으로 몇 kV_p부터를 고관전압이라 하는지는 대상 부위 및 시대에 따라 다르므로 일정한 정의는 곤란하다. 흉부촬영은 과거에 비하여 고전압으로 촬영되고 있으며, 일반적으로 120 kV_p 이상을 고관전압촬영이라고 한다. 또한 고관전압의 정도가 강할 때는 고관전압용 증감지를 이용한다.

한편 임상에서 고관전압촬영은 흉부(폐첨, 종격, 폐문, 심장 및 대혈관), 인두, 조사야 위치 확인(초고관전압, 코발트 촬영, 라이낙 촬영) 등에 이용된다.

7) 연선촬영

연부조직 내의 경미한 X선 흡수의 차이나 미소한 석회화를 검출할 목적으로 높은 대조도의 영상을 얻기 위하여 시행되는 저에너지 X선에 의한 촬영을 연선촬영(soft ray radiography)이라 한다. 대표적인 적응으로 유방촬영(mammography)과 갑상선 촬영이 있으며, 연선촬영의 단점으로는 환자의 피폭선량이 많으며(낮은 에너지에서는 조직 중에 흡수가 많으며, 고 해상력을 얻기 위하여 증감지가 이용되지 않는다), 저에너지 X선의 발생효율이 좋지 않다(효율 자체도 저에너지에서는 좋지 않으며, 또한 고유여과에서 저에너지 부

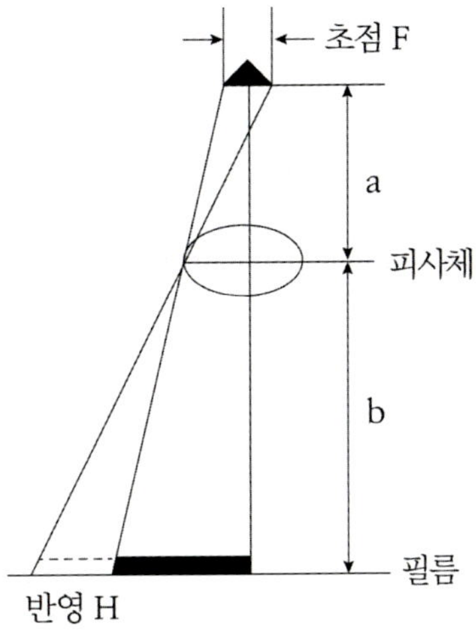

그림 4-30 확대 촬영

분이 많이 흡수된다).

8) 확대촬영

확대촬영(enlargement radiography)이란 초점-피사체간 거리(focus object distance, FOD)를 가깝게 하고 피사체-필름간 거리(object film distance, OFD)를 멀게 함으로써 확대된 X선 영상을 얻어 미세구조까지 묘사하는 촬영법을 말한다.

① 원리는 그림 4-30에 나타낸 바와 같이 초점-피사체간 거리를 a, 피사체-필름간 거리를 b로 하면, 피사체는 (a + b)/a로 확대된다.

② 초점의 크기를 F로 하면 기하학적 반영 H는 F·b/a가 되고, 이것이 0.2 ~ 0.3 mm를 넘으면 영상이 흐리게 된다.

③ 피사체-필름간 거리를 늘리면 공기 중에서 흡수에 의해 산란선이 감소하므로 해상력은 증가하며, 이런 효과를 Groedel 효과라 한다.

④ X선관의 초점은 작을수록 바람직하다(예, 0.1 mm, 0.05 mm). 그러나 용량이 작으므로 촬영에 긴 시간이 필요하고, 운동이 있는 피사체의 촬영에서는 운동에 의한 불선예도가 확대에 의한 해상력의 개선을 방해하게 된다.

⑤ 확대율은 X선관의 초점의 크기, X선관의 용량, 피사체의 두께(산란선과 촬영조건에 관계) 및 운동의 유무에 따라서 결정된다. 0.05 mm에서는 8배까지 가능하지만, 실제로 공급되고 있는 것은 2~4배이다.

⑥ 폐(단순 및 기관지 조영), 뼈, 혈관촬영, 소화관(대조도가 높은 조영제의 사용은 확대 촬영에 유리하다) 등의 촬영에 이용된다.

⑦ 초점-피사체 간 거리가 가까우면 피폭선량이 증가하며, 필름 및 증감지를 잘 선택하면 동일한 양의 피폭으로 보다 양호한 영상을 얻을 수 있다.

9) 간접 촬영

간접촬영(photofluorography)이란 일반적인 촬영이 증감지-필름계로 촬영되는데 비하여, 형광판(또는 형광증배관)에 X선을 조사하여 여기에 형성된 상을 광학계(카메라)로 촬영하는 방법이다.

간접 촬영에 이용되는 형광판은 용도에 따라 감도 및 선예도가 서로 다른 것이 있으며, 발광특성은 일반적으로 5500Å 정도이다. 그리고 미러 카메라는 렌즈 카메라에 비하여 밝고, 수차가 적은 넓은 각의 미러 카메라가 이용되며, 필름은 일반적으로 100 mm 크기가 선택된다.

피폭선량은 직접촬영에 비하여 많으나(I.I. 튜브를 사용하면 직접촬영에 비해 오히려 피폭선량을 약 1/5 ~ 1/10 정도로 줄일 수 있다), 해상력은 직접촬영에 비하여 낮다. 그러나 고 해상력 영상증배관이 도입됨에 따라 직접촬영에 필적할만한 성능을 발휘하고 있으며, 흉부 및 소화관의 집단검진, 식도나 심장혈관의 연속촬영 등에 이용된다. 한편 간접촬영은 촬영 및 독영 모두 단시간에 다수를 처리할 수 있으며, 경비가 저렴하고 필름 보존이 용이하다. 그러나 선예도와 분해능이 좋지 않을 뿐 아니라 기하학적인 확대나 왜곡이 나타나는 등의 단점도 있어서 주로 단체 검진 등에 이용되고 있다.

4.6 전산화단층촬영

1) 개발과 원리

X선 CT(Computed Tomography)는 1972년 영국 EMI사의 G.N. Hounsfield에 의해 Computerized axial transverse scanning이란 명칭으로 처음 보고되었다. 그는 팬슬(pencil) 형태의 가는 X선속으로 두부의 어느 단층면을 여러 방향에서 스캔하여 투과한 X선 분포를 컴퓨터로 처리함으로써 단층상을 얻었다.

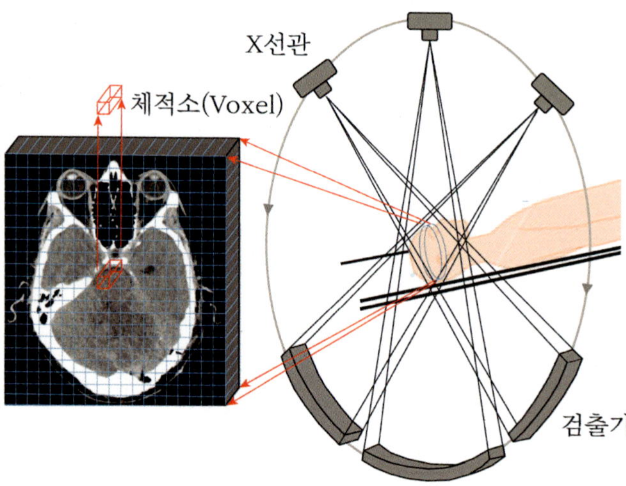

그림 4-31 X선 CT의 원리

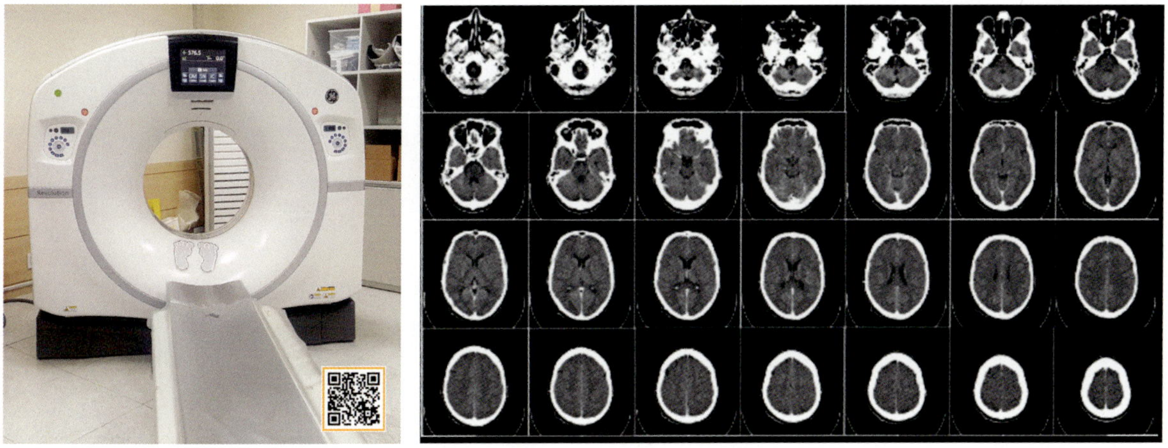

그림 4-32 X선 CT 장치와 머리 CT 영상

이는 2차원 또는 3차원의 구조물이 그 투영을 조합시킴으로써 단면영상을 재구성할 수 있다는 라돈(Radon) 변환원리에 근거한 것이다(그림 4-31). 그림 4-32는 CT 장치와 머리 CT 영상 예이다.

1970년 중반 Robert Ladley에 의해 전신 스캔이 가능한 whole body CT가 개발되었고, 1989년에는 최초로 나선형(spiral) CT를 개발하여 RSNA(The Radiological Society of North America)에 소개하였으며, 나선형 CT는 기존 CT에 비하여 slip-ring을 사용함으로써 빠른 데이터 획득과 체적(volume) 정보를 얻을 수 있다. 2005년 개발된 이중선원 X선 CT는 환자 피폭선량 감소와 검사시간을 단축할 수 있을 뿐만 아니라, 두 X선원의 에너지를 다르게 설정하여 이중 에너지 X선 CT검사가 가능하므로 보다 더 다양한 영상을 획득할 수 있다.

그림 4-33은 단일검출기(single detector) CT와 다중검출기(multi detectors) CT의 개략도이다. 단일검출기 CT가 1회전에 1단면의 영상을 얻을 수 있지만 MDCT는 1회전에 여러 단면을 동시에 얻을 수 있어서 심장처럼 빠르게 움직이는 장기도 신속하게 3차원 영상을 획득할 수 있다. 1992년 이중검출기 CT를 시작으로 현재 512 채널 MDCT까지 사용되고 있다. 통상 CT의 방사선 검출기로는 X선 검출 효율이 높은 BGO, $CdWO_4$, Gd_2O_2S:Pr 등 섬광체와 광전자증배관과 결합시킨 것과 넓은 에너지 범위에 적용이 가능한 Xe 같은 기체 전리검출기가 이용되고 있다.

2) CT값 (CT number)

X선이 물질을 통과하면서 단위길이당 감쇠되는 양을 선감쇠계수(μ; linear attenuation coefficient, cm^{-1})라고 하며, 인체에서는 뼈나 석회화된 조직의 선감쇠계수가 가장 크고, 공기층의 선감쇠계수가 가장 작다. CT값(CT number)는 다음 식과 같이 물의 선감약계수를 기준으로 다른 조직의 선감쇠계수와의 차이에 확대상수 1000을 곱하여 나타낸다. 이때 물과 뼈의 선감약계수가 각각 0.19, 0.38이면 물의 CT값은 0, 뼈의 CT값은 1000이다.

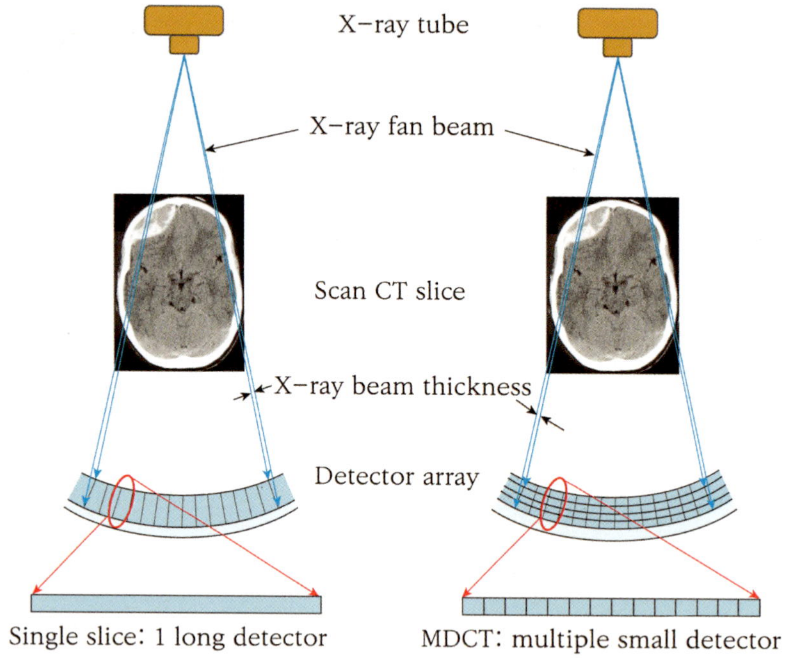

그림 4-33 단일검출기 CT와 다중검출기 CT(MDCT)

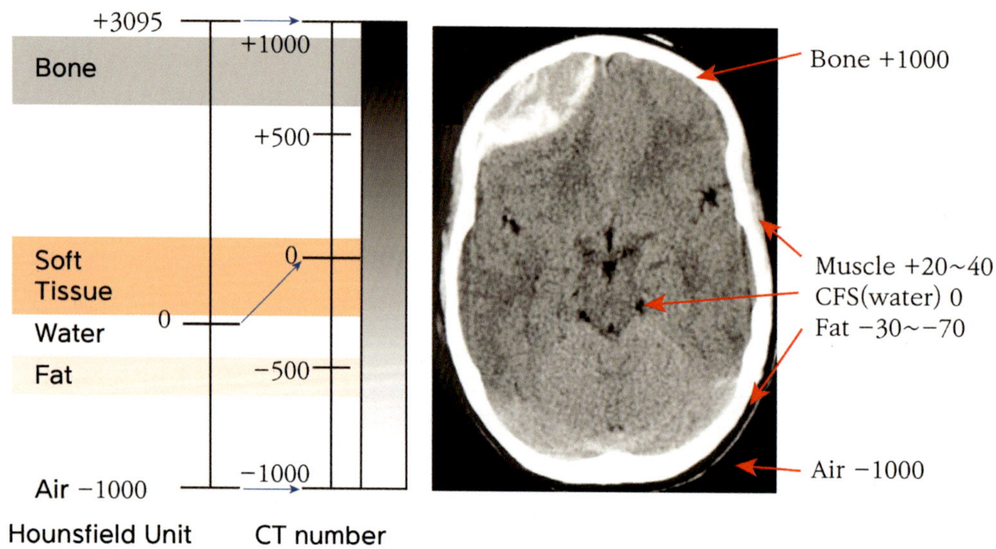

그림 4-34 인체조직의 CT값과 HU

$$CT\ number = K \times \frac{\mu_p - \mu_w}{\mu_w}$$

그림 4-34는 인체에서의 상대적 흡수정도를 나타내는 인체조직의 CT값을 보여주고 있으며, CT를 발명한 Hounsfield를 기념하기 위해 HU(hounsfield unit)라고도 한다.

여기서, K는 상수, μ_P는 조직의 선감쇠계수, 그리고 μ_w는 물의 선감쇠계수이다.

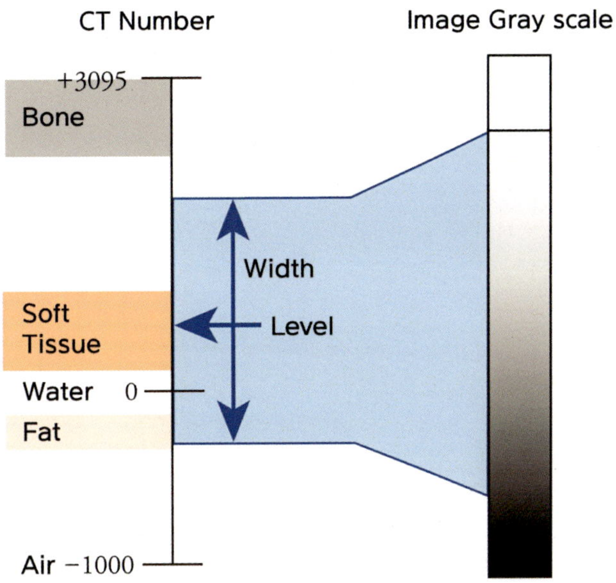

그림 4-35 윈도우 폭과 윈도우 레벨의 설정

3) 윈도우 폭(Window Width) / 윈도우 레벨(Window Level)

CT영상은 단층면의 체적소(voxel, 체적의 최소단위, 그림 4-31 참조)에 대응하는 평면상 화소의 CT값을 그레이 스케일(백에서 흑까지의 계조)로 표시한 것이다. 그림 4-35는 CT에서 윈도우 폭과 윈도우 레벨의 개념도를 나타낸 것이다. 영상의 농도값 중심이 되는 값인 윈도우 레벨(window level)과 그레이 스케일로 표시되는 범위를 윈도우 폭(window width)으로 결정하면, 종래의 X선 영상에서 X선 흡수의 차이가 적어서 식별할 수 없었던 영역(예를 들면 뇌의 회백질과 백질)도 쉽게 구별할 수 있는 영상을 만들 수 있다. 윈도우 폭이 넓으면 대조도와 분해능이 낮아지며 윈도우 레벨은 진단에 필요한 정보가 명확히 보이도록 적절하게 설정하여야 한다. 그림 4-36은 윈도우 폭과 윈도우 레벨에 따라 실제 CT영상의 변화 예시를 보여준다.

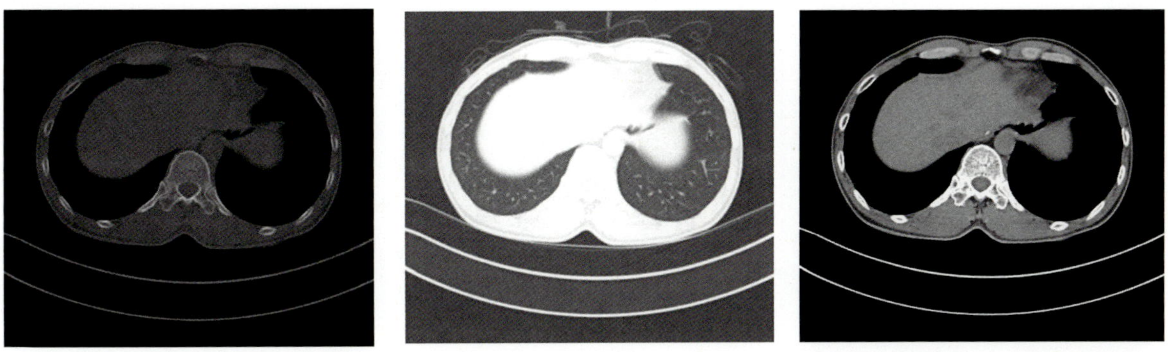

WW: 2000, WL: 500　　WW: 1500, WL: −700　　WW: 400, WL: 40

그림 4-36 윈도우 폭/레벨에 따른 CT 영상 예시

4) 영상 재구성 알고리즘

그림 4-37(a)과 같이 4개의 작은 원으로 구성된 피사체에 대하여 감쇠된 X선이 검출기에 의하여 투영된 1차원 투영(projection)데이터가 X선관 회전 각도별로 획득된다. 획득된 투영된 데이터를 모아서 쌓으면 그림 4-37(b)와 같이 사이노그램(sinogram)이 되며 원 데이터(raw data)라고도 한다.

사이노그램을 단면영상으로 재구성하기 위해서는 역라돈 변환원리를 적용하는데 이를 컴퓨터가 구현하기

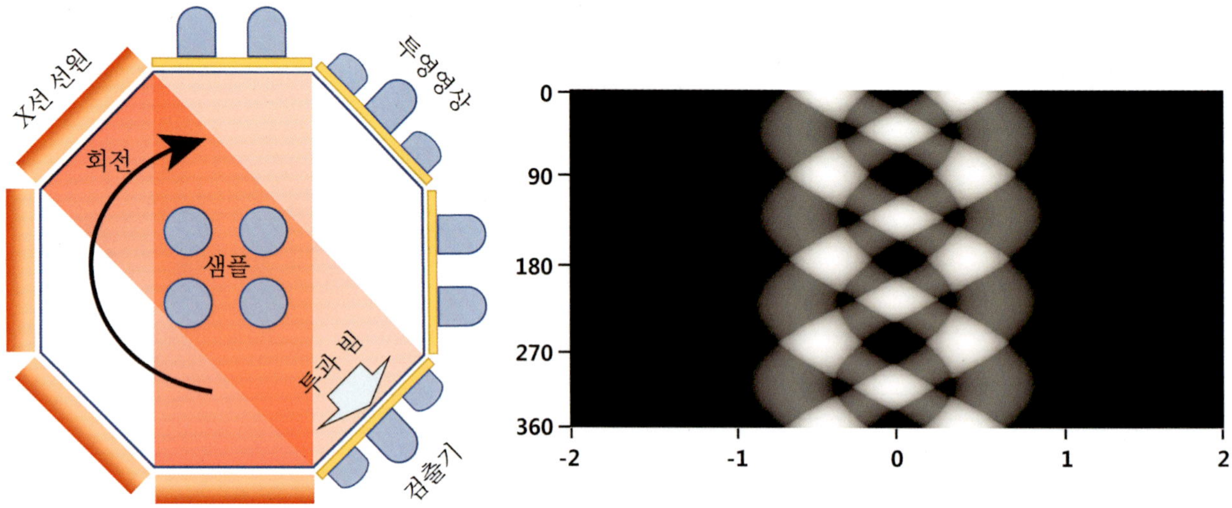

(a) X선 투영 데이터 (b) 사이노그램

그림 4-37 라돈 변환원리에 의한 투영데이터와 사이노그램

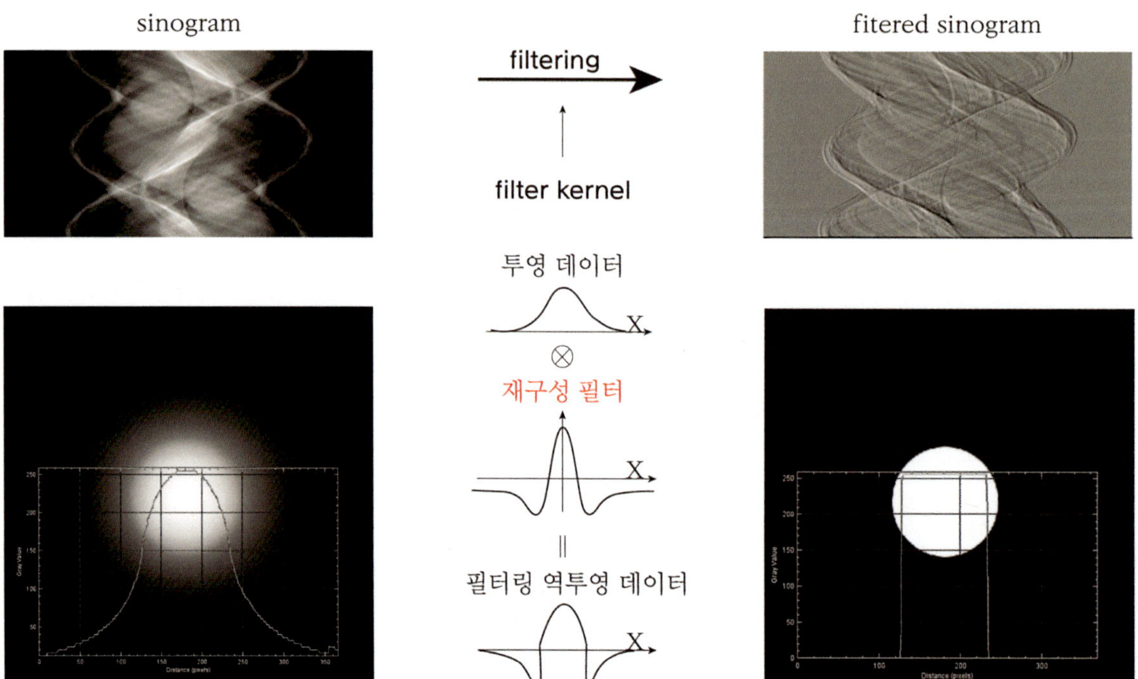

그림 4-38 역투영법을 이용한 영상품질 개선

위해서는 역투영법(back-projection), 반복법(iterative methods), 분석법(analytic methods) 등의 알고리즘을 적용하면 된다. 그러나 투영 데이터는 회전 각도의 유한한 차이에 의하여 별모양과 같은 start artifact 혹은 blurring artifact가 발생하기 때문에 그림 4-38과 같이 투영된 데이터에 대하여 재구성필터(convolution filter) 등을 사용한 역투영법(Filtered Back-projection)을 통하여 노이즈 감소, 선예도 향상 등 영상의 화질을 개선할 수 있다. 이 과정은 검사 부위에 따라 영상의 특징이 있으므로 각 검사 부위마다 달리 적용하고 있다.

5) 허상(Artifact)

CT에서는 종래의 X선 영상에서는 볼 수 없었던 허상(artifact)이 나타날 수 있다.

① 부분 용적 현상

CT의 선감쇠계수는 화소 전체가 균일한 것으로 계산된다. 따라서 작은 석회화가 체적소 내에 있으면 영상 화소 전체의 CT값이 높은 것으로 표시(공기가 존재하면 반대로 화소 전체의 CT값이 낮아진다)되며, 이를 부분 용적 현상(partial volume phenomenon)이라 한다(그림 4-39).

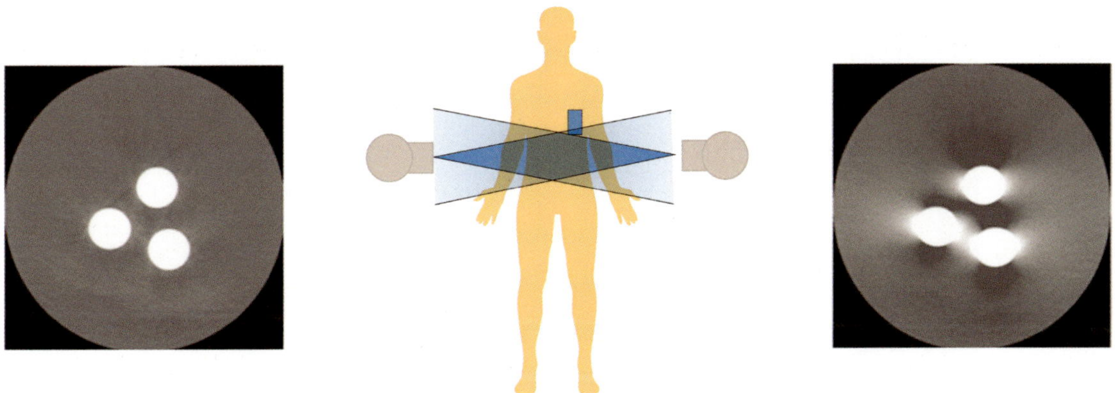

그림 4-39 부분 용적 허상 사례

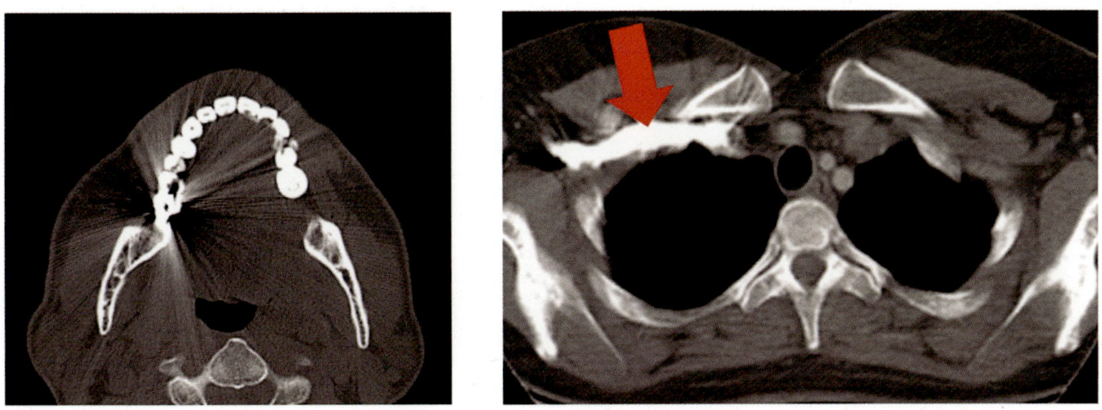

그림 4-40 별 형태의 허상 사례

② 별 형태의 허상

밀도가 높은 금속이나 조영제에서 방사상으로 나타나며(그림 4-40), 이를 제거하기 위해서는 원인이 되는 부분을 단층면에서 제외하는 수밖에 없다.

③ 링 형태의 허상

X선관이 팬 빔을 방출하면서 회전하는 장치에서 검출기의 조정이 잘 되지 않았을 때 나타나는 허상으로 영상의 중앙을 중심으로 한 동심원형의 허상을 말한다(그림 4-41).

④ Beam hardening

CT에서 사용하는 X선 또한 연속 에너지 분포를 가지는 제동복사선이므로 피사체 내에서 X선량은 감소하고 X선의 평균에너지가 증가하는 현상(beam hardening effect)이 발생하며, 이 현상은 피사체의 중심으로 갈수록 증가한다. 따라서 피사체의 바깥보다 중심이 어둡게 나타날 수 있다(그림 4-42). 이를 개선하기 위하여 나이넥타이 모양의 bow tie 필터를 사용하기도 한다.

7) 임상적응

X선 CT는 대조도 분해능이 높은 인체의 2차원 횡단층상(관상 단층상이나 시상 단층상도 가능) 뿐만 아니

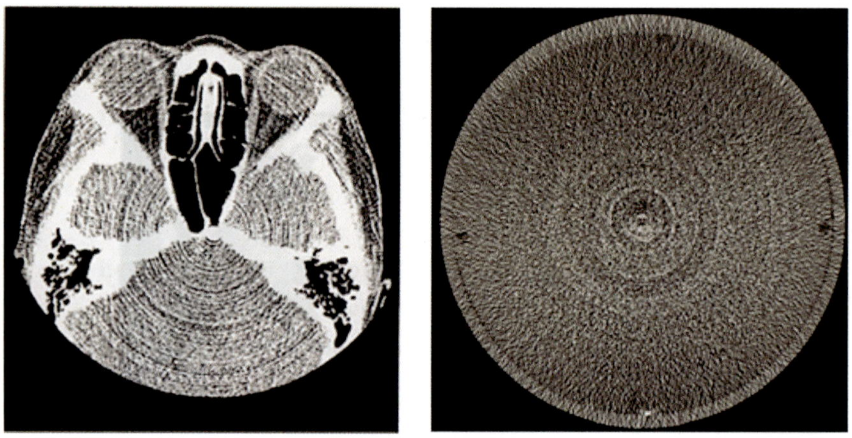

그림 4-41 링 형태의 허상 사례

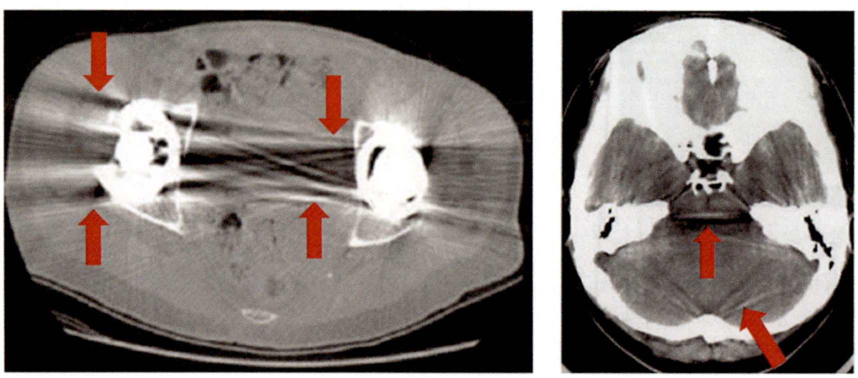

그림 4-42 Beam hardening에 의한 Steaks과 Dark bands 허상 사례

라, 3차원 및 4차원의 체적 영상을 쉽게 얻을 수 있다. 뿐만 아니라 각종 조영제의 개발과 더불어 대조도가 더욱 향상되었고, 혈행 동태에 관한 정보도 얻을 수 있게 되었다. 초기 CT가 도입되었던 머리에만 한정되지 않고, 현대 의학에서 형태적 정보를 필요로 하는 전신의 거의 모든 장기의 질환에 CT를 이용하게 되었다. CT를 이용한 검사는 조영제를 사용하지 않는 단순 CT검사와 수용성 요오드조영제를 병용한 조영 CT검사가 일반적으로 사용된다. 요오드조영제 급속 정맥주사와 고속 연속스캔을 조합시킨(dynamic CT)는 혈행 동태의 분석에 유용하다.

또 메트로자마이드의 지주막 하강 주입을 병용하여 CT-myelography, CT-cisternography 등도 시행되고 있다. 최근에는 다수의 검출기를 사용하여 심장과 같이 움직이는 장기를 빠른 시간 내 영상 획득이 가능하게 되었으며, 3차원 영상 재구성 기법을 이용하여 심장, 혈관 등의 다양한 정보를 얻을 수 있게 되었다.

4.7 자기공명영상

인체 내 수소의 핵자기공명(nuclear magnetic resonance, NMR) 현상을 영상화한 컴퓨터 단층영상을 자기공명영상(magnetic resonance image, MRI)이라 한다. MRI는 CT에 비하여 연부조직의 대조도가 양호하고, 화질이 우수한 여러 방향의 단층정보를 얻을 수 있으며, 또한 형태적 정보만이 아니라 기능적, 화학적 정보도 얻을 수 있는 장점이 있다. 자기공명신호의 강도는 주로 4개의 인자[수소원자 밀도, 종이완시간(T1), 횡이완시간(T2), 수소의 움직임)]에 의해 결정되며, X선, 핵의학, 초음파가 단일 인자를 계측하는 것과 비교할 때 큰 차이가 있다. 그림 4-43은 MR 장치와 이를 사용하여 촬영한 MR 영상이다.

종양에서는 T1과 T2의 연장이 일어나며, 어느 정도 크기를 형성하면 반드시 정상조직과 구별된다. MRI

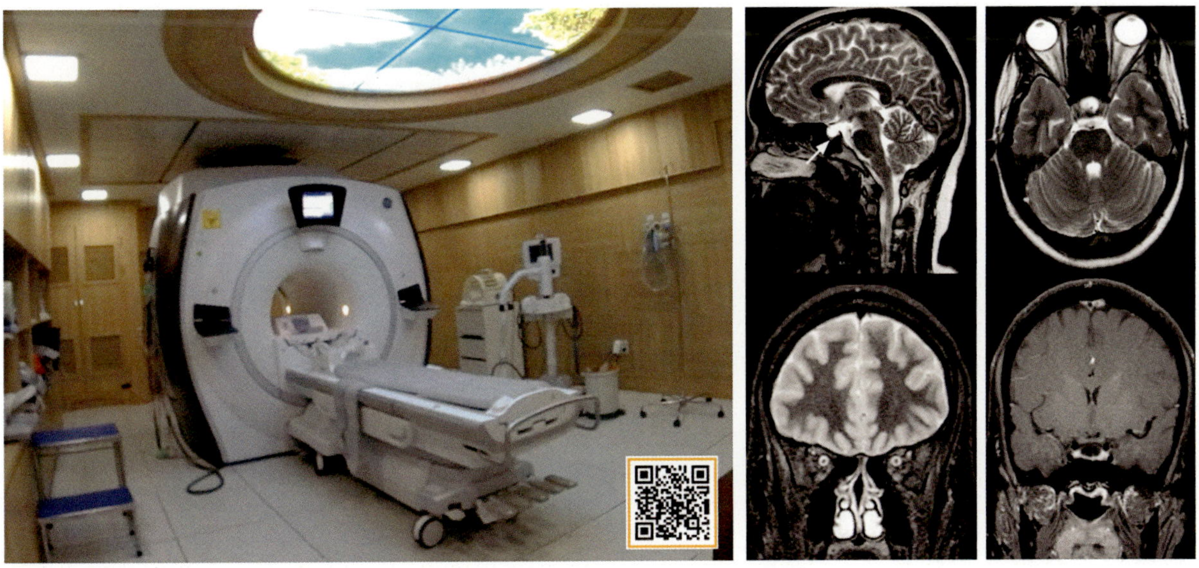

그림 4-43 MRI 장치와 MR 영상

는 T1, T2의 비중을 변화시킨 각각의 계측법이 있으며, 2개 조직(예를 들면 뇌피질과 뇌실)의 상대적 신호 강도가 역전되어 얻어지므로 MRI를 해석할 때는 어떤 방법으로 촬영하였는가를 확인하여야 한다. 그리고 영상에 대한 임상적 가치는 CT와 경합하여 그 우열에 관해서는 검토가 필요하지만 중추신경(특히 뇌간, 척수), 심장, 대혈관, 기타 운동 장기에서는 확실히 MRI가 우세하다.

1) 개발과 원리

핵자기공명(nuclear magnetic resonance, NMR) 현상이란 정자기장에 놓여 있던 원자핵이 공명 주파수라 불리는 특정 주파수의 전자파(라디오파)를 흡수하여 그 에너지의 일부를 방출하는 현상으로 1946년에 하버드대학의 Bloch와 스탠포드대학의 Purcell에 의해 각각 발견되었다. 당초에는 물질의 구조를 결정하기 위한 화학 분석법으로 이용되었으나, 1971년 뉴욕 주립대학의 Damadian이 NMR로 얻은 정보의 하나인 이완시간이 악성 종양과 정상조직에서 서로 다르게 나타난다는 사실을 밝혀내었다. 이후 의학에 응용이 시도되었으며, 1973년 동 대학의 Lauterbur가 경사자기장을 이용하여 2차원 NMR 영상을 얻는 방법을 고안함으로써 NMR imaging 즉, MRI가 실현되었다.

① 양성자의 세차운동과 Larmor 주파수

수소의 원자핵인 양성자는 +1/2(up spin)과 -1/2(down spin)의 두 종류의 스핀 양자수를 가지며, 외부 자기장이 없을 때는 모든 양성자의 스핀이 무작위로 정렬하고 있으므로 물체가 자석의 성질을 나타내지 않지만, 강한 외부 자기장에서는 물질 내에서 양성자의 스핀이 외부 자기장에 의해 up 또는 down 방향으로 정렬하면서, 정렬된 up, down 스핀의 개수 차이만큼 순자화(net magnetization, M)가 나타난다. 또한 다음 식과 그림 4-44와 같이 외부자기장에 비례하는 주파수의 세차운동을 하게 된다. 이때 세차운동의 주파수(f, MHz)를 Larmor 주파수라고 한다.

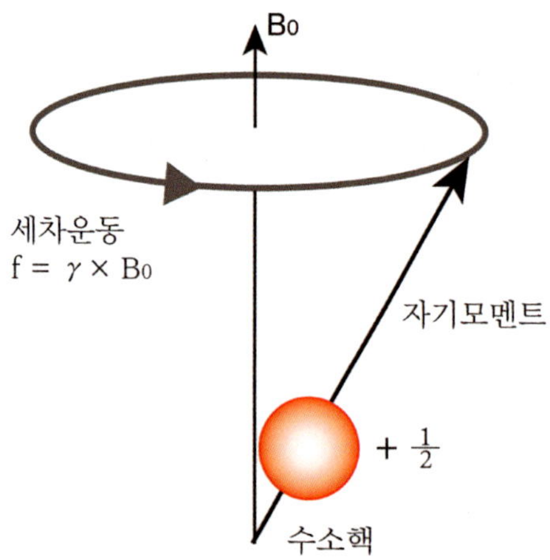

그림 4-44 외부 자기장(B_0)에 의한 양성자의 세차운동

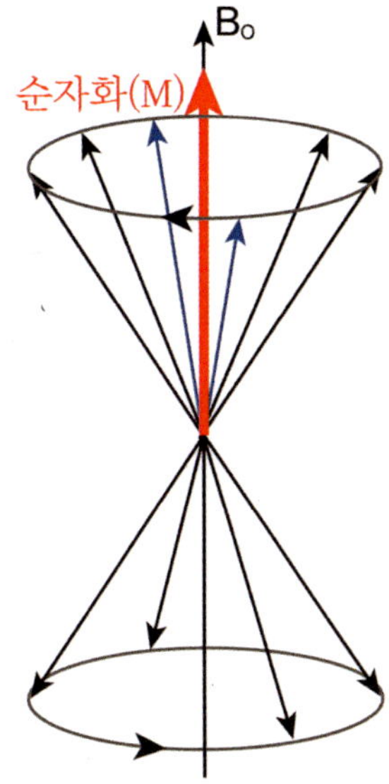

그림 4-45 외부 자기장(B_o)에 의한 순자화

$$f = \gamma \times B_o$$

여기서, B_o는 외부 자지장의 세기(T) 그리고 γ는 자기 회전비(gyromagnetic ratio, MHz/T)이다.

② 순자화 (net magnetization; M)와 자기공명현상

외부자기장에 의해 그림 4-45에서 보는 바와 같이 스핀 +1/2 (up spin) 양성자가 스핀 -1/2 (down spin) 양성자에 비하여 더 많이 정렬되므로 그 차이가 순자화로 나타나며, 이때 외부 자기장과 나란한 방향을 종축, 외부자기장에 수직인 방향을 횡축이라고 한다. 이렇게 외부자기장에 의해 정렬된 상태에서 Larmor 주파수와 동일한 주파수의 라디오파(RF wave)를 가하면 공명현상(resonance effect)에 의해 -1/2의 스핀을 가진 양성자가 에너지를 흡수하여 +1/2로 여기되면서 순자화의 종방향 및 횡방향 자기모멘트가 영향을 받게 된다. 이처럼 핵을 구성하는 양성자의 세차운동 주파수와 동일한 주파수의 라디오파로부터 공명현상에 의하여 에너지를 흡수하므로 이를 핵자기 공명현상이라고 한다.

③ 이완시간

이완시간이란 라디오파의 인가로 여기 상태에 있던 핵스핀이 라디오파를 제거한 후 원래의 열평형상태로 돌아오는 시정수이며, 종자화의 이완시간을 T1, 횡자화의 이완시간을 T2라고 한다.

- 종이완시간 (T1)

그림 4-46은 라디오파에 의하여 스핀계에 주어진 에너지가 외부 환경(격자)에 의해 흩어져 없어지면서 스핀계가 원래의 열 평형상태로 돌아오는 것을 보여주고 있으며, 최대 종자화의 63%가 회복되는 데 걸리는

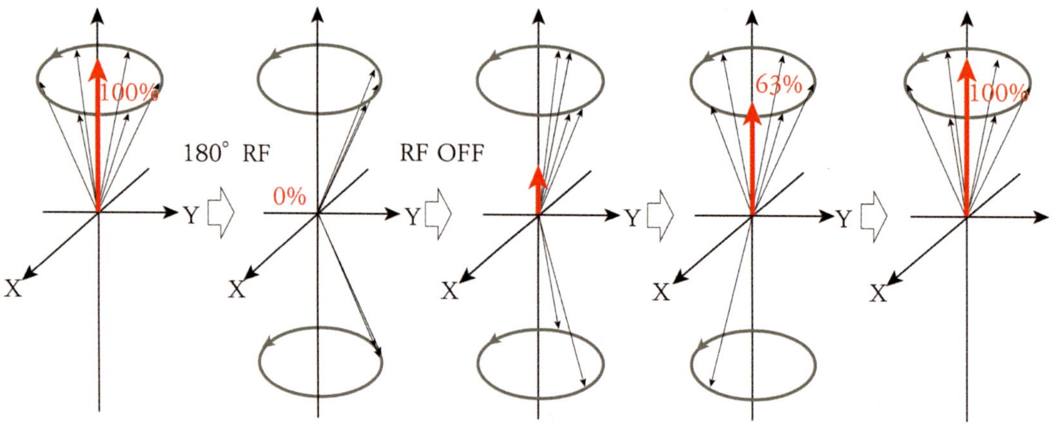

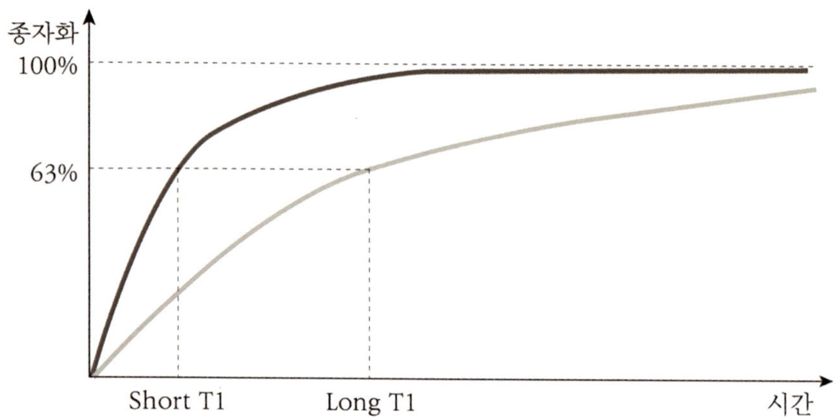

그림 4-46 종이완과 T1

시간(시정수)을 T1이라고 한다. 조직의 자유수나 수분 함량 정도에 따라 연장되며, 악성종양에서는 일반적으로 정상조직에 비해 T1이 연장되어 나타난다.

– 횡이완시간 (T2)

그림 4-47은 외부자기장과 직교 방향에서 스핀계에 라디오파의 에너지를 주었을 때 생기는 횡 방향의 자화가 감쇠하는 것을 보여주고 있으며, 이때 횡자화의 63%가 감소하는 시간(시정수)을 T2라고 한다. T2는 고체보다는 액체에서 길게 나타나며, 악성종양에서는 일반적으로 정상조직에 비해 T2가 연장되어 나타난다.

④ 스핀에코법과 경사에코법

MR 영상 인자를 획득하기 위하여 여러 형태의 펄스를 순차적으로 인가하게 된다. 대표적으로 SE (spin echo), GE (gradient echo) 및 FID (free induction decay)로 구분할 수 있다. 그림 4-48은 SE법을 보여주고 있으며, 에코 신호가 나오는데 걸리는 시간을 TE (echo time), 반복되는 펄스 시퀀스의 시간을 TR (repeat time)이라고 한다. TR과 TE의 설정에 따라 획득되는 MR 영상이 영향을 받으며, TR과 TE를 모두

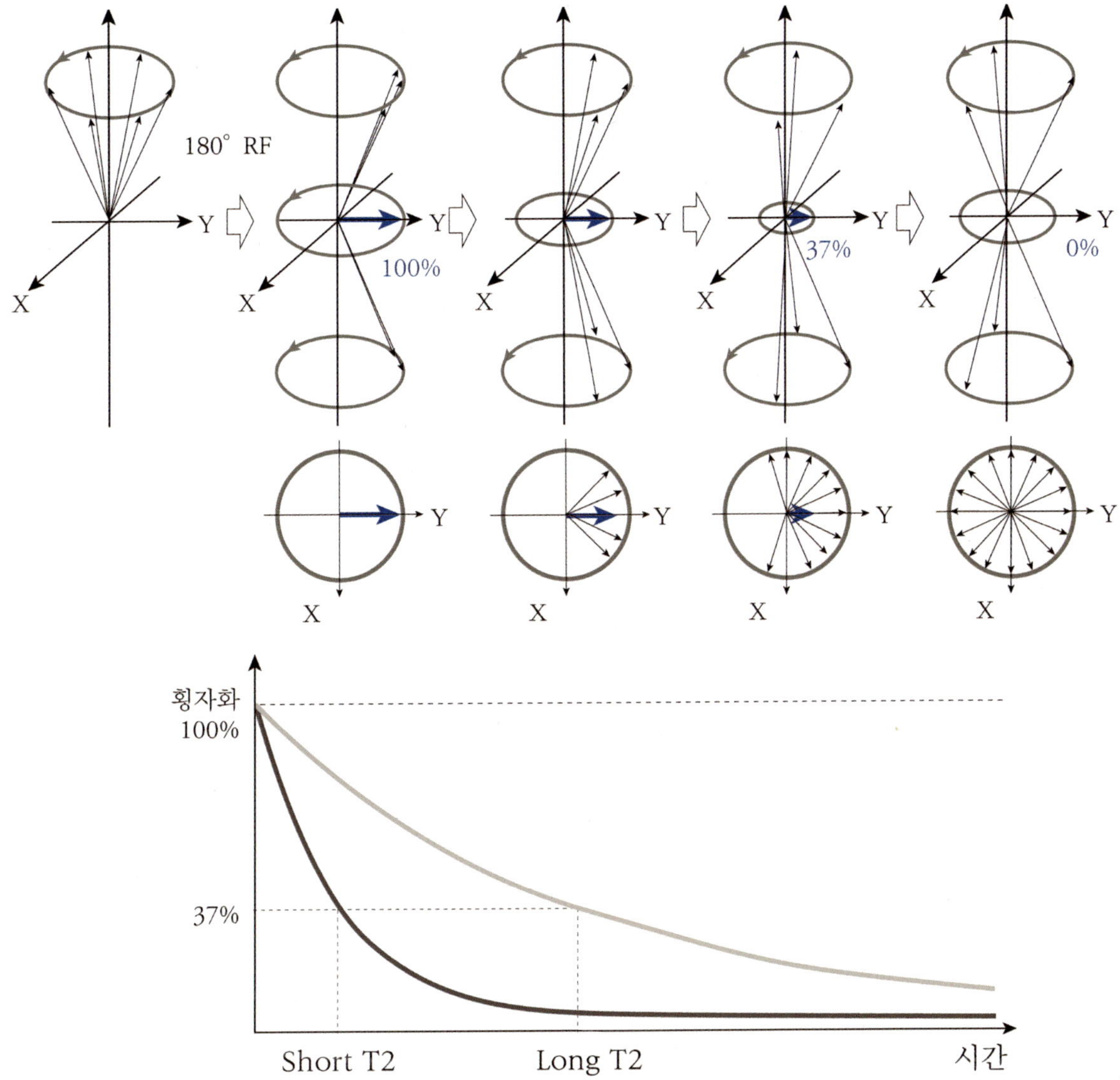

그림 4-47 횡이완과 T2

길게 설정하면 T2 강조 영상이 얻어지고, TR과 TE를 모두 짧게 설정하면 T1 강조영상이 얻어진다.

⑤ 경사자기장

앞서 인체조직의 성분이나 질병의 유무에 따라 T1, T2 등의 MR 영상 인자에 차이가 있음을 설명하였다. 하지만, 질병의 진단을 위해서는 MR 신호가 발생하는 2차원상의 위치를 알아야 하며, 이 문제는 1973년 Lauterbur가 고안한 경사자기장으로 해결되었다. 그림 4-49은 경사자기장에 의해 각 화소에 위치한 양성자에 인가되는 자기장의 차이가 발생하고, 그 차이에 의해 Larmor 주파수 차이가 발생하게 되므로 라디오파의 주파수가 MR 신호의 발생 위치에 대응된다. MR 영상을 구현하기 위해서는 2차원 상에서의 MR 신호 위치를 구별하여야 하므로 기술적으로 위상부호화 경사자기장과 주파수 부호화 경사자기장을 인가하여 MR 영상을 구현하고 있다.

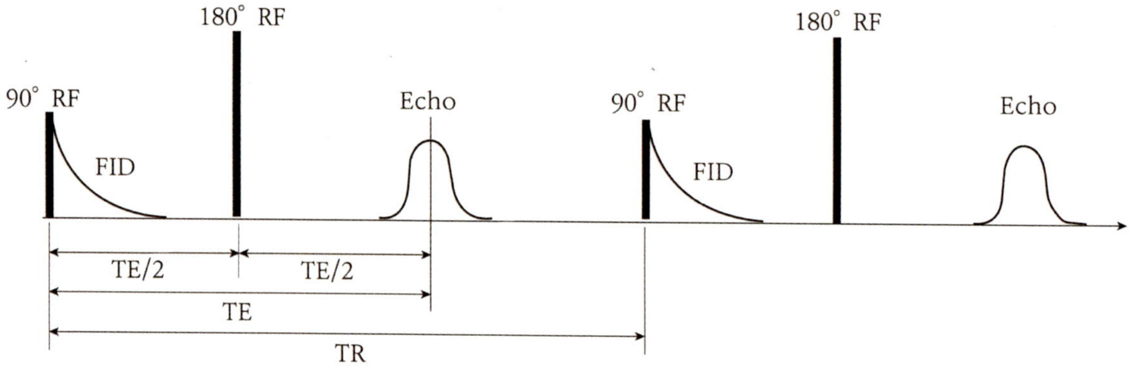

그림 4-48 스핀에코법(SE)

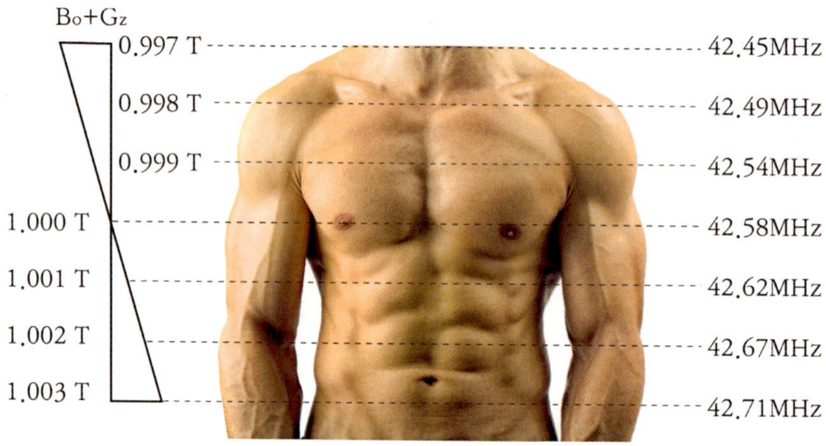

그림 4-49 경사자기장의 원리

⑥ 펄스 시퀀스(pulse sequence)

MR 영상을 구현하기 위해서는 MR 인자를 획득하기 위한 라디오파와 검출된 MR 신호의 위치를 결정하여야 하므로 라디오파를 순차적으로 인가하고 출력되는 신호를 측정하여야 한다. 이렇게 순차적으로 라디오파를 인가하는 과정을 펄스 시퀀스라고 하며, 그림 4-50에서 펄스 시퀀스의 예시를 보여주고 있다. 에코 신호를 획득하기 위한 90° 및 180° 라디오파와 Z축의 단면을 결정하기 위한 경사자기장, X,축과 Y축의 좌표를 결정하기 위한 위상부호화 경사자기장과 주파수 부호화 경사자기장을 순차적으로 인가하면, 인체에서 X, Y, X의 위치정보가 포함된 에코신호가 출력된다. 이 과정을 반복적으로 수행하여 최종 MR 영상을 획득한다.

2) 특징

① 비침습성

비침습성 검사로 전리 방사선을 이용하지 않으므로 임산부나 태아에도 시행할 수 있는 검사이다.

② 정보의 다양성

MRI 영상은 현재 수소 원자핵을 대상으로 하고 있지만, 그 영상은 수소 원자핵의 밀도, 속도 및 두 종류

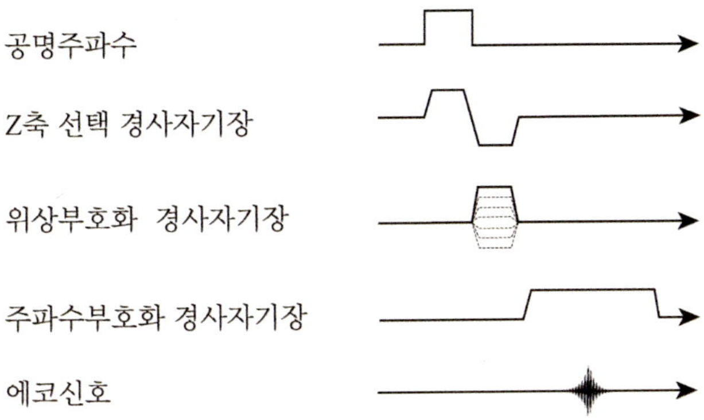

그림 4-50 펄스 시퀀스 예시

의 이완시간(T1, T2)의 네 가지 정보를 포함하고 있다.

③ 임의의 단층면 선택

단층면의 선택을 전기적으로 행하며, 횡단층상 외의 관상 단층상과 시상 단층상도 쉽게 얻을 수 있다.

④ 멀티 슬라이스

1회의 신호 수집으로 복수의 단층상을 얻을 수 있다. 이것은 어느 단층면에서의 스핀의 회복을 기다리는 사이에 다른 단층면에서의 신호를 얻을 수 있기 때문이다.

⑤ 검사시간

NMR 현상은 스핀이 정상 상태로 돌아오는 과정을 기다릴 필요가 있으므로 CT보다 검사 시간(신호수집시간 = TR × 측정 매트릭스 수)은 길어지며, 또한 약한 NMR 신호를 수집하여 양호한 영상을 얻기 위해서는 신호를 몇 번이나 가산할 필요가 있다[(촬영시간 = 신호수집시간 × 가산회수(NEX)].

3) 장치

현 시점에서 정자기장을 발생시키는 자석의 종류에 의해 세 가지로 나눌 수 있다.

① 초전도형

절대 영도에 가까운 온도에서 물질의 전기 저항이 0이 되는 초전도 현상을 이용하며, 액체헬륨으로 냉각한 코일에 전류를 흐르게 하여 자기장을 발생시킨다. 고자기장(0.35 Tesla 이상)에 적합하며, 가장 양호한 영상을 얻을 수 있다.

② 상전도형

보통 전자석을 이용한다. 저자기장(0.2 Tesla 이하)에 적합하며, 경제성이 우수하다.

③ 영구자석형

합금에 의해 만들어진 자석으로 그 자기장의 세기를 유지하는데 전원이 필요하지 않고, 전력의 소모가 없으므로 열이 발생하지 않으며, 따라서 냉각제도 필요하지 않다. 이 자석은 반영구적으로 사용할 수 있는 장점이 있으나, 검사부위가 제한되며 자기장의 세기가 약해서 해상도가 낮은 등 여러 가지 단점을 가지고 있다.

4) MR 촬영 영상

① T1 강조영상

종이완 속도의 차이를 영상화한 것으로 신호의 강도가 지방, 백질, 회백질, 근육 순으로 크게 나타난다(그림 4-51(a)).

② T2 강조영상

횡이완 속도의 차이를 영상화한 것으로 신호의 강도가 물, 뇌척수액, 회백질, 백질, 지방 순으로 크게 나타난다(그림 4-51(b)).

③ 양성자밀도 강조영상

조직 내의 양성자밀도 즉, 물의 농도를 영상화한 것으로 많은 경우 질병부위에 염증을 동반하므로 진단에 유용한 영상이다(그림 4-51(c)).

④ MR angiography

MR 검사시 조영제를 주사하여 짧은 시간에 혈관조영 MR 영상을 획득할 수 있다(그림 4-52).

⑤ MR spectroscopy

세포 내의 분자단위에서 구성 성분과 생화학적 변화를 핵자기공명현상을 이용하여 분석하는 과정을 자기

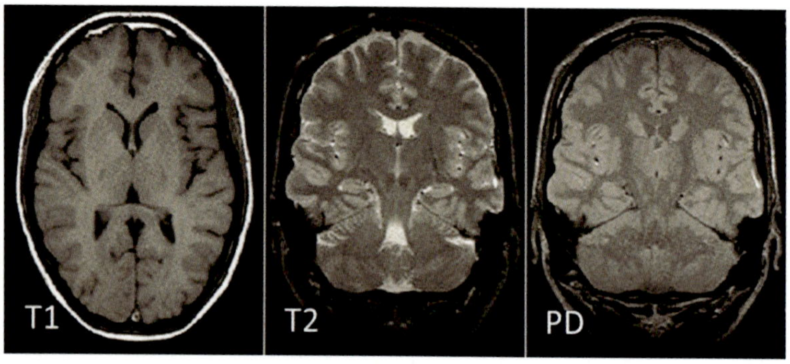

(a) (b) (c)

그림 4-51 (a) T1, (b) T2 및 (c) 수소밀도 강조영상

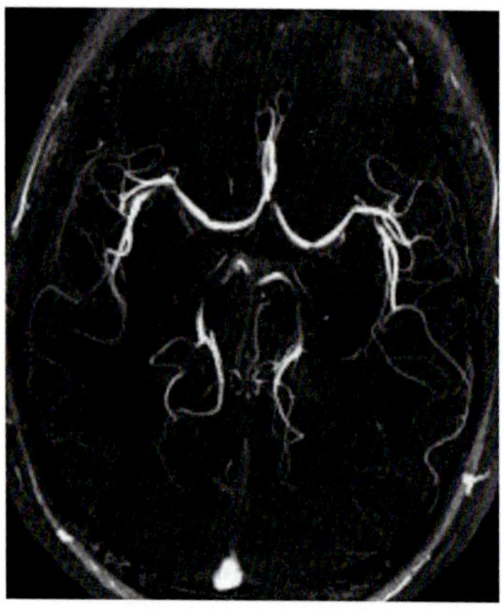

그림 4-52 MR angiography

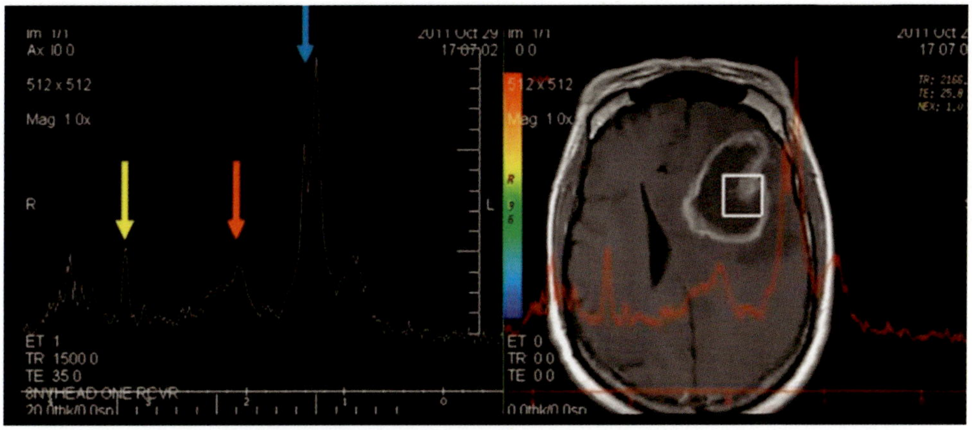

그림 4-53 MR spectroscopy

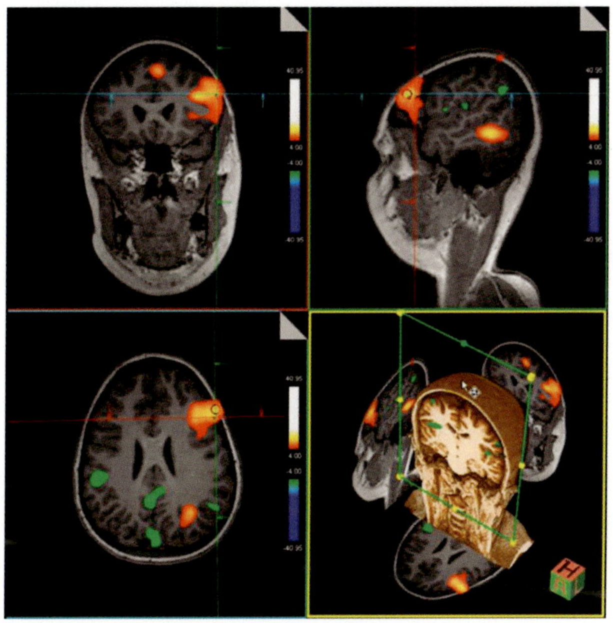

그림 4-54 Functional MR

공명 스펙트로스코피라고 한다(그림 4-53).

⑥ Functional MR

뇌 대뇌피질의 기능을 영상화한 MR 영상을 기능적 자기공명영상이라고 한다(그림 4-54).

⑦ Perfusion weighted MR

모세혈관에서 구소혈류의 흐름을 조영제를 사용하여 획득한 MR 영상을 관류강조 MR 영상이라고 한다.

⑧ Diffusion weighted MR

분자의 농도가 낮은 곳에서 높은 곳으로 액체나 기체 속 분자가 퍼져나가는 현상을 확산(diffusion)이라고 하며, MR에서는 짧은 시간동안 물 분자의 움직임을 영상화하며, 이를 확산강조영상이라고 한다(그림 4-55).

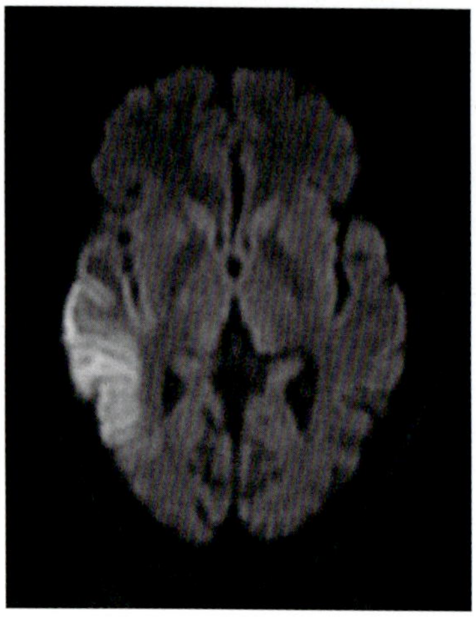

(a)

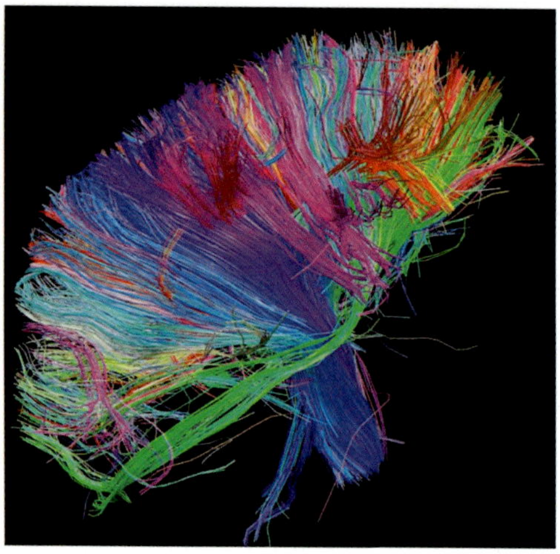

(b)

그림 4-55 (a) Diffusion 및 (b) DTI 강조 영상

5) MR 영상의 특징

① 대조도 분해능: 뇌의 백질과 회백질의 분리는 각종 신경핵의 묘출이 가능하다.

② 맥관계의 묘출: 보통 어느 정도 이상의 혈류가 있는 맥관으로부터 신호가 나오지 않으므로 조영제를 이용하지 않아도 맥관계가 무신호영역으로 묘출된다.

③ 뼈: 뼈 피질에는 NMR 현상을 일으키는 자유도가 높은 수소 원자핵의 농도가 낮기 때문에 무~저신호 영역이 된다(CT: 백색, MRI: 흑색).

④ 지방: 지방은 T1이 짧고, T2가 길기 때문에 고신호 영역이 된다(CT : 흑색, MRI : 백색).

⑤ 액체: 액체는 T1 및 T2 모두 길며, 고신호 영역이 된다(CT: 흑색, MRI: 백색).

⑥ 출혈: 혈액 중의 철에 의해 T1이 짧아져 고신호 영역이 된다(혈종은 CT 및 MRI 모두 백색).

6) 임상적응

중추신경계 검사에서 MRI가 CT와 비교하여 특히 유용한 질환과 영역은 먼저 뇌경색의 조기진단(T1이 연장된 병소), 다발성 경화증의 존재 진단(T2가 연장된 병소), 뇌간과 후두개와의 진단(CT와 달리 뼈에 의한 허상이 없다) 그리고 척수공동증(T1이 연장된 병소) 등이며, 기타 영역에서의 MRI 검사는 다음과 같다.

① 심·대혈관: 조영제를 이용하지 않고 심장, 대혈관계의 병태를 묘출할 수 있다(예, 해리성 대동맥류).

② 종격: 대혈관과 절의 분리 동정이 쉽다.

③ 복부: 간 해면상 혈관종의 존재 진단에 적합하며, 악성종양과의 감별도 용이하다.

④ 골반: 시상단층상 및 관상단층상이 유용하다(예, 전립선).

⑤ 척추: 추간판 헤르니아, 추간판의 변성

⑥ 골·연골부: 골종양의 골수 내 진전의 진단, 각종 관절질환(예, 슬관절의 반월판, 인대의 손상) 등.

⑦ 대뇌피질의 고유한 기능을 영상화 하는 기능성 자기공명영상(functional MRI, fMRI).

⑧ MRS(MR spectroscopy)에서는 종양이나 기타 질환에서 지표가 될 수 있는 특정물질의 농도[예, 알츠하이머 치매–mIns(Myo–inositol), 간성뇌병증–Glu(Glutamate), 뇌경색, 염증, 악성 종양 등–Lac(Lactate) 등]를 분석하여 질병을 진단.

4.8 초음파 검사

초음파 검사(ultrasonography, US)란 초음파를 인체에 투사하여 그 반사파를 영상화함으로써 인체 내의 정보를 얻는 검사이며, 임상진단에는 주로 단층상(B모드)이 이용된다. 인체 내에서 음향 임피던스의 차이가 있는 부위에서 반사되어 되돌아 온 초음파의 인체 내 속도는 일정하다고 간주하여 발신시간으로부터 거리를 산출하여 초음파의 강도에 맞추어 그레이 스케일로 나타낸 영상을 얻을 수 있다(그림 4–56).

적응은 기체 및 뼈로 둘러싸여 있지 않은 장기가 대상이 된다. 주로 대상이 되는 장기는 간, 담낭, 췌장, 신장, 유방, 갑상선, 자궁 그리고 전립선 등이며, 낭포와 충실성 종양의 감별에 정밀도가 높다. 검출 가능 크기는 사용 주파수에 따라 차이가 있으나 0.1 ~ 1 cm 정도까지 가능하다. 그리고 우리나라에서는 거의 전자식 스캐너가 이용되며, 실시간으로 관찰할 수 있기 때문에 해부학적 위치 파악에도 우수하다(예를 들면, 간 내의 혈관). 또한 X선과 달리 인체에 해가 없으며, 간편하고, 기기의 이동도 쉬우므로 많은 장기의 영상검사로 이용되고 있다.

1) 음파의 물리적 성질

음파는 진행방향과 매체 내의 입자의 운동방향이 평행한 종파 또는 소밀파로, 그중 주파수가 20,000 Hz(Hertz, cycle/s) 이상인 것을 초음파라고 하며(인간의 청각으로 들을 수 있는 주파수는 16~20,000

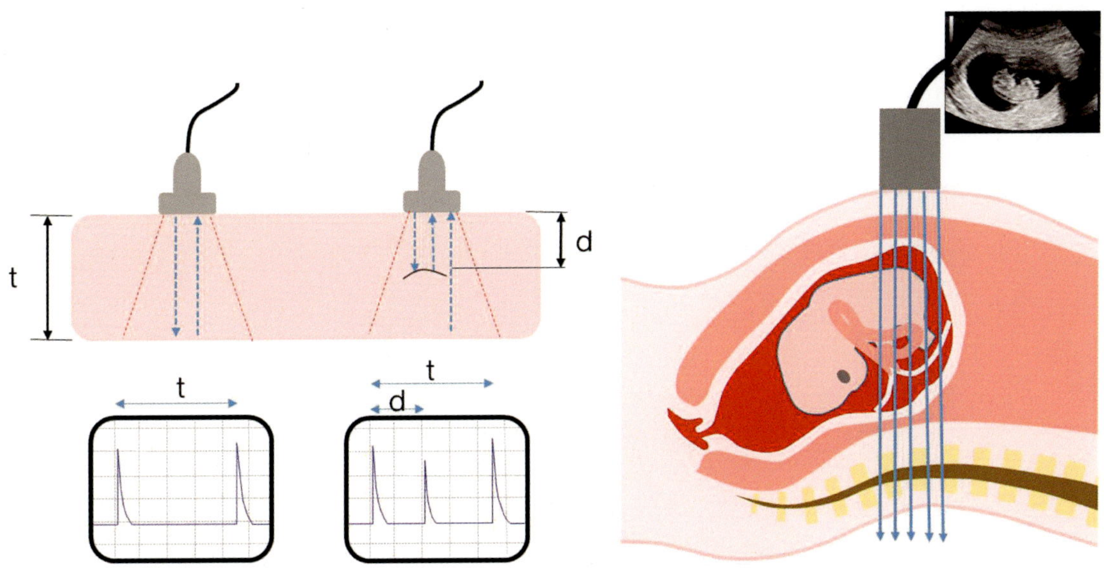

그림 4–56 초음파진단의 원리

Hz), 임상적으로 사용되는 초음파의 주파수는 1~10 MHz 범위이다(MHz = 10^6 Hz).

(1) 음파의 속도

음파의 속도는 전파되는 물질의 압축율과 밀도에 의해 결정된다. 임상에 응용되는 초음파에 있어서의 음속은 주파수에 관계없이 일정하며, 인체의 연부조직 내의 유속은 1,340 m/s라고 간주하고 있다(뼈는 4,080 m/s).

(2) 음파의 강도

단위 면적당 와트 수(watt/cm^2)로 나타내지만, 실제 상대적인 음의 세기를 나타내는 단위로서 데시벨(decibel, dB)이 이용된다. 예를 들면 10 watt/cm^2의 초음파가 0.01 watt/cm^2로 감쇠하였을 때 아래의 식으로 dB이 결정된다.

$$\log\frac{0.01}{10} = \log 0.001 = -30\ \mathrm{dB}$$

2) 초음파와 물질의 상호작용

(1) 반사

음향 임피던스가 다른 계면에서 초음파의 일부는 반사한다. 그러므로 음향 임피던스의 차이가 크고, 계면에 대한 입사각이 작을수록 보다 많은 초음파가 반사된다. 입사각이 90°인 경우 반사율은 다음 식으로 나타낼 수 있다.

$$R = \left(\frac{z_2 - z_1}{z_2 + z_1}\right)^2 \times 100$$

여기서 R은 반사율(%), z_1, z_2는 물질 1, 2의 음향 임피던스를 나타낸다.

물질의 음향 임피던스(acoustic impedance)는 밀도와 물질 내에서의 음파 저항의 누계이며(단위 : rayl = 1 kg/m^2 sec), 인체에 있어서 공기는 0.0004, 연부조직은 1.5 ~ 1.7 그리고 뼈는 7.8이다. 그러므로 연부조직과 공기의 계면에 초음파가 수직으로 입사된 경우의 반사율은 99.9%이며, 초음파 검사에 있어서 공기가 관여된 경우 그보다 심부의 영상을 얻을 수 없는 원인이 된다(연부조직과 뼈에서의 반사율은 약 44%).

(2) 굴절

음속이 서로 다른 계면에서 초음파는 Snell 법칙에 따라 다음 식과 같이 굴절된다(그림 4-57).

$$\text{굴절의 법칙: } \frac{\sin\theta_i}{\sin\theta_t} = \frac{v_1}{v_2}$$

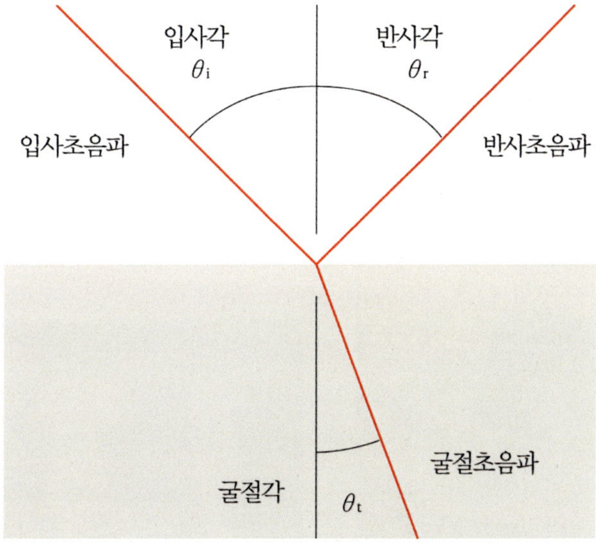

그림 4-57 스넬의 법칙

반사의 법칙: $\theta_i = \theta_r$

여기서 θ_i는 입사각, θ_t는 투과각, θ_r은 반사각이고 v_1, v_2는 물질 1, 2 중에서의 음속을 나타낸다.

(3) 흡수

물질 중에서 초음파의 에너지가 열로 변환되는 과정으로 초음파의 주파수 그리고 물질의 점도와 탄력성이 높을수록 흡수는 쉽게 일어난다.

3) 탐촉자

탐촉자(transducer assembly)란 전기적인 신호를 초음파로 변환하여 발신과 함께 반사파를 수신하여 다시 전기신호로 변환하는 기구이다(그림 4-58).

(1) 압전결정(piezoelectric crystal)

전장 내에서 두께가 변화하는 성질을 가진 결정에 전압을 인가하면 진동하여 음파를 발진하며, 전압을 오프한 상태에서는 반사파를 수신하여 진동함으로써 에너지에 따른 전위차가 발생한다. 초음파 검사에 이용되는 탐촉자에는 압전효과를 가진 결정으로서 PZT(lead zirconate titanate)가 일반적으로 이용되고 있으나, 플라스틱 중합체의 일종으로 보다 우수한 소재들이 개발되고 있다.

(2) 주파수

압전결정의 두께에 따라서 탐촉자의 주파수가 결정되며, 실제로 결정의 두께는 탐촉자가 발신하는 초음파 파장의 반이 되도록 설계되어 있다.

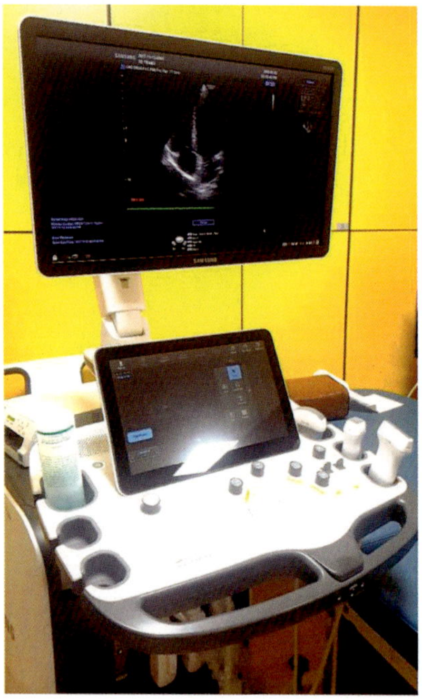

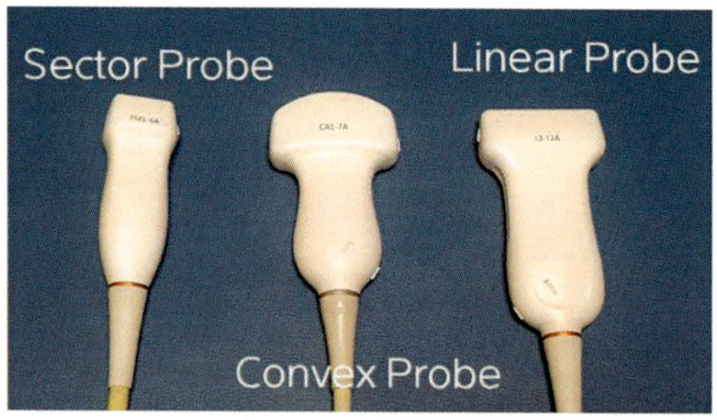

그림 4-58 초음파진단장치와 초음파 탐촉자

(3) Q계수(Q factor)

압전결정에서 발신되는 실제의 초음파는 주파수와 시간에 있어서 어떤 폭을 가지고 있으며, Q계수가 높은 결정에서는 주파수의 폭이 적고, 반면 시간적인 폭은 크다(1회 전압을 인가한 후 진동이 정지될 때까지의 시간은 길다), 초음파 검사에서 압전결정은 발신과 수신 기능을 함께 가지고 있으므로 영상의 공간분해능과 초음파의 시간적인 폭은 밀접한 관련이 있다.

4) 영상 표시법

초음파검사의 영상은 반사파를 근거로 한 전기적 신호를 합성하여 CRT 모니터 등에 표시한 것이다.

(1) A모드(amplitude mode)

반사파를 초음파의 중심선에 대응하는 선상에 진폭의 변화로 표시하는 방법으로 진폭의 위치와 높이가 각각 반사파를 만드는 계면의 깊이와 반사파의 강도에 해당한다. 초창기에는 뇌, 담낭 등에 주로 이용되었으나 현재는 거의 이용되지 않고 있다.

(2) TM모드(time and motion mode)

반사파를 만드는 계면의 공간적 및 시간적 움직임을 2차원으로 표시하는 방법으로 예를 들면 심장 내에서의 첨판의 움직임이 선으로 표시되며, M모드라고도 한다(그림 4-59).

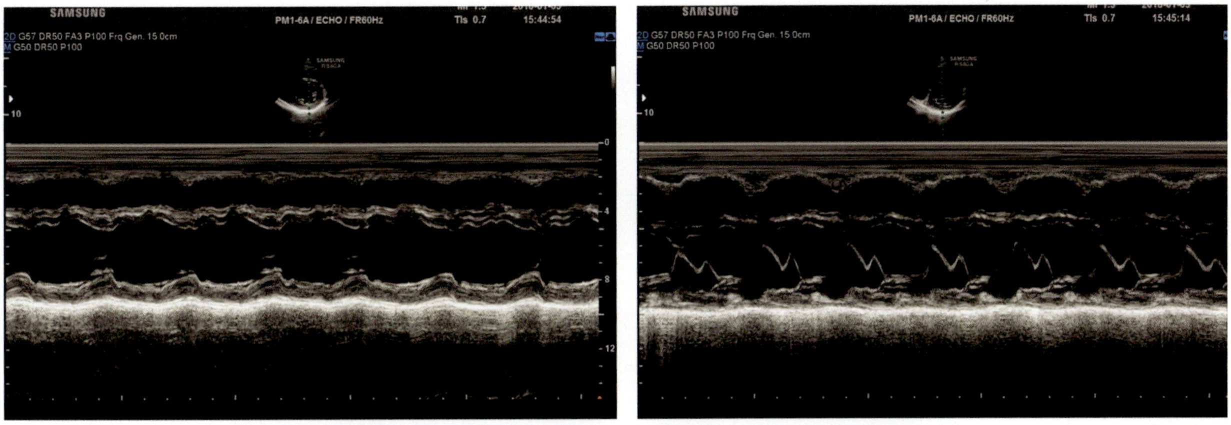

그림 4-59 Cardiomyopathy M모드 초음파 영상

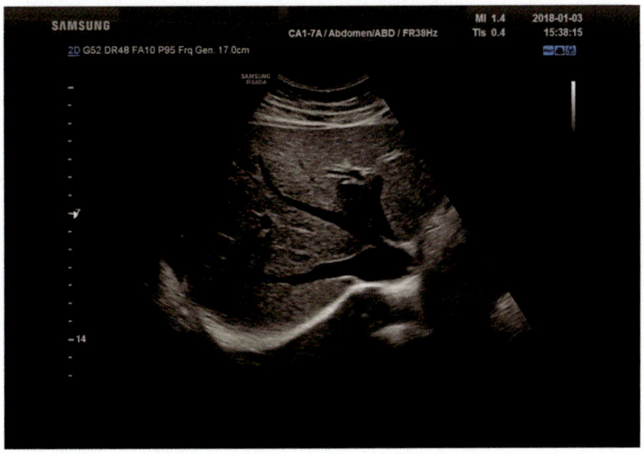

그림 4-60 B모드 초음파 영상

(3) B모드(brightness mode)

인체의 단면상을 표시하는 방법으로 반사파의 강도를 휘도로 표시한다. 현재 임상에 응용되고 있는 초음파 검사의 대부분 B모드에 속하며, 탐촉자로 인체를 스캔하면서 영상을 구성하는 콘택트 콤파운드 방식에서 초음파 빔을 고속으로 스캔하여 다수의 영상을 단시간에 묘사해 내는 실시간 방식으로 이행하고 있다(그림 4-60).

5) 분해능

초음파검사의 분해능은 깊이 방향과 횡방향의 두 가지로 나누어 생각할 필요가 있다.

(1) 깊이 방향의 분해능

초음파의 진행 방향에 있는 두 개의 대상물을 분리하여 인식하는 능력을 분해능이라 하며, 탐촉자에서 발신된 초음파의 공간 펄스 길이(초음파의 파장 × 1회에 발산되는 초음파의 수)의 2배 이상 떨어져 있는 대상물을 식별할 수 있다.

(2) 측방향의 분해능

초음파의 진행 방향에 직교하여 병렬로 있는 두 개의 대상물을 분해하여 식별하기 위해서는 대상물 사이의 거리보다 초음파 속이 가늘어야 한다. 실제로는 凹형 폴리스틸렌이나 에폭시 수지를 음향렌즈로 사용하여 초음파속을 가늘게 하는 연구가 이루어지고 있다.

6) 3D 초음파

3D 입체 초음파 검사는 태아의 경우 출산전 태어날 아기의 얼굴을 입체적으로 미리 볼 수 있다(그림 4-61).

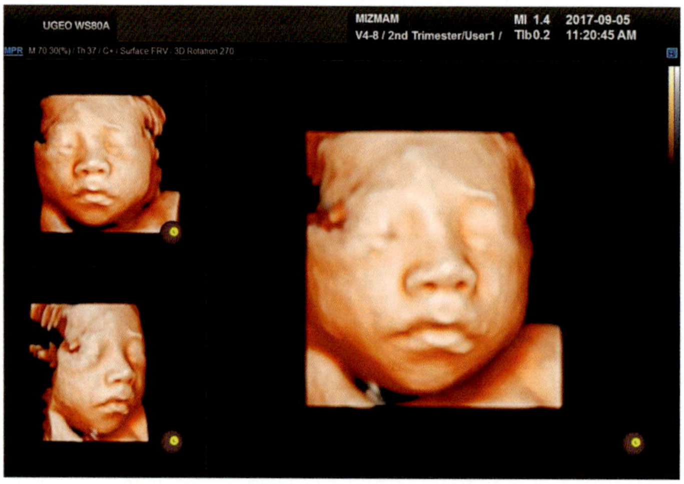

그림 4-61 3D 초음파 영상

7) 도플러법(Doppler effect)

운동하고 있는 물체에서 발신되는 초음파의 주파수 변동(도플러 효과)을 이용하여 혈관 내의 혈류측정이나 태아 심음의 청취에 응용하는 방법으로 연속파 도플러법과 펄스파 도플러법이 있다(그림 4-62).

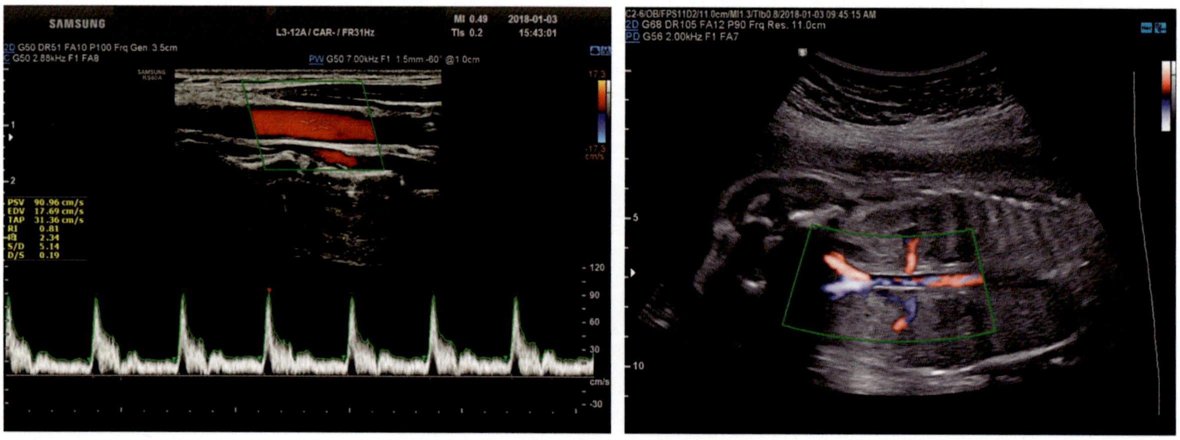

그림 4-62 도플러모드 초음파 영상

도플러법에서는 발신 초음파와 수신초음파의 주파수의 차이를 조사한다. 혈관 내의 혈류를 대상으로 하였을 때 도플러 효과는 혈류 중의 적혈구에서 발생하며, 그 크기는 다음 식과 같다.

$$\Delta f = \frac{2sf}{v} cos\theta$$

여기서 Δf는 도플러 효과에 의한 주파수의 차이, f는 발신되었던 초음파의 주파수, s는 혈류속도, v는 음속 그리고 θ는 초음파의 진행방향과 혈류의 사이각을 나타낸다.

8) 특징과 적응

초음파 검사는 방사선 피폭이 없고, 임부를 포함하여 태아에게 안전하게 검사할 수 있으며, CT와 경합되는 영역이 많지만 원칙적으로 비침습적인 초음파 검사가 먼저 시행된다.

4.9 PACS(Picture Archiving and Communication System)

PACS는 의료기관에서 사용하고 있는 여러 종류의 영상장비를 통하여 얻어진 의료 영상 특히 방사선학적 영상을 디지털 형태로 획득하여 컴퓨터에 저장, 관리하면서 사용자의 요구에 따라 고속 통신망을 이용하여 의료 영상을 전송하며 모니터를 통해 조회, 검색되는 의료영상저장전송시스템을 말한다. 20세기 후반부터 컴퓨터 기술이 발달하고 방사선학적 영상이 디지털화 되면서 PACS의 필요성과 효용성이 급격히 높아지게 되었고 현재는 모든 병원에서 PACS를 설치하여 병원 정보시스템(Hospital Information System, HIS), 처방전달시스템(Order Communication System, OCS), 전자의무기록(Electnonic Medical Record, EMR)과 연동하여 운영하고 있다.

PACS는 그림 4-62에서 보는 바와 같이 의료영상의 획득 입력부분, 저장 관리부분, 의료영상 정보의 전송부분 및 의료영상정보 조회·검색부분으로 크게 구분할 수 있다.

(1) 의료영상의 획득 시스템(Acquisition System)

의료영상 획득시스템은 영상의학과에서 사용되는 CT, MR, US, ES, RI, DS, DR, CR 등 대부분 의료장비(computed radiography)에서 DICOM(digital imaging and communications in medicine) 형태로 획득된 디지털 형태의 의료영상정보를 환자의 기본 정보와 검사 정보를 자동 입력된 상태에서 획득, 전송, 저장, 관리하는 시스템이다. DICOM은 1985년 ACR(American College of Radiology)-NEMA (National Electrical Manufactures Association)에서 제정한 디지털의료영상의 저장 및 통신의 표준 프로토콜이며, 표준 프로토콜로 획득된 데이터는 네트워크의 TCP/IP(Transmission Control Protocol/

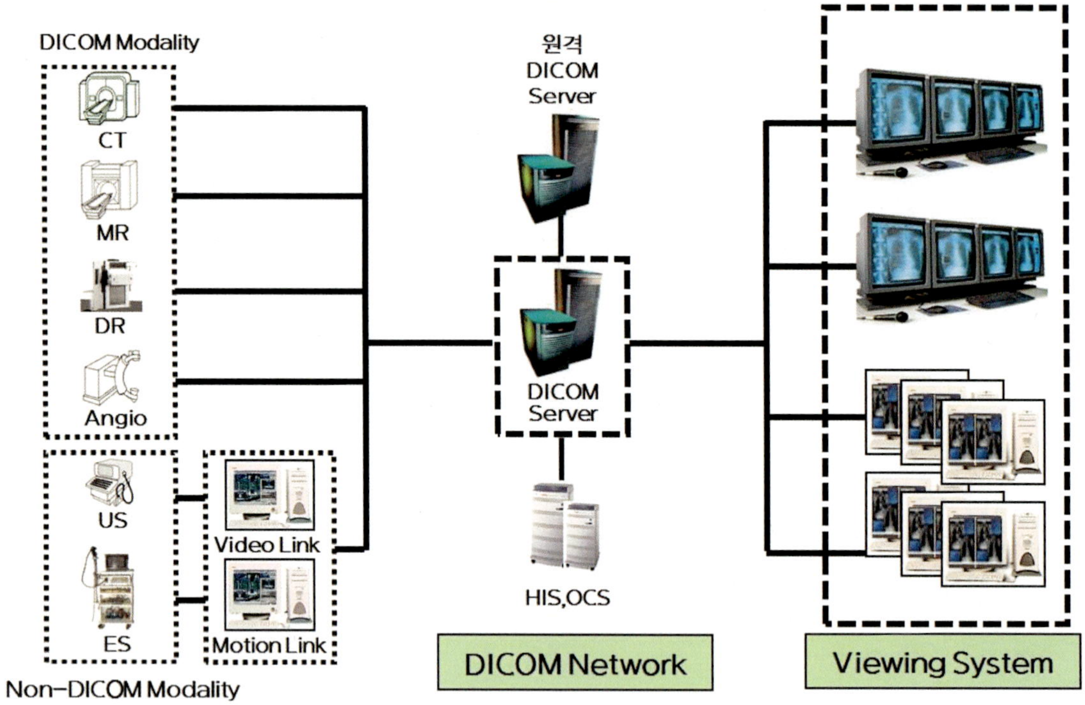

그림 4-63 Full PACS 개념도 (MedPAX, SC&J)

Internet Protocol) 프로토콜을 이용하여 영상 획득, 분배하는 관리하는 핵심인 데이터 획득 서버(Acquisition Server)에 전송된다.

(2) 데이터베이스 관리 시스템(Database Management System)

PACS의 정보는 크게 두 가지로 나눌 수 있다. 첫 번째는 장비에 직접 입력한 기본 정보 혹은 병원 정보 시스템과의 연동에 의해서 자동 입력된 환자 정보, 검사정보, 판독실에서 부가적으로 입력한 판독정보 등의 문자정보이다. 이러한 정보를 PACS에서는 DB정보라고 한다. 두 번째는 의료장비에서 획득한 의료영상(Image)정보이다. 데이터베이스는 환자정보, 처방정보, 판독정보 및 영상정보로 구성되며, 데이터베이스 관리 시스템에서 데이터베이스를 생성하고, 관리하며, 사용자의 요구에 맞는 정확한 데이터를 추출한다.

(3) 의료영상정보 전송 시스템(Network System)

데이터 통신망을 통하여 저장된 디지털 영상, 환자정보와 판독결과를 전달하는 영상획득 장치 또는 주 데이터베이스 서버로부터 외래와 병동으로 정보를 효율적이면서 안정적으로 전달하여야 한다. 이처럼 저장된 영상정보와 DB정보를 사용자가 쉽게 접근하여 조회할 수 있는 시스템을 갖추어야 하며, 이를 전송시스템이라고 한다. 네트워크의 가장 중요한 목적은 사용자가 필요로 하는 정보를 용이하게 접근하여 효율적으로 이용할 수 있도록 지원하는데 있다.

(4) 의료영상정보 조회·검색 시스템(Display System)

PACS에서 사용자가 직접 연결하여 조회된 정보를 조회 및 출력하는 시스템이다. 워크스테이션을 구성하는 모니터는 1개, 2개, 4개, 8개의 조합으로 구성되며 영상 조회 판독에 필요한 기능 즉 확대, 축소, 회전(rotation), 반전(inversion) 등의 기능은 물론 밝기와 대조도 등도 조정할 수 있어 기존 필름보다 정보량이 크다. 조회 검색시스템은 임상용과 판독용, 관리자용으로 구분되어 이용되는데, 이는 보안을 위하여 PACS S/W의 기능과 권한을 구분하여 적용하기 위한 것이다.

PACS는 일반 X선 영상은 물론 CT, MRI, DSA, 초음파검사, 핵의학 검사 등 첨단 영상진단장치로 촬영한 영상을 필름 대신 디지털 영상으로 컴퓨터에 저장하고, 각 단말기로 전송하여 병원 내 어디서나 동시에 영상을 검색하는 운영 시스템으로 필름이 가진 여러 가지 문제점을 해결하여 병원의 영상관리를 획기적으로 변화시킴으로써 의료의 질을 한 차원 높이는 운영체계이다.

(5) 유비쿼터스 환경에서의 의료방사선

유비쿼터스(Ubiquitous)는 어디든지(everywhere)라는 뜻을 가진 라틴어를 어원으로 하고 있으며, IT 기술의 발달과 더불어 의료방사선을 포함한 의료 정보 분야에서 컴퓨터와 네트워크를 통해 언제 어디서나 정보와 데이터를 사용할 수 있는 환경이 갖추어짐에 따라 새로운 패러다임으로 구축하고 있다. 유비쿼터스 환경 하에서 스마트 의료 디바이스를 활용한 원격 환자 모니터링 등 건강관리와 의료 서비스를 제공하는 u-Health가 PACS 등 의료 방사선의 디지털화와 더불어 앞으로 영상의학과의 트렌드가 될 것은 의심의 여지가 없다.

제5장 핵의학기술

핵의학(nuclear medicine)에서는 방사성의약품을 추적자(tracer)로 사용하여 인체에 대한 형태적인 정보는 물론 생물학적 정보와 기능적인 정보를 얻어 인체의 생리와 병리현상을 탐구하고 진단 의학의 발전을 도모한다. 분자 수준의 정보를 생체해석에 응용함으로써 생화학적 해석을 지향하고 체내외의 방사성의약품에서 방출되는 초미량의 방사능을 최첨단 기초 및 응용과학과 결합시켜 질병의 진단과 치료에 응용하는 분야로서 인체장기와 조직세포단위의 기능과 형태를 동시에 관찰할 수 있는 방법인 것이다. 핵의학진료는 시설, 측정장치, 방사성의약품, 핵의학검사법 및 기술, 핵의학진단학과 치료학으로 구분되지만, 치료에 비하여 진단이 훨씬 큰 비중을 차지하고 있다.

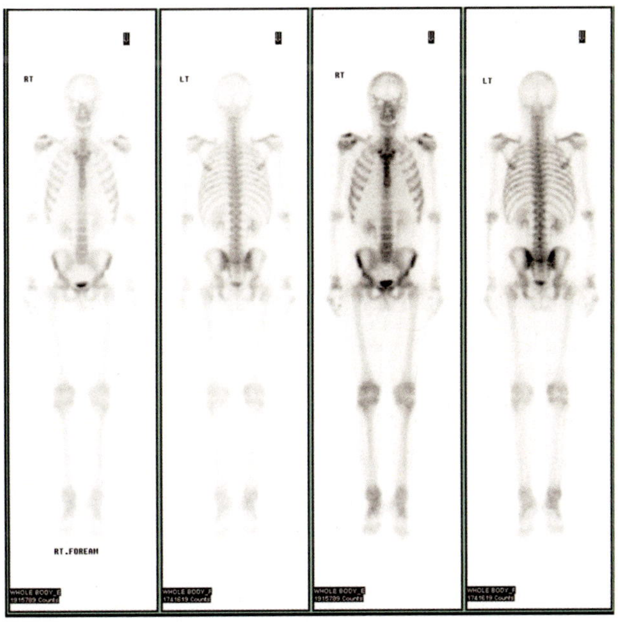

그림 5-1 감마카메라를 이용한 핵의학검사(Whole body Bone Scan)

시설은 비밀봉 방사성동위원소를 취급하기에 적합한 조건을 만족시킬 수 있도록 설계되어야 하며, 관계법규에 적합하게 방사성 물질을 취급함은 물론, 시설 내외의 환경측정과 폐기물의 처리를 시행하여야 한다. 핵의학검사가 적정하게 시행되어지기 위해서는 방사선 및 방사성 물질의 관리, 핵의학검사기기의 성능관리 그리고 검사기술의 지식 등이 필요하다.

표 5-1 | 핵의학검사법의 분류

Ⅰ. 방사성의약품을 체내에 투여한 후 행하는 검사법 (생리적 검사)
1. 체외계측
  1) 섭취율측정
  2) 동적기능검사
  3) 방사성의약품의 체내분포측정
    (1) 핵의학 촬영
      ① 정태 static 촬영
      ② 동적 dynamic 촬영
        a. 연속촬영
        b. 경시적촬영
        c. 심전도동기촬영
        d. 구역동적기능해석
      ③ 단층촬영
        a. 단광자방출형단층촬영
          single photon emission computed tomography, SPECT
        b. 양전자방출형단층촬영
          positron emission computed tomography, PET
    (2) 선 스캔 liner scanning
  4) 전신계측
2. 시료계측
  1) 혈액: 순환혈액량측정, 적혈구수명측정, 조혈기능검사 등
  2) 요: Schilling test 등
  3) 분변: 소화흡수기능측정, 단백누출검사 등
  4) 조직, 기타

Ⅱ. 방사성의약품을 체내에 투여하지 않는 검사법 (생화학적 검사)
1. 경합방사측정
  1) 경합단백결합측정 competitive protein binding assay, CPBA
  2) 방사면역측정 radioimmunoassay, RIA
  3) 방사수용체측정 radioreceptorassay, RRA
2. 비경합방사측정
  1) 면역방사계수측정 immuoradiometric assay, IRMA
  2) 포화분석 saturation assay

핵의학검사는 방사성동위원소의 화학적인 성질이 안정 동위원소와 동일하고, 생체 내에서의 대사가 같은 것을 이용하거나, 화학물질의 일부에 방사성동위원소를 표지하여 그 물질의 생체 내 또는 시험관 내의 시료에서의 거동을 추적함으로써 시행된다(그림 5-1).

방법론적으로는 방사성의약품을 인체에 투여한 후 시행하는 방법과 인체에 직접 투여하지 않고, 주로 혈청 등의 환자 시료에 방사성의약품을 첨가하여 시험관 내에서 시행하는 방법으로 분류된다. 일반적으로 전자를 in vivo 검사, 후자를 in vitro 검사라 부르고 있으며, 표 5-1은 핵의학검사법을 분류한 것이다.

현재 핵의학에 있어서는 핵의학촬영(scintigraphy, radioisotope imaging)과 방사면역측정(radioimmunoassay, RIA)이 가장 중요한 위치를 차지하고 있으며, 동적기능검사도 연속촬영이나 심전도 동기 촬영 등 동적인 영상을 컴퓨터를 이용하여 처리함으로써 시행되는 경우가 많다.

핵의학에 있어서 측정장치 즉 핵의학기기 및 방사성의약품이 핵의학에 기여하는 비중은 대단히 크다. 방사성의약품에 이용되는 방사성동위원소는 초기에는 ^{131}I이 주류를 이루었으나, 현재 in vivo검사에서는 ^{99m}Tc이 주로 이용되고 있으며, 특히 ^{99m}Tc과 표지용 화합물의 개발은 핵의학 발전에 크게 공헌하였다. 한편 in vitro 검사에서는 ^{125}I, ^{57}Co, ^{3}H, ^{14}C 등이 이용되고 있으나, 이 중에서 ^{125}I가 가장 일반적으로 이용되고 있다.

그리고 핵의학검사에는 in vivo 검사에는 섬광카메라(scintillation camera)가, in vitro 검사에는 자동

표 5-2 | 핵의학검사와 X선검사의 비교

		핵의학검사	X선검사
본질		체내의 방사성의약품 분포	피사체의 X선 감약(흡수)의 차이
방사선		γ선	X선
선원의 크기		대(체내의 방사성의약품 분포)	소(X선관 초점)
방사선량		소	대
방사선검출		섬광체	증감지 / 필름, CR 또는 DR
불필요정보원 및 제거법		검출범위외 방사성의약품 및 산란선/콜리메이타, 파고분석기	산란선, 반영/그리드, 소초점 X선관
촬영시간		장(카메라: 수초~수분, 스캐너: 10~30분)	단(대부분 1초 이내)
해상력		불량	양호
검사처치		방사성의약품 투여 (비침습적이며, 반복검사 가능)	불필요(특수검사에서는 조영제 투여, 침습적인 경우도 있다)
위험성		없음	특수검사의 경우 위험성을 수반하는 경우가 있음
피폭 선량	검사부위	사용 방사성의약품에 따라 차이 (대부분 X선과 대동소이)	1매당 피폭선량은 많지 않음.
	생식선	오히려 X선보다 감소	X선속 내에 포함될 때는 검사부위와 같으며, 피폭은 무시할 수 없음.

우물형 섬광계수기(auto well type scintillation counter)가 가장 중요한 위치를 차지하고 있다.

핵의학용 측정기기에 사용되고 있는 방사선 검출기는 현재 섬광체(scintillator)를 이용한 검출기가 주로 사용되고 있으며, 섬광카메라(scintillation camera), 자동 플루로스코프(auto fluoroscope), 자동 우물형 섬광계수기(auto well type scintillation counter) 등은 소형 컴퓨터와 온라인으로 연결되어 사용되는 경우가 많고, 측정기기로부터의 자료를 처리·분석함으로써 진료에 유용한 정보를 제공하고 있다.

최근 단광자방출단층촬영장치(single phonton emisstion computed tomography, SPECT)나 양전자방출단층촬영장치(positron emission computed tomography, PET)를 이용한 핵의학검사에 많은 관심이 집중되고 있다. SPECT는 체내의 방사성의약품 분포를 단층영상으로 표현할 수 있으므로 평면영상에서 소실될 수 있는 깊이 방향의 정보를 얻을 수 있게 해주는 기기이다. 한편 PET는 SPECT와 더불어 뇌와 심장 등의 기능에 대한 기초연구와 임상진단에 널리 이용되고 있는 기기로서 단수명 양전자방출핵종을 사용하여 장기나 조직의 생화학적 활동과 밀접하게 연관된 혈류상태나 대사상태 등을 3차원적인 단층영상으로 나타낼 수 있는 기기이다. 표 5-2에 핵의학적 검사와 X선검사의 특징을 비교하였다.

5.1 In vivo 핵의학

초기 in vivo 핵의학검사에서는 방사성의약품으로 ^{131}I 또는 ^{131}I 표지화합물을 사용하였고, 측정기기로는 섬광계수기와 섬광스캐너(scintiscanner)를 이용하여 장기의 기능과 형태를 관찰함으로써 다른 검사법으로는 얻을 수 없었던 정보를 얻을 수 있게 하였다. ^{99m}Tc과 앵거(Anger)형 섬광카메라가 본격적으로 이용됨에 따라 비약적인 발전을 하게 되었으며, 1970년대에는 ^{201}Tl의 개발로 심장 핵의학이, 1980년대에는 ^{123}I의 등장과 ^{11}C, ^{13}N, ^{15}O, ^{18}F 및 PET를 이용한 사이클로트론 핵의학이 보급됨에 따라 in vivo 핵의학검사는 생리학 수준을 넘어 생화학적인 관찰, 분자진단학 분야로 발전되었다.

1) 추적자로서의 방사성의약품

뢴트겐에 의해서 X선이 발견된 다음해인 1896년 베크렐은 우라늄에서 X선과 유사한 광선이 방출되고 있다는 사실을 발견하고 베크렐선이라 이름 붙였다. 이것은 후일 α, β, γ선으로 명명되었으며, γ선이 오늘날 in vivo 핵의학검사에 일반적으로 이용되고 있다.

방사성동위원소를 최초로 추적자로서 이용한 것은 Hevesy이며, 최초의 임상응용은 1927년 Blumgart의 라듐 C를 이용한 순환시간의 측정이었다. 1935년에는 Hevesy가 인공 방사성동위원소인 ^{32}P를 동물 체내에 투여하여 대사의 연구에 이용하였다. 1946년 Oak Ridge 원자로에서 생산된 방사성동위원소가 미국 내에서 이용되기 시작하였고, 1947년부터는 외국에서도 이용할 수 있게 되었다. 당시 분리 정제된 것은 ^{14}C, ^{32}P, ^{35}S, ^{45}Ca, ^{89}Sr, ^{131}I 등 6종이었으며, 우리나라에는 1959년에 처음 수입되었다. ^{131}I이 가장 먼저 갑상선 기능항진증 치료 및 갑상선진단에 이용되었으며, 일상적인 임상검사에 반드시 있어야 할 위치를 차지하게 되

표 5-3 | In vivo 검사용 방사성의약품의 집적원리(예시)

Ⅰ. 생물 물리적 과정에 의한 집적
1. 구획내 국한 compartmental localigation
   ^{99m}Tc-HSA, ^{99m}Tc-RBC: 심장, 대혈관, 태반 혈액 pool
   ^{111}In-DTPA, ^{113m}In-DTPA: 뇌조
2. 단순 또는 교환 확산 simple or exchange diffusion
   $^{99m}TcO^-_4$: 뇌(종양)
   ^{133}Xe, ^{81m}Kr: 폐(환기)
   $^{18}F^-$, ^{85}Sr: 골병변
3. 이온교환 ion exchange
   $^{201}TI^+$, $^{43}K^+$, ^{99m}Tc-hexakis isonitrile : 심근
4. 능동운반 active transport
   ^{131}I-hippurate: 신장
   ^{131}I-rose bengal, ^{99m}Tc-HIDA : 간담도
   $^{99m}TcO^-_4$: 갑상선, 타액선, Meckel게실
5. 탐식작용 phagocytosis
   ^{99m}Tc-sulfur colloid, ^{99m}Tc-phytate
   : 간, 비장, 골수
6. 모세혈관 차단 capillary blockade
   ^{99m}Tc-MAA, ^{131}I-MAA: 폐
7. 적혈구 포착 cell sequestration
   ^{99m}Tc-열처리 적혈구 : 비장
8. 화학흡착 chemisorption
   ^{99m}Tc-MDP: 뼈
9. pH 변화에 의한 집적 pH shift accumulation
   ^{123}I-IMP, ^{123}I-HIPDM: 뇌

Ⅱ. 대사과정에 의한 집적
1. ^{123}I, ^{131}I: 갑상선

Ⅲ. 면역과정에 의한 집적
1. 항 CEA 항체: 종양
2. 항 AFP 항체: 간암

Ⅳ. 약리과정에 의한 집적
1. ^{123}I-SKF-12185: 부신
2. adrenalin 수용체: 부신 수질, 심근
   ^{123}I-MIBG, ^{131}I-MIBG

었다. 1962년에는 국내 최초로 실험용 원자로인 TRIGA mark Ⅱ가 설치되어 몇 종류 동위원소의 국내생산이 이루어져 의료영역에 사용되었다.

갑상선 이외에 당시 in vivo 핵의학검사로서 뇌종양에 ^{131}I-HSA, 유암과 자궁암에 ^{32}P, 골종양에 ^{85}Sr, 혈액질환에 ^{51}Cr, ^{59}Fe, 혈액순환에 ^{131}I-HSA, 간에 ^{131}I-rose bengal, 위장관 흡수시험에 ^{131}I-triolein들이 이용되었다. 표 5-3에 in vivo검사용 방사성의약품의 집적 원리에 따라 예시를 구분하여 나타내었다.

2) 방사면역검출법(Missile 요법)

방사면역검출법(radioimmunodetection)은 방사성동위원소로 표지된 항체를 투여하여, 항원을 가지고 있는 악성종양에 특이적으로 집적시켜 그 국소의 진단과 함께 대량의 ^{131}I으로 종양조직을 파괴시키려는 것으로 이미 임상의학에서 시행되어지고 있다.

항 AFP항체, 항 CEA항체, 항 CA 19-9 항체와 항원에 대하여 특이성이 높은 단세포군 항체 등에 ^{131}I, ^{123}I, ^{111}In 등을 표지하여 촬영에 의한 진단은 물론 ^{131}I 등 β선 방출 동위원소를 대량 표지 투여하여 진단 및 치료 양면으로 연구가 진행되고 있다.

최근에는 부신수질종양의 진단에 이용할 수 있는 ^{131}I-MIBG가 개발되어 부신수질종양 뿐만 아니라 그 이소성 종양과 전이병소의 검출에도 우수한 임상 평가를 받은 바 있으며, MIBG는 신경아세포종과 갑상선수양암의 병소와 함께 전이병소에도 집적하므로 ^{131}I 등의 대량표지에 의한 방사면역검출법(missile요법)이 가능

하게 되므로 큰 기대를 받고 있다.

In vivo 핵의학검사는 형태와 동시에 동적기능을 관찰할 수 있으며, 비관혈적 검사법으로 높이 평가받고 있다. 최근 사이클로트론 핵의학의 등장에 의하여 검사의 영역은 점점 넓어지고 있으며, 방사면역검출법에 있어서도 진단 뿐 아니라 치료에도 기대되는 바 크다.

3) In vivo 핵의학검사기기의 도입

1960년 국내에서는 처음으로 서울대학교병원에 동위원소진료실이 개설되어 임상영역에서 방사성동위원소를 사용한 진단 및 치료가 시작되었으며, 1961년에 서울대학교병원을 비롯한 4개 국립대학병원에 섬광카메라, 섬광계수기, 스펙트로미터 및 휴대용 측정기 등을 도입하였으며, 갑상선 ^{131}I 섭취율측정, 2개의 probe를 이용한 renogram 검사 그리고 섬광스캐너 등이 각종 장기의 검사에 이용되어 왔다. 섬광스캐너는 분해능이 좋지 않고, 검사에 많은 시간이 소요되었으나, 그때까지 X선 검사 등에서는 얻을 수 없었던 새로운 정보가 얻어지므로 유용한 검사법으로서 높이 평가받았다.

4) ^{99m}Tc과 섬광카메라의 도입

검사기기로서 섬광카메라가, 방사성의약품으로서 ^{99m}Tc 표지화합물이 개발됨으로써 in vivo 핵의학은 비약적으로 발전하였다. ^{99m}Tc은 γ선만 방출하고, 반감기가 6시간으로 짧으므로 피폭선량이 극히 적기 때문에 인체에 대량 투여가 가능하며, γ선 에너지도 섬광카메라에 적합한 140 keV를 방출하므로 단시간에 선명한 핵의학영상을 얻을 수 있게 되었다. 그 후에도 지속적인 방사성의약품의 개발과 섬광카메라의 성능향상으로 핵의학촬영은 유용한 검사로서 널리 보급되게 되었다(그림 5-2).

1979년에는 서울대학교병원에 컴퓨터가 처음으로 도입되어 동적 검사와 정량적인 측정이 위력을 발휘하게 되었으며, 특히 심장 핵의학에서는 심전도 동기 심혈액저류촬영에 퓨리에(Fourier) 해석, 인자분석 등 새로운 해석법을 이용하여 자극전도장해의 검출도 가능하게 되었다.

한편 1970년대에는 심근촬영용 제제로서 ^{201}Tl이 개발되어 허혈성 심근장해 등에 널리 이용되어 심근의 세포생사(viability)까지 관찰할 수 있게 됨으로써 그 유용성은 높이 평가 받았으며, 우리나라에서도 1986년 의료용 사이클로트론이 원자력병원에 설치되어 ^{210}Tl 외에 ^{67}Ga, ^{123}I 등 사이클로트론 제제도 용이하게 이용할 수 있게 되었다.

5) 단광자방출형단층촬영

일반적으로 임상에서 행해지고 있는 핵의학촬영인 2차원 영상과 더불어 섬광카메라의 검출부를 인체의 중심축으로 회전시켜 수집한 정보를 정보처리장치로 영상을 재구성함으로써 3차원 영상인 단광자방출형단층촬영(single photon emission computed tomography, SPECT)에 의한 영상을 얻을 수 있게 되었다.

SPECT를 사용하게 됨에 따라 영상재구성에 의하여 인체 중심축 횡단면 단층상은 물론 시상면 단층상, 관상면 단층상 등 여러 방향의 단층상을 용이하게 얻을 수 있었으며, 심부에 위치한 작은 병소의 검출과 병소의 위치, 주변장기와의 관계 판정과 함께 보다 많은 양의 정보를 얻을 수 있게 되었다(그림 5-3).

표 5-4 | 섬광스캐너와 섬광카메라의 비교

	섬광스캐너	섬광카메라
촬영범위	좁다(시간에 따라 검출기 이동)	대상부위 전 범위(검출기는 고정)
촬영소요시간	길다(일반적으로 10~30분)	짧다(수초~수분)
상의 크기, 왜곡	실물 크기	표시면적고정(대부분 축소 표시), 대상장기가 크면 주변 부위 왜곡
NaI 결정의 직경	3인치 또는 5인치	11.5~16.5인치
해상력	약간 떨어진다.	우수하다.
감도	나쁘다	우수하다(약 10배)
표시법	타점 또는 사진기록	브라운관(폴라로이드 또는 사진기록)
용도·특징	크기 및 면적 측정에 적합	동적해석 가능, 컴퓨터 응용이 용이함 다방향 촬영 가능

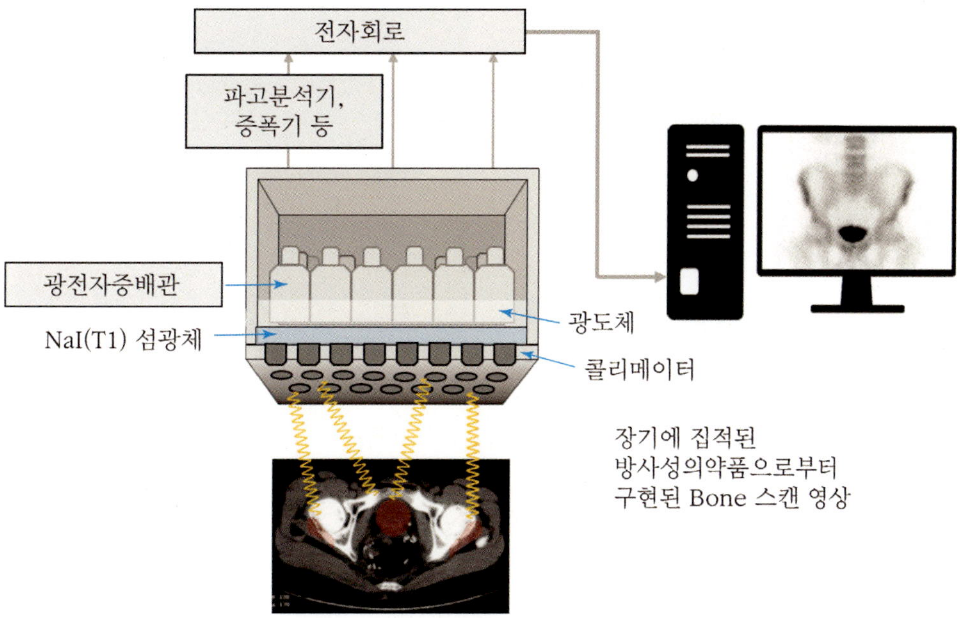

그림 5-2 감마카메라와 핵의학영상

검출기 회전방식 SPECT 장치에 있어서 피검체와 콜리메이터 간의 거리를 단축하여 해상력을 향상시키기 위한 연구로서 slanthole collimator의 이용, 타원궤도로 정보를 수집하는 방법과 수집시간 단축을 위하여 2, 3개의 검출기를 장착한 카메라도 이용되고 있다. 또한 뇌혈류량 측정장치로 개발된 링(ring)형 SPECT장치는 단시간에 선명한 영상이 얻어짐은 물론 동적 SPECT도 가능하게 되었다.

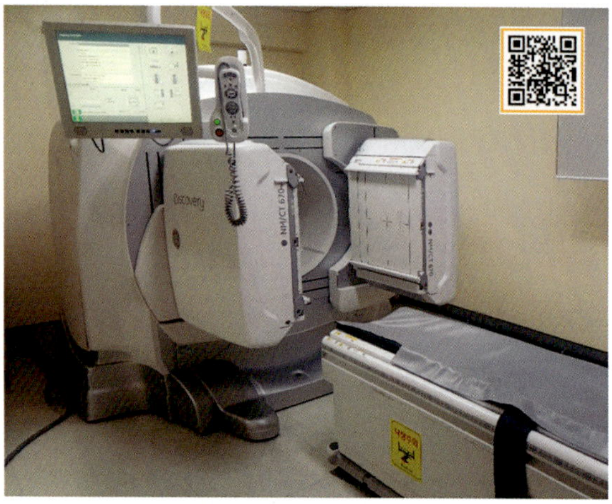

(a) SPECT 스캐너

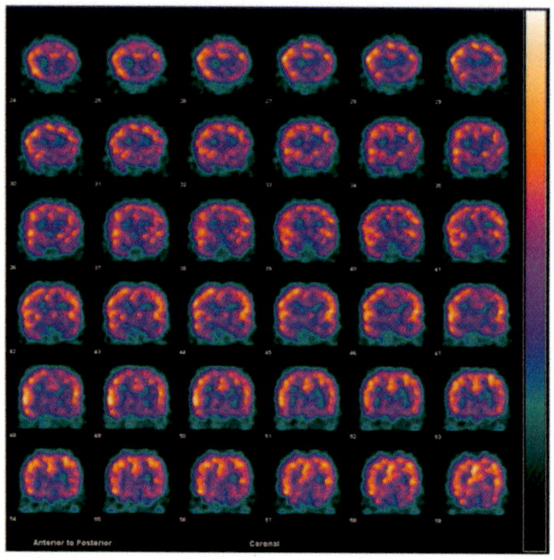

(b) coronal images

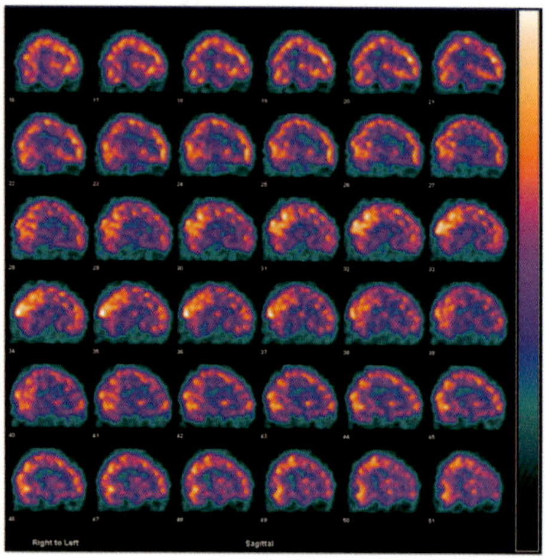

(c) sagital images

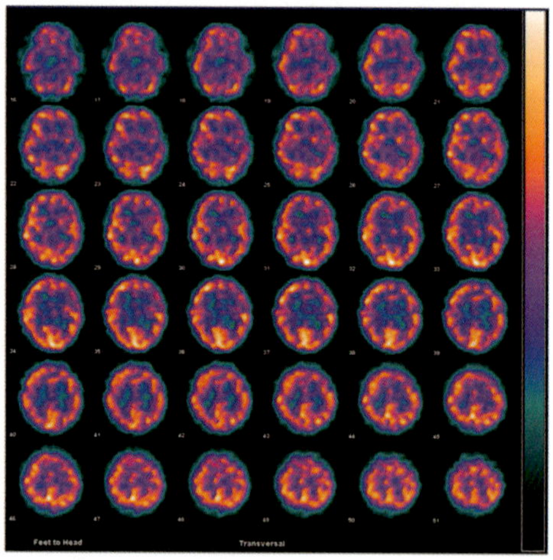

(d) transverse images

그림 5-3 SPECT 스캐너와 brain SPECT 영상

6) 양전자방출형단층촬영

양전자방출형단층촬영(positron emission tomography, PET)은 양전자방출 핵종을 생산하는 병원내 사이클로트론과의 조합이 필요하다. 사이클로트론으로 생산되는 ^{11}C, ^{13}N, ^{15}O, ^{18}F 등은 단수명 양전자방출 핵종으로서 신체의 주요 구성요소이며, 방출된 양전자가 전자와 반응하여 2개의 511 keV 에너지를 가진 γ선을 180° 방향으로 방출하는 현상을 이용함으로써, 정량성이 풍부하고 선명한 영상을 얻을 수 있다(그림 5-4).

PET에서는 뇌의 생리에서 시작되는 병태의 해명으로 간질, 노인성 치매 등의 진단도 가능하게 되었다. 1983년에는 뇌 내 도파민 등 수용체분포가 영상으로 표시되게 되었으며, 향후 각종 수용체에 대한 연구가 기대되고 있다. 심장핵의학에도 PET가 이용되고 있으며, 심근의 혈류($^{13}NH_3$)와 국소 당대사(^{18}FDG)를 관찰하여 허혈성 심근의 세포생사판정이 행해지고 있다.

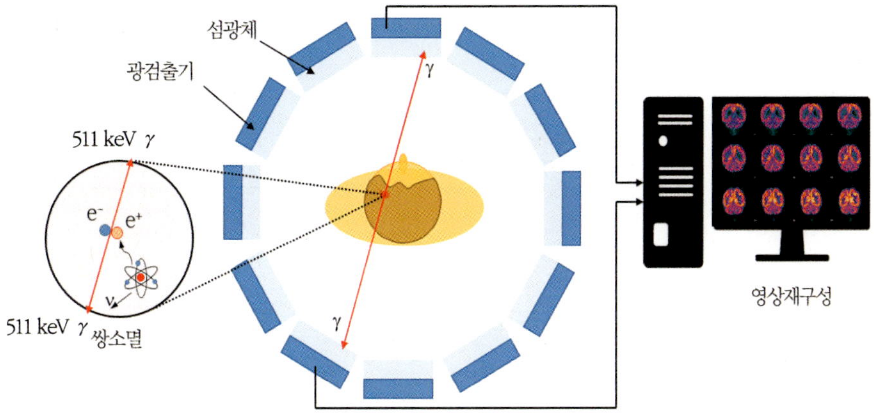

(a) PET 원리

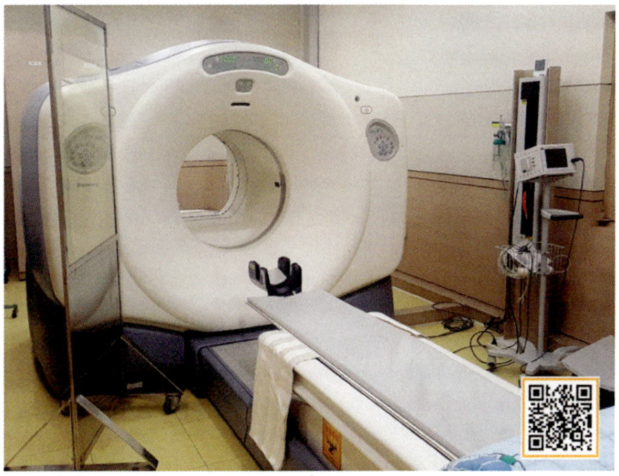

(b) PET 스캐너

그림 5-4 PET 원리와 PET 스캐너

5.2 In vitro 핵의학

In vivo 핵의학검사와 함께 급속히 성장한 핵의학의 한 분야로 in vitro 핵의학검사가 있다. In vitro 핵의학검사는 1959년 정맥주사한 소의 인슐린제거율을 측정하기 위해 Berson과 Yalow에 의해 개발된 방사면역측정법(radioimmunoassay, RIA)이 시작이었다.

이전에 이용되던 체내 호르몬측정법은 검사방법이 복잡하고, 민감도나 재현성이 좋지 않았던 것에 비하여 방사면역측정법이 개발됨으로써 기존 검출이 불가능하던 미량의 물질도 정밀하게 측정할 수 있게 되었다. 이후 몇 년간 체내 펩타이드호르몬을 측정하기 위한 방사면역측정법의 개발에 관심이 집중 되었으며, 1970년대부터는 다른 종류의 미량물질을 측정하는데도 방사면역측정법이 이용되었다.

In vitro 핵의학검사는 급속한 발전을 거듭하여 방사면역측정법 뿐 아니라 같은 경합반응을 이용한 경합적 단백결합측정법(competitive protein binding assay, CPBA), 수용체의 경합반응을 이용한 방사수용체 측정법(radioreceptorassay, RRA) 그리고 경합반응을 이용하지 않은 포화분석법(saturation assay) 등이 이용되다가 최근에는 단세포군항체를 이용한 면역방사계수측정법(immunoradiometric assay, IRMA)이 개발되어 현재는 각종 생물학적인 물질을 측정하는데 널리 이용되고 있으며, 임상진단 및 연구에 반드시 필요한 중요한 검사가 되었다.

한편 우리나라에는 1970년에 처음으로 방사면역측정법이 임상에 활용된 이래, 현재는 전국 병의원에서 활용되고 있다.

5.3 핵의학과 X선 진단의 융합

최근 다양한 진단 장비의 개발 및 방사성의약품의 발전과 더불어 각종 진단용검사장비의 장점을 극대화하기 위한 방안으로 영상의 융합을 이용한 진단이 이루어지고 있다. 핵의학적 영상은 감도가 우수하여 해부학적 병변이 나타나기 전에 진단이 가능하며, 기능의 영상화가 장점이지만, 해상도가 나쁜 단점을 가지고 있다. 이에 비하여 CT나 MRI는 해상도가 우수하므로 이들 장비 간의 융합이 많이 이루어지고 있다.

1) SPECT-CT

SPECT와 CT 두 가지 유형의 스캔을 수행해서 얻어진 각 영상을 융합하여 각 진단장비의 장점을 극대화 함으로써 질병의 진단을 보다 명확히 할 수 있다. 그림 5-5는 마우스에 대하여 0.26 MBq ^{111}In이 표지된 나노입자를 사용하여 획득한 SPECT 영상과 CT영상을 융합한 영상이다.

2) PET-CT

PET-CT는 CT의 우수한 해상도와 PET의 고감도 영상 및 기능적 정보를 융합한 진단장비이다. 단순한

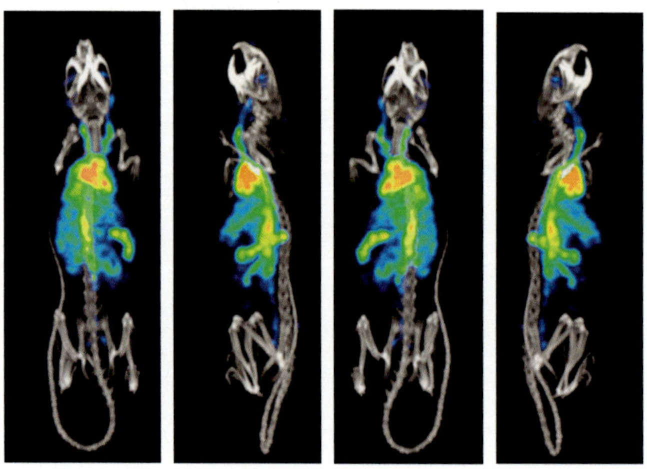

그림 5-5 마우스의 SPECT-CT 융합영상

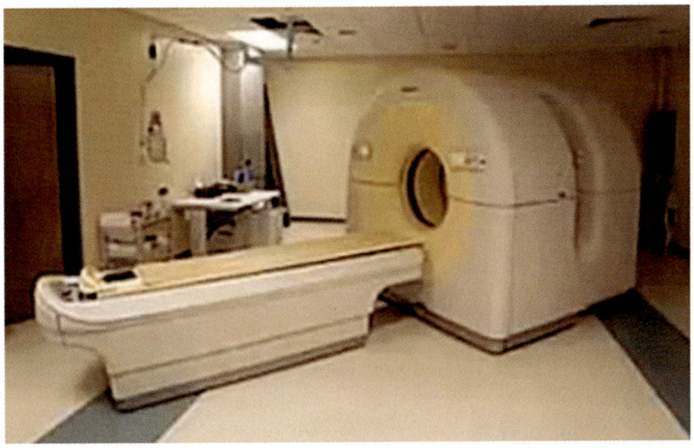

그림 5-6 PET-CT 장치

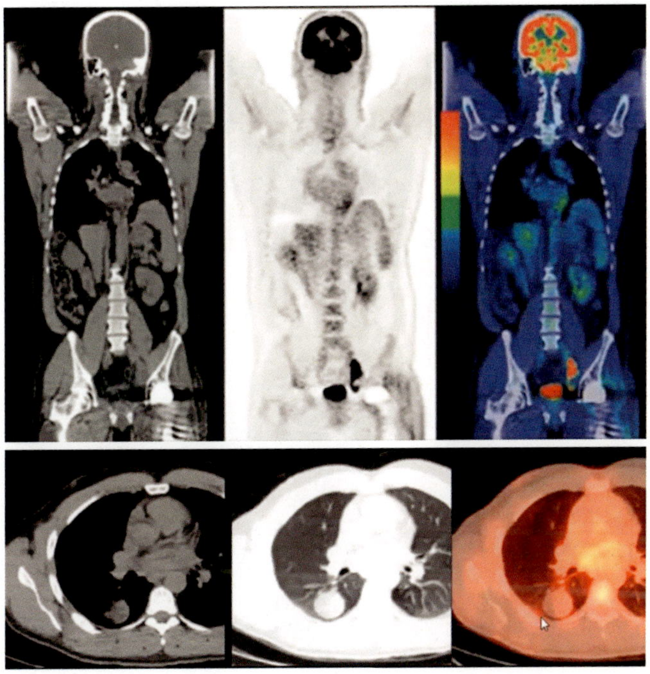

(a) CT (b) PET (c) PET+CT

그림 5-7 PET-CT 융합영상

2차원 내지는 3차원의 해부학적 영상에서 인체의 신진대사나 생화학적 활동의 공간적 분포가 융합된 영상은 임상 및 임상 영상분야에서 새로운 비전을 제시하였다. 특히 기능적 영상에 해부학적 위치정보가 더해지면서 종양학, 수술, 방사선치료 등에 있어서 매우 유용한 정보를 제공한다. 그림 5-6은 PET-CT 검사장치이며, 그림 5-7은 PET영상과 CT영상을 융합한 영상이다.

3) PET-MRI

PET-CT의 성공적인 임상적용에도 불구하고 연부조직에 대한 대조도가 낮고 방사선피폭선량이 증가되며, 현재 PET 및 CT 스캐너가 동시에 영상을 얻는 것이 아니어서 융합시 시간적 불일치로 인한 허상(artifact)이 발생할 수 있다. PET-MRI는 PET-CT가 가진 이러한 단점을 상당히 해결할 수 있는 장치로 우수한 연부조직 대조도와 해부학적 공간해상도를 가진 시간적-공간적으로 결합된 기능적 및 형태학적 영상을 만들 수 있다. MRI는 혈액산소수준(BOLD)영상과 분광학적 기능정보를 제공하기 때문에 향후 PET-MRI 시스템에서 생체 내의 생리학적 과정 등에 대한 다기능 정보를 제공할 수 있을 것이다. 그림 5-8은 PET-MRI 검사장치이며, 그림 5-9는 PET영상과 MRI영상을 융합한 영상이다.

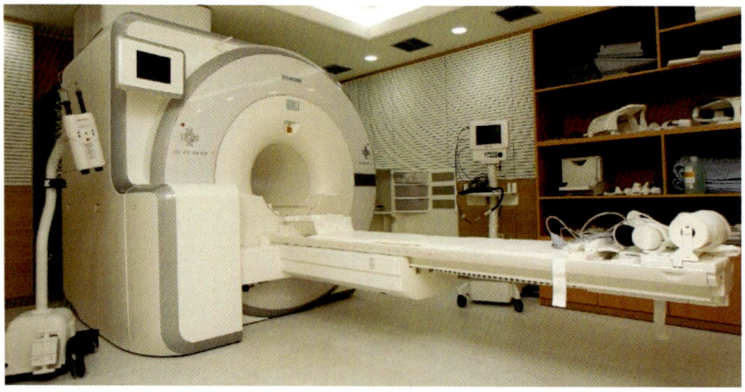

그림 5-8 PET-MR 장치

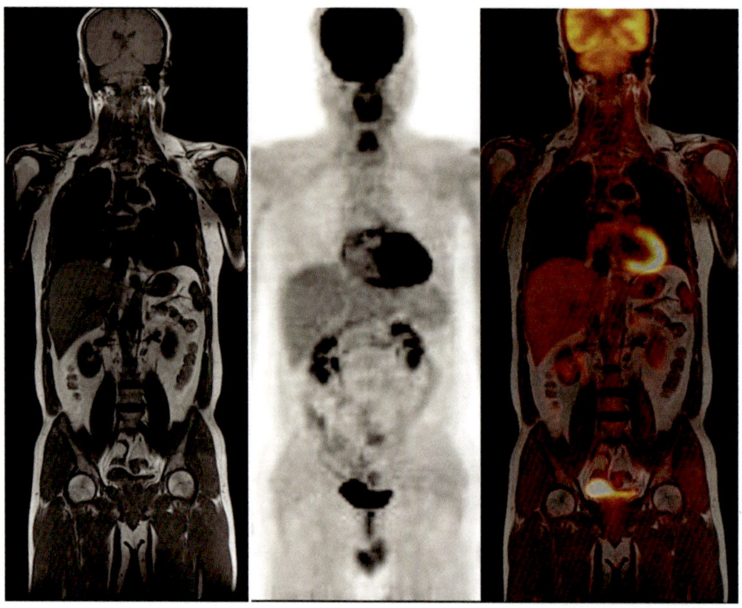

(a) MR 영상 (b) PET 영상 (c) PET+MRI 영상

그림 5-9 PET-MRI 융합영상

제6장 방사선치료기술

악성종양의 치료방법은 수술을 통한 외과적 요법과 방사선을 이용한 방사선치료 및 항암제 등을 이용한 화학요법으로 구분할 수 있다. 현재까지 악성종양의 치료는 일부 예외를 제외하고는 완전하게 확립되었다고는 말할 수 없으며, 단독 치료보다는 여러 치료법의 장점을 살린 병용요법을 적용하고 있다.

그 중 방사선치료(radiation therapy)는 전리방사선을 이용하여 단독 또는 다른 치료법과의 병용하여 질병을 치료하는 요법으로 거의 대부분 치료대상이 악성종양이다. 방사선치료는 그림 6-1(a)과 같이 정상조직에는 방사선을 분산시키고 악성종양에는 집중시킴으로써 그림 6-1(b)와 같이 악성종양과 주위의 정상조직의 방사선에 대한 감수성과 회복력의 차이를 이용하여 치료하는 것이다.

악성종양 환자의 60%는 전체 경과 중에 방사선치료에 적응할 수 있다고 하며, 방사선치료는 근치적 치료, 예방적 치료 그리고 고식적 치료로 나눌 수 있다. 근치적 치료는 종양국소부위가 비교적 명확히 국한되어 있고, 방사선 조사 및 다른 항암치료법과의 병용에 의해 완치가 기대되는 경우(예: 두경부 종양, 호지킨씨병 등 악성 림프종) 적용되는 치료법이며, 예방적 치료는 주로 근치적 치료(대부분 수술) 후 잔존하는 잠재적 악성종양과 재발 시에 종양 제어가 곤란한 부위에 대하여 완치율을 높이려는 경우(예: 유선, 자궁, 난소, 신장, 정소종양의 수술 후 조사, 관해기 백혈병 중추신경조사)에 주로 적용된다. 한편 고식적 치료는 종양의 부위가 치료 예정 대상 부위 밖으로까지 퍼져 있기 때문에 완치 가능성은 없지만, 환자의 신체적 사회적 고통을 일시적으로 경감하고 수명 연장을 기대할 수 있는 경우(예: 골, 폐, 뇌, 복강, 피부 등에 대한 전이로 인한 동통이나 신경압박증상, 호흡곤란이나 SVC 증후군, 뇌압항진에 의한 여러 증상, 소화관 협착에 의한 통과 장해, 출혈, 동통 등)에 적용된다. 이처럼 악성종양에 대하여 여러 가지 치료법이 있으나, 언제 어떤 방법을 시행해야 하는 가는 내과, 외과 등 담당 임상과 및 방사선종양학과 등을 포함하는 종양 팀에서 결정하는 것이 바람직하다.

방사선치료에 있어서 치료성적의 향상을 위해서 물리학적 측면(주로 공간적 선량분포의 개선) 및 생물학

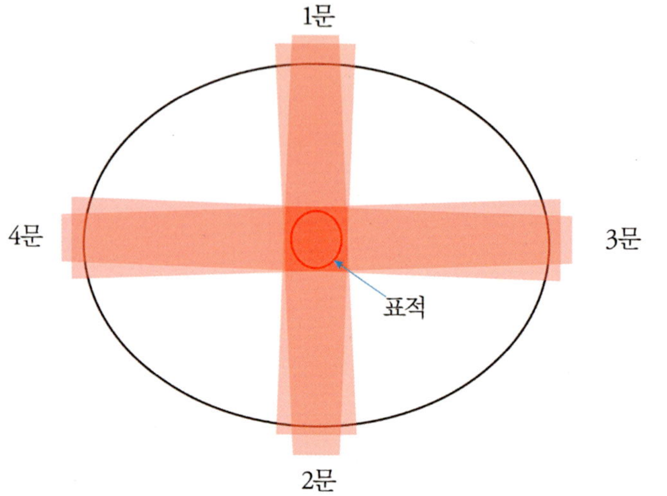

(a) 직교 4문 조사시 치료선량의 집중

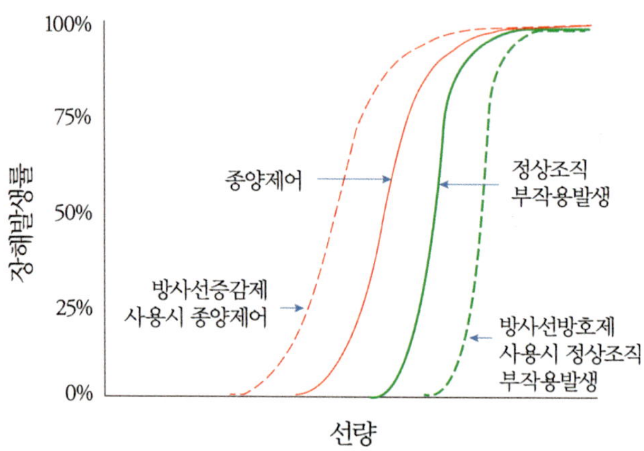

(b) 방사선 선량에 따른 정상조직과 종양조직의 장해발생곡선

그림 6-1 방사선치료의 원리

적 측면(주로 시간적 선량분포의 개선)에서 최대의 효과와 최소의 장해발생을 목표로 하고 있다. 임상 현장에서는 방사선치료학을 방사선종양학(radiation oncology)이라고 부르며, 방사선종양학과 의사 및 방사선사가 가지고 있는 지식과 능력은 물론 보유하고 있는 시설을 가능한 적정하게 활용하여, 종양의 크기와 성질에 적합한 공간적, 시간적 선량분포를 계획한다. 방사선치료시 종양과 정상조직의 반응을 관찰하여 적당한 처치를 실시하면서 치료를 실행함은 물론 환자 전체에 대한 관리도 시행한다.

① 방사선치료 요법을 개시하기 위해서는 우선 정확한 진단(병리조직학적 진단, 병기 및 치료대상 부위의 파악과 진단)이 있어야 하며, 기본적으로 악성 종양이 치료 대상이 된다.

② 종양 및 인접 장기의 방사선 감수성을 알고, 치료가능비(therapeutic ratio, TR)를 1보다 크게 하는 적절한 공간적, 시간적 선량 분포를 계획한다.

$$\text{치료가능비} = \frac{\text{정상조직의 내용선량}}{\text{종양조직의 제어선량}}$$

③ 방사선치료를 시행하면서 종양 및 환자의 반응을 충분히 관찰하고, 종양의 축소 정도나 부작용의 강도에 따라 필요하면 적절히 계획을 조정하면서 치료를 시행한다.
④ 종양 뿐만 아니라 환자 전체의 영양관리, 기타 전신 상태에 대한 관찰이 중요하다.
⑤ 방사선에 대한 종양 및 정상조직의 반응은 치료기간이 지난 후에도 영향을 미치므로 치료 종료 후 일정 기간의 경과 관찰이 반드시 필요하다. 이 시점에서 생긴 장해, 재발 등에 적극적인 조치가 필요하다.

6.1 방사선치료 생물학

방사선생물학(radiation biology)은 방사선 조사가 생체에 어떠한 영향을 미치는 가에 관하여 연구하는 학문으로 방사선치료의 의학적 기초가 된다. 방사선의 생물학적 작용에 대한 과정은 3장 그림 3-22에서 보는 바와 같이 전리방사선의 에너지가 인체에 흡수되는 물리적 과정, 흡수된 에너지에 의해 생체분자가 1차적으로 손상 받고 자유 유리기가 생기는 물리 화학적 과정, 생체분자 유리기가 생기는 화학적 과정 및 DNA 손상에 따른 생물학적 과정으로 생각할 수 있다. 그리고 물리화학적 과정까지는 생체 분자에 대한 직접작용과 함께 생체 분자 주변 물질(주로 물)에 의한 간접작용으로 나눌 수 있다.

현재 악성종양에 대한 방사선의 이용은 확정적으로 발생하는 생물학적 반응으로 시행되고 있으며, 정상세포와 종양세포를 특별히 구별하거나, 종양세포나 종양화에 관여하는 유전자에 대한 선택적 치료는 불가능하다. 그러나 정상세포 혹은 정상조직과 종양세포 혹은 종양조직이 앞에 설명한 여러 과정에 대한 반응의 정도와 차이를 크게 하여 종양조직에 대한 장해를 크게 하고 정상세포 및 조직에 대한 장해의 정도를 적게 하는 방법을 찾아내는 노력은 끊임없이 지속되고 있다.

1) 생존율곡선

그림 6-2는 방사선량에 따른 세포의 생존율곡선(survival curve)을 나타낸 그림이다. 생존곡선에서 D_q는

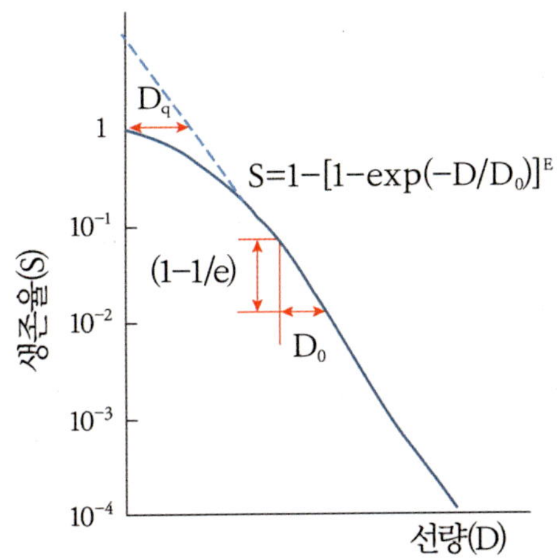

그림 6-2 선량(D)-생존율(S) 곡선

방사선에 대한 세포의 회복을 나타내는 값으로 고LET 방사선에 비하여 X선 같이 저LET 방사선에서 D_q값이 크게 나타난다. 그림 6-2에서 보는 바와 같이 저선량에서는 방사선에 의한 효과가 일부 회복이 되지만 선량이 증가할수록 회복이 줄어들면서 생존율이 감소하며, 방사선치료에서는 정상조직의 회복과 악성종양의 치료를 적절히 조절하기 위하여 치료선량과 치료시간에 대한 합리적인 계획이 요구된다.

2) 회복

방사선에 의해 장해를 받은 세포는 시간이 경과하면 회복하게 되며, 이 회복을 Elkind형 회복이라 한다. 그림 6-2는 1회 조사시에 있어서 생존율 곡선이지만 일반적 방사선치료에서는 6~8주간 30~40회 분할 치료가 이루어지므로 치료기간에 따른 효과를 반드시 고려하여야 한다. 이처럼 시간에 따라 방사선치료시 시간에 영향을 미치는 대표적인 요소를 4R이라고 하며 치료시 이에 대한 고려가 필요하다(4R: Withers, 1975).

① 회복 recovery
② 재산소화 reoxygenation
③ 재생(재증식) regeneration(repopulation)
④ 세포 주기의 동조 redistribution

3) 분할 조사

방사선치료 일정을 결정할 때 생물학적인 필요를 고려한 매개변수는 다음과 같다.

① 1회 선량: Gy/1회 조사(F)
② 선량률: 1회 선량 / 소요 시간
③ 분할빈도 (1일 분할수, 1주간의 분할수): 2회 조사의 간격
④ 총선량: 1회 선량 × 조사 회수

현재 일반적으로 사용되고 있는 치료 분할법은 다음과 같다.

① 단순분할법(Conventional fractionation)
  2 Gy/1회, 1회 / 1일, 주5회, 총40 ~ 70 Gy
② 과분할법(Hypo-fractionation)
  4 Gy/1회, 1회 / 1일, 주3회, 총40 ~ 60 Gy
③ 다분할법(Hyper-fractionation)
  2 Gy/1회, 2회 / 1일, 주5회, 총50 ~ 70 Gy

④ 수술중조사법(intra-operative RT, IORT)
30~40 Gy/1회, 1회 / 1일, 총30 ~ 40 Gy

6.2 방사선의 종류와 치료법

1) 방사선의 종류

방사선치료에서는 그림 6-3에서 보는 바와 같이 다양한 방사선이 사용될 수 있지만, 현재는 외부조사에 고에너지 X선과 고에너지 전자선을 주로 사용하고 있으며, 근접조사의 경우는 주로 γ선원을 사용하고 있다. 고에너지 X 및 γ선은 심부선량이 크고, 측방산란과 표면선량이 적은 장점을 가지고 있다. 최근에는 가속기 기술이 발전하면서 고에너지 양성자 방사선치료에 대한 관심이 급격히 증가하고 있다. 양성자 치료기는 X선이나 전자선 치료기에 비하여 정상조직의 방사선 피폭을 최소화할 수 있는 장점이 있다. 아울러 탄소 이온 등 중하전입자 방사선치료기에 대한 관심도 꾸준히 증가하고 있다.

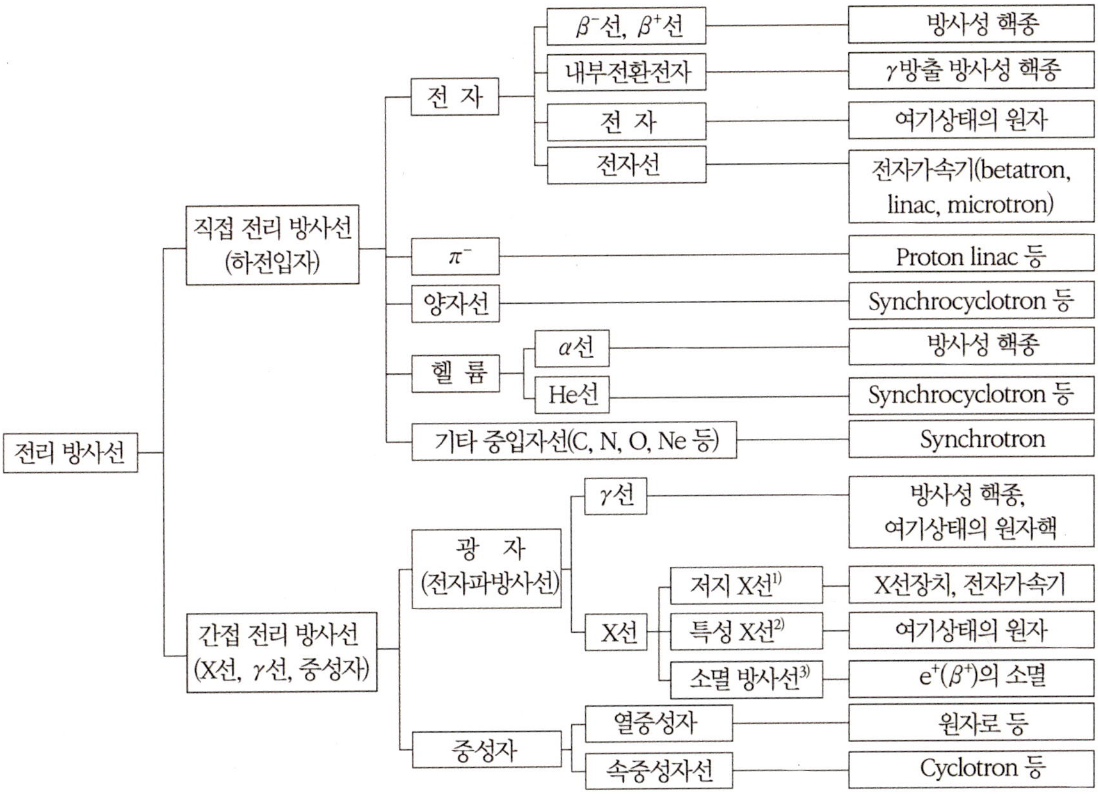

1) 제동방사선, 제동 X선이라고도 함.
2) 고유, 형광 X선이라고도 함.
3) 정의의 내용에 따라 γ선이라고 부르는 경우도 있다.

그림 6-3 방사선의 종류와 발생원

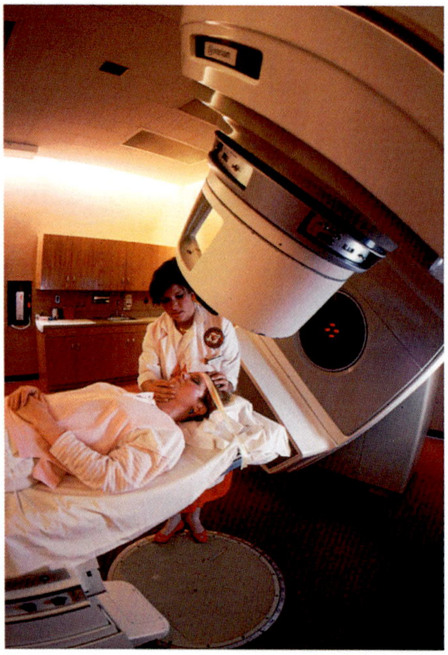

그림 6-4 선형가속기를 이용한 원격방사선치료

중입자 방사선치료기는 기존 X선 치료기에 비하여 정상조직의 방사선 선량 분포를 경감할 수 있을 뿐만 아니라, 방사선에 대하여 내성을 가진 것으로 알려져 있는 저산소농도 세포, S기 분열주기 세포 등에 대한 치료효과가 우수한 장점이 있다.

2) 방사선치료법

방사선치료는 선원과 환자의 위치에 따라 원격방사선치료(teletherapy, 그림 6-4)와 근접방사선치료(brachy-therapy, 그림 6-5)로 구분할 수 있으며, 근접방사선치료는 강내 치료, 조직내 치료 및 관내 치료로 구분할 수 있다.

원격방사선치료는 심부치료가 가능하고, 환자가 치료받는데 불편함이 적은 장점은 있지만 정상조직에 방사선피폭이 많이 되는 단점이 있다. 반면에 근접방사선치료는 치료부위가 피부에 가까운 부분에 제한되며, 경우에 따라 출혈이나 통증을 동반하지만 정상조직의 피폭을 줄일 수 있는 장점이 있다. 현재는 양성자치료, 세기변조방사선치료 등 정상조직의 피해를 최소화하면서 종양에 모양에 맞추어 치료할 수 있는 기술이 발전하면서 근접방사선치료 케이스는 점차 줄어들고 있다.

6.3 방사선치료 기기

원격방사선치료는 최근 컴퓨터와 하드웨어 기술의 발전과 더불어 괄목한 만한 발전을 이루었으며, 치료기기의 개발과 치료법의 발전이 직접적으로 연계되어 있다. 과거 선형가속기를 중심으로 한 2차원 수동방식의 방사선치료에서 3차원 자동치료로 발전하면서 정상조직의 보호와 종양의 제거라는 목적을 달성하기 위하여 많은 치료 방법들이 개발되어 사용되고 있다.

1) 선형가속기(linear accelerator, LINAC)

20세기 중반부터 방사선치료의 주력장치로 주로 고에너지 X선과 전자선으로 2차원 방사선치료를 시행하였다(그림 6-6).

2) 3차원 입체조형 치료(3D conformal radiotherapy)

환자와 종양의 모양을 입체적으로 인식하고 입체적인 종양에 모양에 가장 가까운 선량분포가 되어 치료효과를 개선할 수 있도록 개발된 치료법이다(그림 6-7a).

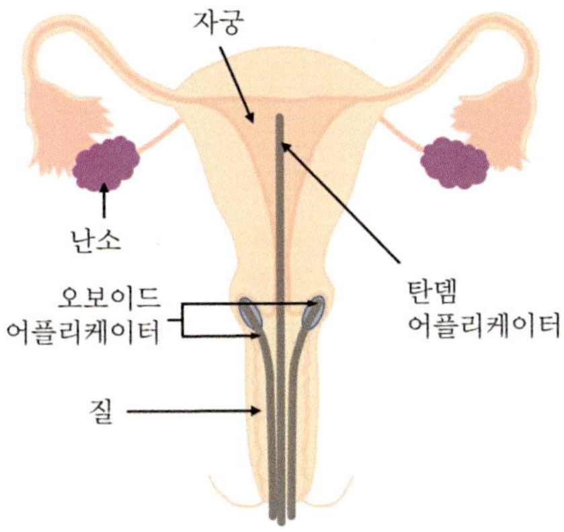

(a) 자궁경부암의 강내 치료

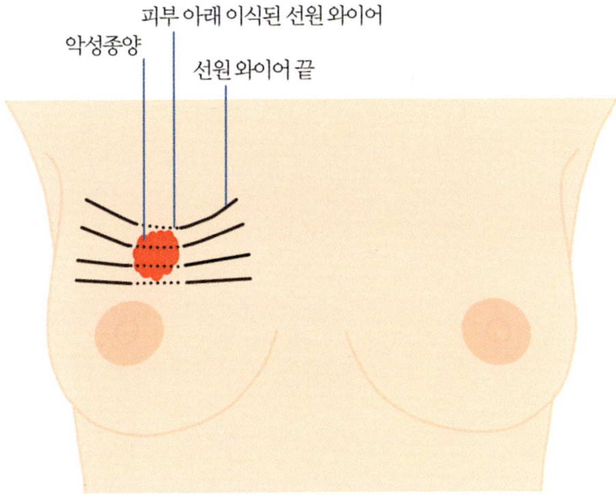

(b) 유방암의 조직내 치료

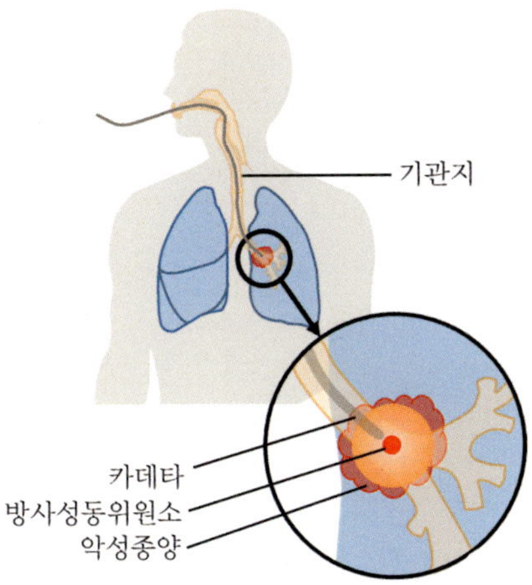

(c) 폐암의 관내 치료

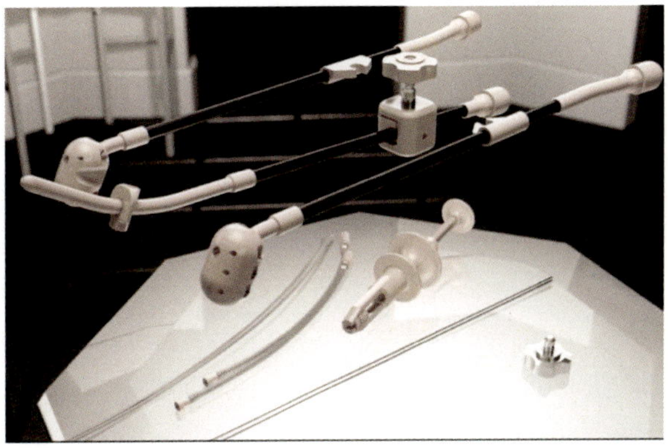

(d) 강내치료용 어플리케이터

그림 6-5 방사성동위원소를 이용한 근접방사선 치료

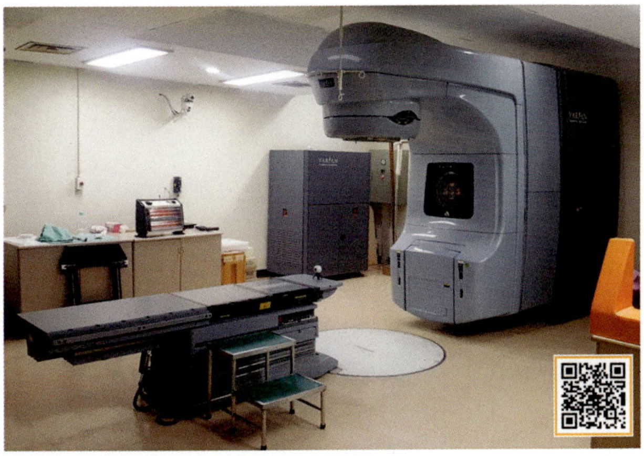

(a) 치료용 선형가속기

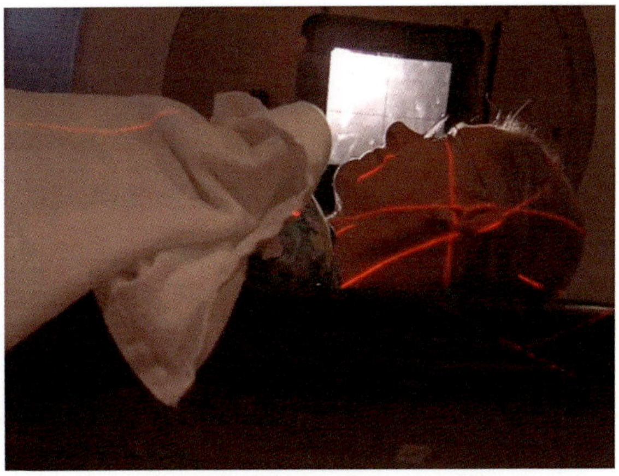

(b) 치료위치를 조준하는 위치잡이

그림 6-6 선형가속기를 이용한 방사선치료

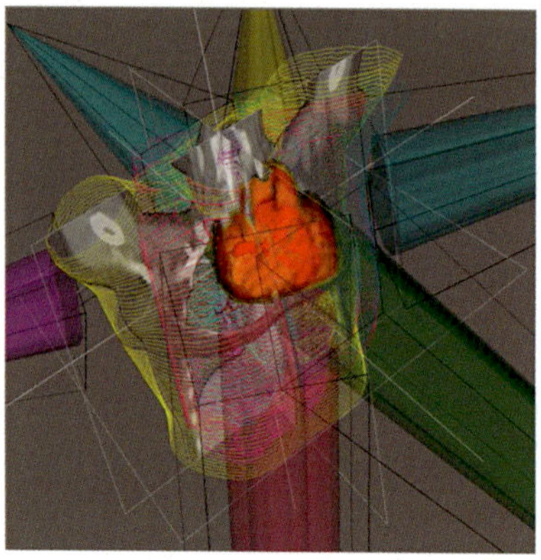

(a)

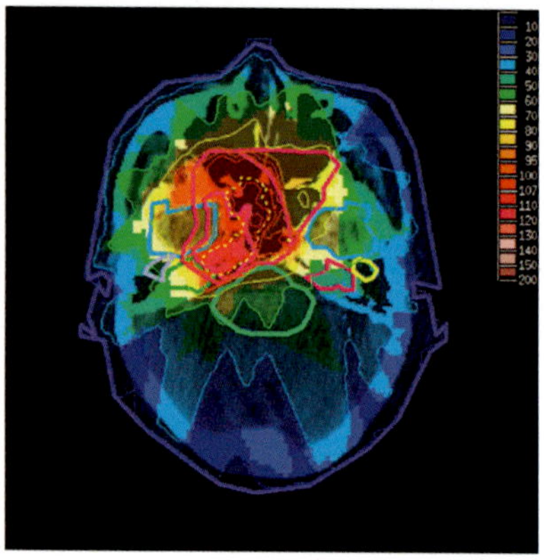

(b)

그림 6-7 (a) 3차원 입체 조형치료와 (b) 세기 변조 방사선치료의 치료계획

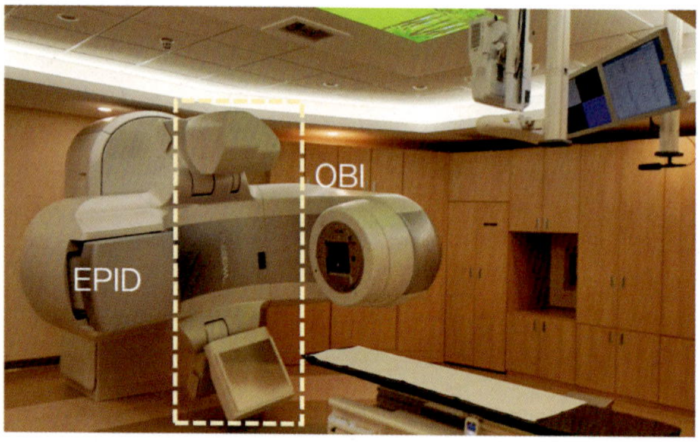

그림 6-8 OBI가 장착된 영상유도 방사선치료용 선형가속기

3) 세기변조방사선치료(intensity modulation radiotherapy, IMRT)

방사선치료시 중요한 장기를 둘러싸고 있는 악성종양의 경우 입체조형 방사선치료법으로는 중요한 장기를 보호하기 어려운 단점이 있다. 세기변조방사선치료법은 이러한 단점을 보완하기 위하여 개발된 치료법으로 방사선치료시 선량분포의 모양이나 세기를 조절하여 종양의 모양에 가장 근접한 형태의 방사선 선량분포를 구현할 수 있다(그림 6-7b).

4) 영상 유도 방사선치료(image guide radiotherapy, IGRT)

세기변조방사선치료에서 인접한 정상조직을 피하고 종양의 모양에 가장 치료가 가능하게 되었지만 여전히 몸속에 보이지 않는 곳에 위치한 정상장기를 피하면서 종양을 정확한 조준하는 것은 방사선치료에서 해결해야 할 중요한 과제이었다. 영상유도 방사선치료는 치료 위치를 조절할 때 X선 영상, 초음파영상, 비디오 영상 등 여러 가지 영상을 획득하고 이 영상들을 기준으로 몸속에 위치한 종양을 정확히 조준할 수 있는 치료법으로 방사선치료의 정확성을 한 단계 더 업그레이드하게 되었다. 그림 6-8은 OBI(on board imager)라는 진단용 방사선발생장치를 장착한 선형가속기 사진이다. 방사선 분할 치료시 그때마다 치료빔에 대하여 수직 방향으로 OBI를 이용하여 디지털 X선 영상을 촬영한다. 촬영된 OBI X선 영상과 방사선치료 시뮬레이션시 획득된 기준 디지털 영상을 비교함으로써 치료위치 재현의 정확도를 확인할 수 있으며, 아울러 환자의 위치를 조절하여 정확한 표적에 방사선을 조사할 수 있게 된다. EPID(Electronic Portal Imaging Device)는 방사선 치료시 치료부위를 직접 확인할 수 있는 장치이다.

5) 호흡동기 방사선치료(respiration radiotherapy)

영상유도방사선치료에도 불구하고 환자 몸속에 있는 타겟(악성종양)과 정상장기는 호흡 등에 인하여 방사선치료 도중에 위치가 변하게 되므로 역시 정확한 치료에 어려움이 있다. 이를 해결하기 위한 방법 중 하나로 개발된 장치가 호흡동기 방사선치료이다. 이 방법에서는 환자의 몸에 표적을 두고 적외선 카메라를 이용하여 환자의 호흡 주기를 확인하면서, 호흡박자에 맞추어 방사선치료를 시행하게 된다(그림 6-9).

6) 방사선수술장치(streotatic radiosurgery, SRS)

방사선동위원소를 이용한 감마나이프, 선형가속기를 이용한 X-나이프, 선형가속기와 로봇 팔을 결합한 사이버나이프는 소조사야를 표적에 집중시켜 외과적 수술 대신 방사선으로 수술을 시행하게 된다(그림 6-10).

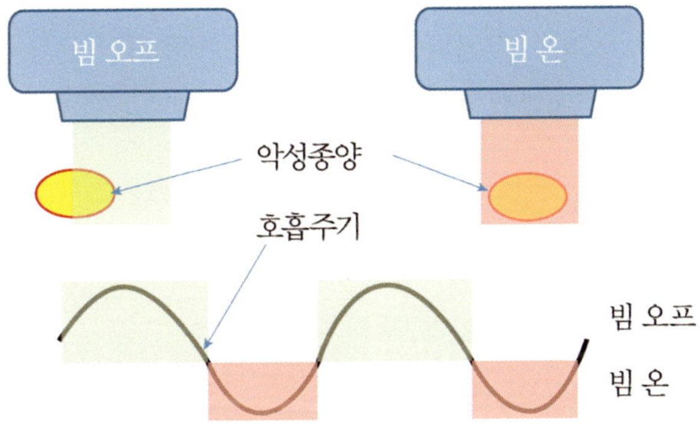

그림 6-9 호흡동기 방사선치료의 원리

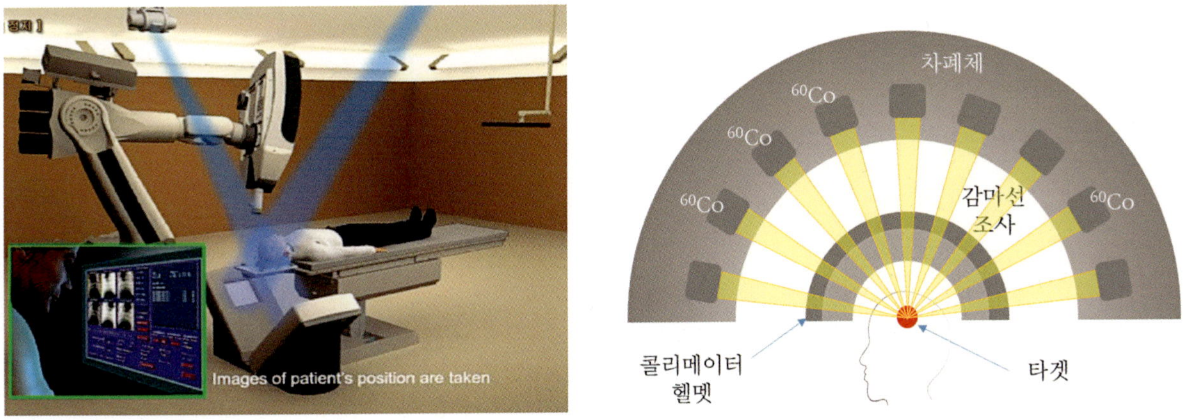

(a) 사이버 나이프

(b) 감마 나이프

그림 6-10 방사선수술장치의 동작 원리

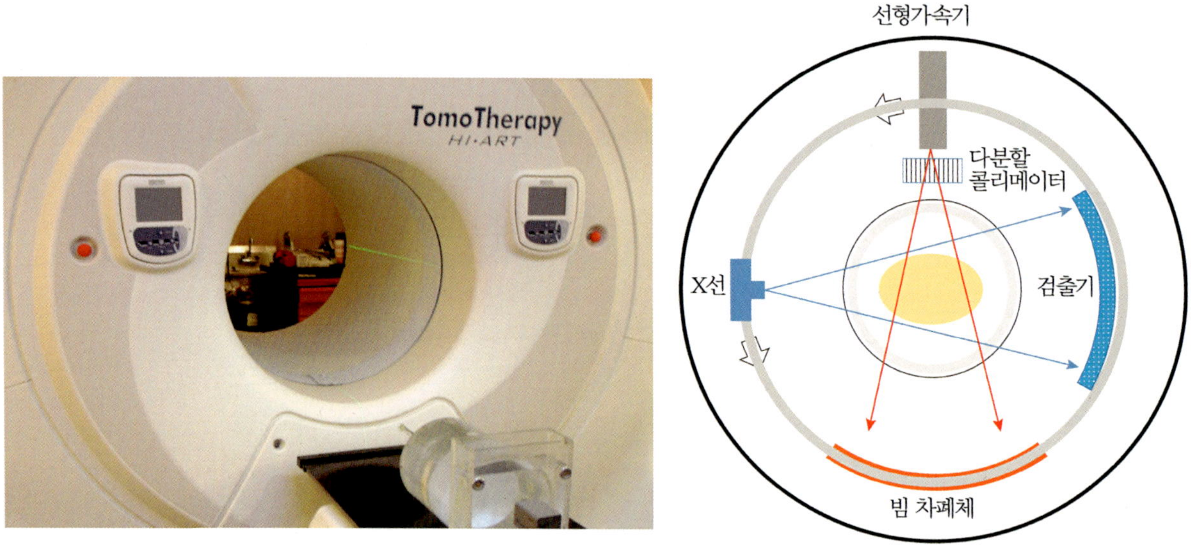

그림 6-11 토모치료기와 원리

7) Tomotherapy

토모치료기는 외형적으로 CT와 유사하지만 내부에 선형가속기와 CT용 X선 발생장치가 장착되어 있어서 CT를 이용하여 영상을 촬영하여 치료위치를 확인하고 실제 치료는 내장된 선형가속기로 영상유도방사선치료를 시행한다. 전신조사 등 치료 부위가 넓은 경우 특히 효과적인 선량분포를 구현할 수 있다(그림 6-11).

8) 원격근접치료기(remote after loading system, RALS)

과거 라듐 근접치료에서는 시술자가 직접 환자의 치료부위에 ^{226}Ra 방사성동위원소를 투입함에 따라 시술자 피폭의 우려가 매우 높았다. 현재는 근접치료시 체내에 고준위 방사성동위원소를 내장하기 위한 치료장치로 치료 계획된 부위에 계획된 시간동안 원격으로 방사성동위원소를 투입함으로써 시술자의 방사선 피폭 없이 악성종양의 치료를 시행할 수 있게 되었다. 또한 치료시간이 매우 짧아져서 환자가 치료받는 동안 고통이 경감되고, 입원하지 않고도 내원치료가 가능하게 되었으며 보다 정확한 치료를 시행할 수 있게 되었다. RALS에서 사용되는 고준위 방사성동위원소로 과거에는 ^{60}Co, ^{137}Cs 등이 사용되었으나, 현재는 대부분 ^{192}Ir를 사용하고 있다. 모의선원은 방사선은 방출하지 않지만 실제 치료용 선원과 모양과 크기가 동일하여 선원의 위치를 확인하는데 사용된다(그림 6-12).

9) 양성자 치료기

고에너지 양성자는 물질 내의 입사하여 최고 도달 깊이 부근(최대 비정)에서 양성자의 에너지를 집중적으로 방출하여 피크를 형성하는데, 이 부분을 브래그 피크(Bragg peak)라고 하고(그림 6-13(a)), 피크 부근에서 흡수되는 방사선량이 가장 많다. 방사선 치료시 악성종양이 위치한 지점에 피크가 일치하도록 맞추게 되면 정상조직에는 최소한의 선량이 들어가면서 종양에는 최대선량이 들어가서 가장 좋은 치료결과를 기대

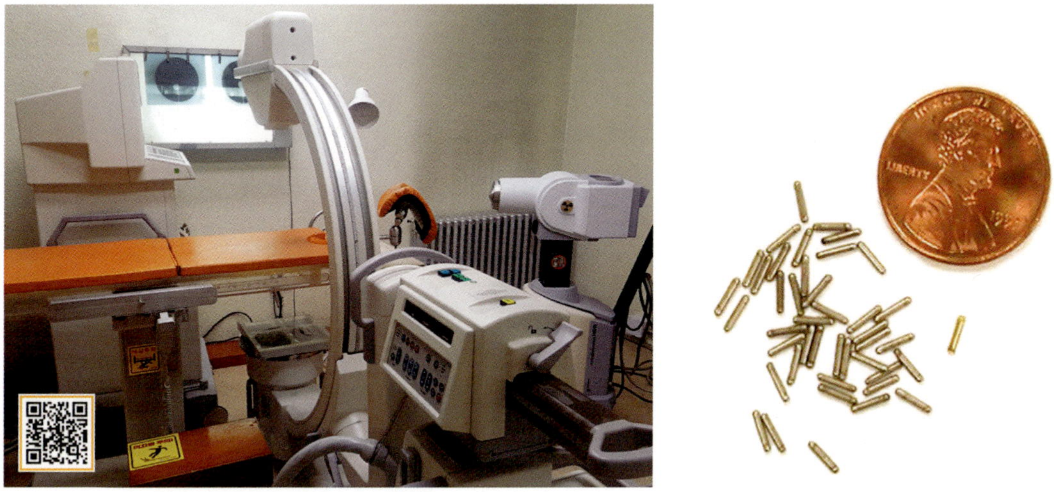

그림 6-12 원격근접치료장치와 근접치료용 모의 선원

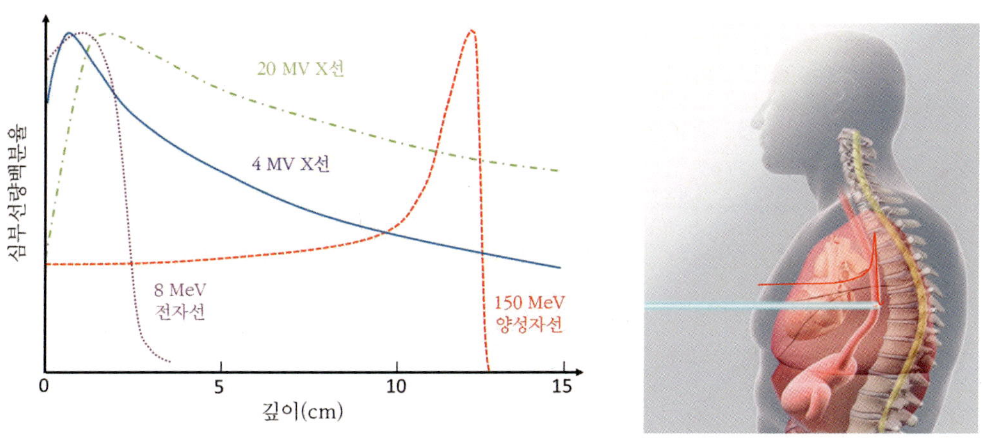

(a) 심부선량 백분율 (b) 양성자치료 계획

그림 6-13 방사선의 종류에 따른 심부선량백분율과 양성자치료 계획

할 수 있다. 그림 6-13(a)에서 보는 바와 같이 전자선은 피크위치가 피부표면이 뿐만 아니라 방사선량 분포가 표면으로 치우쳐 있어서 피부암과 같은 표면에 위치한 종양을 치료하기에는 적합하지만 심부종양치료에는 부적합하다. X선의 경우 전자선보다는 심부선량이 증가하지만, 종양이 위치한 지점보다 다른 정상 조직의 피폭선량이 증가한다. 이에 비하여 양성자선의 경우, 그림 6-13(a)에서 보는 바와 같이 브래그 피크를 심부에 위치한 종양에 일치시키면 표적 앞뒤에 위치한 정상조직의 방사선 피폭을 최소할 수 있다. 그림 6-13(b)는 체내에서 양성자의 선량 분포를 나타낸 것으로 종양에 방사선이 집중적으로 조사되고 있음을 보여준다. 양성자선을 발생하는 가속기의 제작 및 운영에는 막대한 자금과 인력이 필요하나 일부에서는 실현되어 국내에서도 임상적으로 응용되고 있다.

그림 6-14(a)는 양성자 방사선치료기기의 사진이며, 6-14(b)는 X선 세기변조방사선치료와 양성자선 세기변조방사선치료시 선량분포를 비교한 것으로 양성자 치료를 하였을 때 X선에 비하여 타겟에 둘러싸인 척

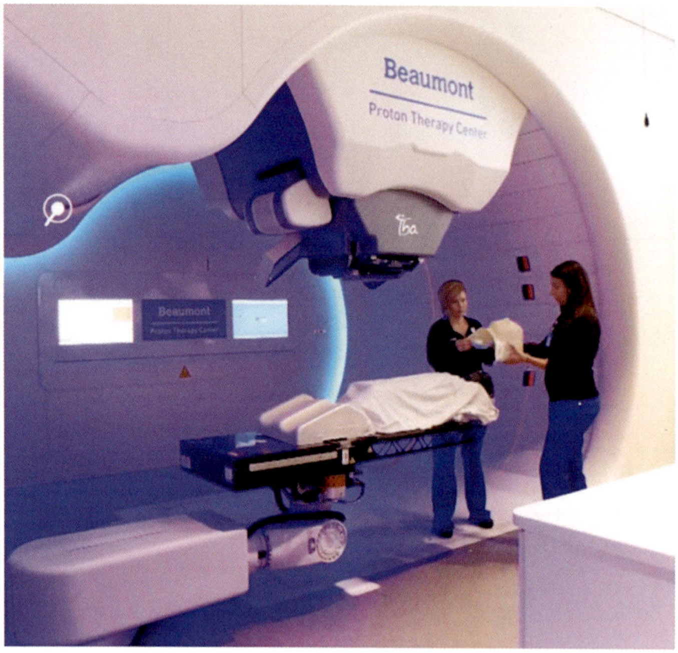

(a) 양성자 치료기기

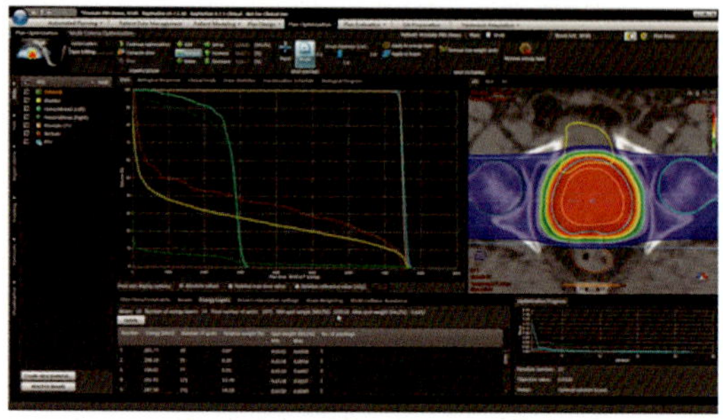

(b) X선 치료계획

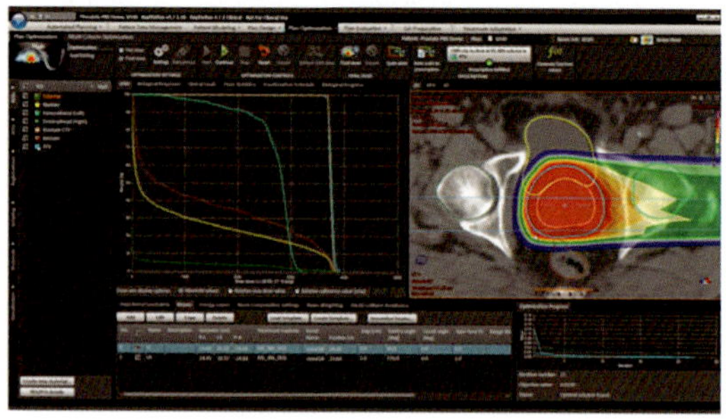

(c) 양성자선 치료 계획

그림 6-14 X선 방사선치료와 양성자선 방사선 치료의 비교

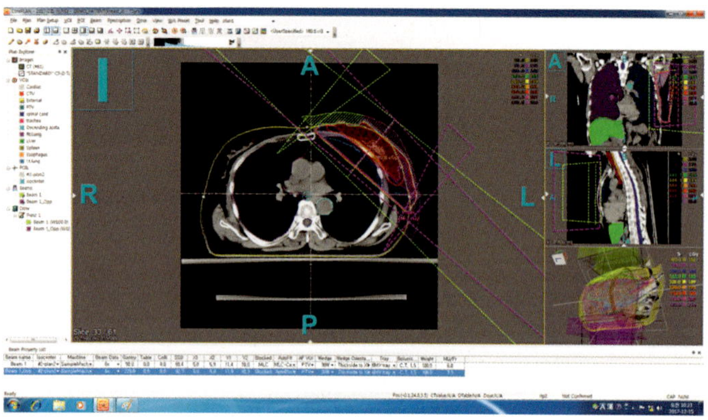

(a) RTP 결과

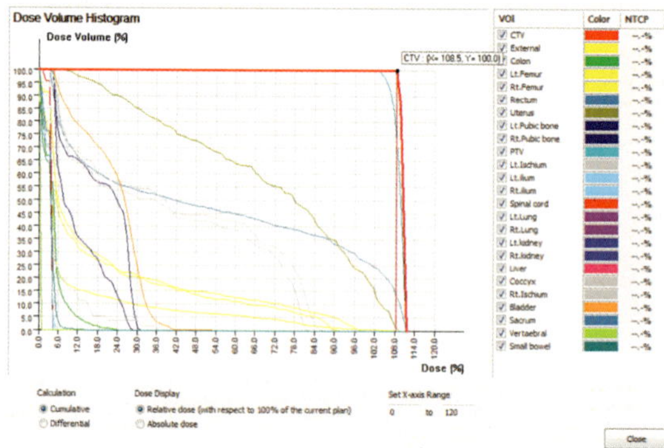

(b) 용적선량그래프-결과 평가

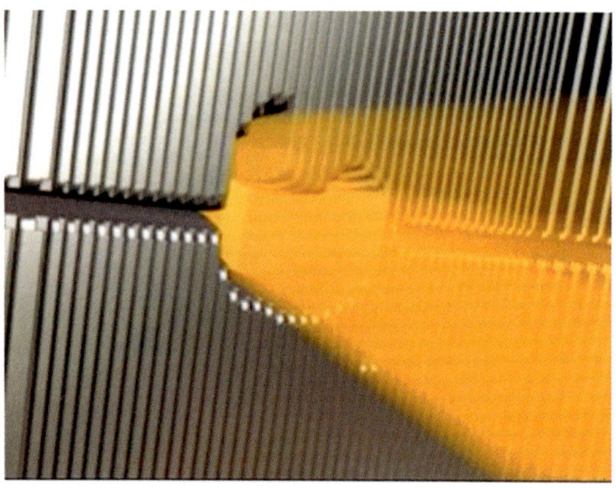

(c) 종양의 모양에 맞추어 MLC 구동

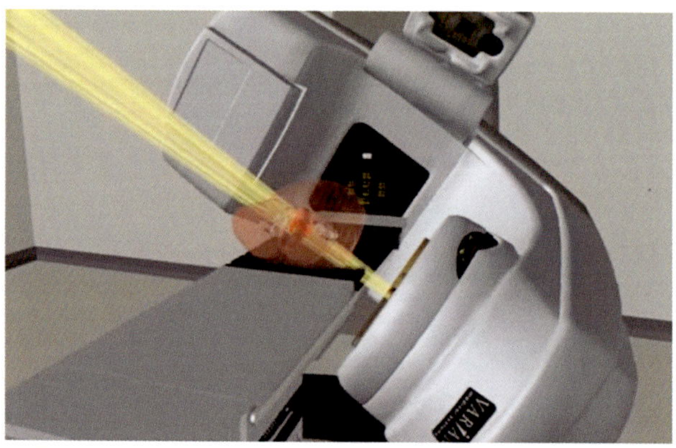

(d) Room's eye view

그림 6-15 전산화 치료계획(RTP)

수신경부위에 조사되는 방사선량을 대폭 줄어들었음을 확인할 수 있다.

10) 전산화방사선치료계획(radiotherapy planning, RTP)

방사선치료는 많은 양의 방사선을 사용하고 있으며, 만약 잘못된 치료시 심각한 부작용이 발생할 수 있다. 더구나 방사선에 의한 부작용은 일정한 시간이 경과한 후 나타나므로, 부작용을 발견하더라도 이미 돌이킬 수 없는 상황이 되어버린다. 이에 컴퓨터를 사용하여 방사선치료에 따른 결과를 미리 시뮬레이션 할 수 있는 기술을 개발하였고, 방사선치료에 적극적으로 활용하고 있다. 이를 전산화 방사선치료계획(radiotherapy planning, RTP)이라고 한다. 그림 6-15는 방사선치료계획 컴퓨터와 그 계산 결과 예를 보여주고 있다. 과거에는 계산 결과만 확인하였지만, 현재는 계산뿐만 아니라 계획된 치료대로 실질적인 방사선치료가 이루어지도록 치료기를 조정할 수 있다. 그림 6-15(a)는 전산화 방사선치료계획 결과로 방사선 치료시 선량분포도를 보여준다. 그림 6-15(b)는 전산화치료계획한 결과로부터 계산된 용적선량평가(DVH, Dose Volume Histogram) 결과이고, 그림 6-15(c)는 종양 모양에 맞춘 치료를 위해 다분할 콜리메이터(MCL, Multi Leaf Collimator)로 조사야를 맞춘 것이며, 그림 6-15(d)는 REV(Room's Eye View)이다.

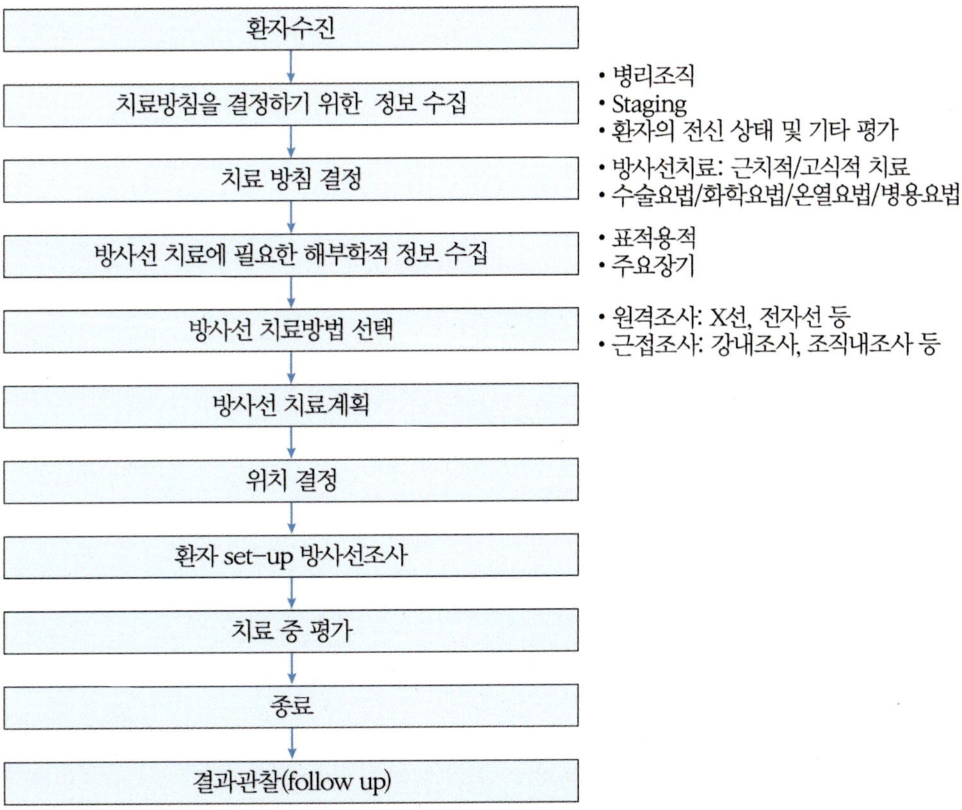

그림 6-16 방사선치료의 시행 순서

6.4 방사선치료의 시행 순서

환자의 상태(병리조직, 진전도, 전신상태의 평가)를 충분히 파악하여 다른 치료법과 효과 및 부작용에 관해 비교 검토하고(병용요법 포함), 적응되는 환자에 대해서는 종양의 공간적인 크기를 확인하여 (CT, MRI, 핵의학, X선검사, 초음파 등) 어느 부위를 어느 정도 선량으로 방사선을 조사할 것인가를 결정한다(종양부위에 필요 또는 충분량을 조사하고 정상부위는 내용 선량 범위 내가 되는 공간적인 분포가 가능한가, 이를 위해서 어떤 방사선, 어떤 치료기기를 이용하는 것이 바람직한가는 물론 1회 조사선량, 분할 간격, 회수 등을 검토한다). 한편 치료를 시행하는 동안에도 매회 계획대로 재현성이 우수하게 조사가 이루어지는가, 환자의 반응은 어떠한가를 확인하여 필요하면 적절히 계획을 수정한다. 또한 치료 후에도 재발 및 전이를 포함하여 환자 전체의 경과 관찰을 실시하여야 한다. 그림 6-16는 일반적인 방사선치료의 시행 순서이다.

제7장 기타 방사선의 이용

7.1 이용 방법에 따른 분류

1) 추적자

비 방사성물질에 방사성물질을 일부 혼합 또는 결합시킨 후, 여기서 방출되는 방사선을 측정기로 추적함으로써 그 물질의 거동을 알 수 있게 된다. 이런 목적으로 사용되는 방사성물질을 추적자(tracer)라고 하며, 이와 같은 방법을 추적자법이라고 한다. 추적자법에는 물질의 물리적 거동을 알기 위한 목적으로 단순히 혼합하는 경우와 물질과 동일한 화학적 거동을 일으키게 하기 위하여 그 물질을 구성하는 원자의 일부를 방사성동위원소로 치환시킨 것을 혼합하는 경우가 있다(그림 7-1). 전자에 이용되는 동위원소를 물리적 추적자라 하고, 후자에 사용하는 방사성동위원소를 화학적 추적자라고 하며, 방사성동위원소의 표지위치에 따라 결과의 차이가 발생한다.

$^{12}CH_3{}^{12}COOH$, $^{14}CH_3{}^{12}COOH$, $^{12}CH_3{}^{14}COOH$, $^{14}CH_3{}^{14}COOH$

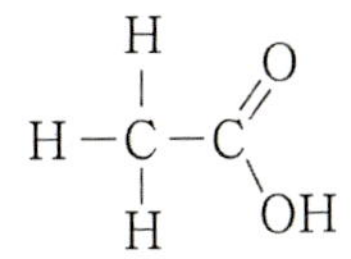

그림 7-1 아세트산에 방사성 탄소를 표지한 표지화합물

2) 방사선 조사

방사선발생장치 또는 방사성동위원소로부터 방출된 방사선을 조사(irradiation) 목적으로 이용할 경우, 조사에 이용되는 물질에서는

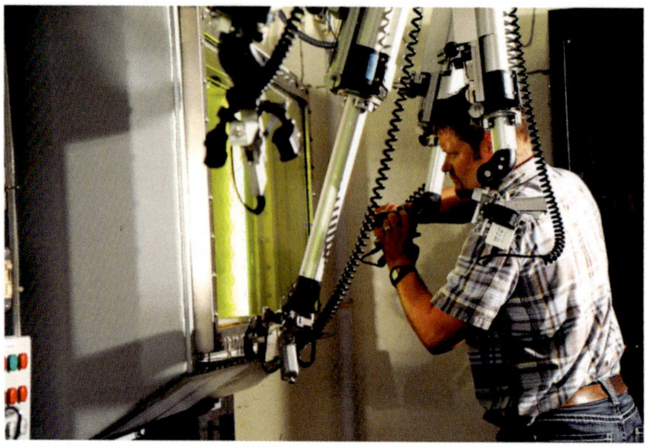

그림 7-2 중성자 조사를 이용한 방사성동위원소 제조시설(hot cell)

① 화학적인 변화가 일어나지 않는 경우
② 화학적인 변화가 일어나는 경우
③ 원자핵반응이 일어나는 경우 등 세 가지로 크게 구별할 수 있다.

①의 경우는 방사선의 투과, 흡수 및 산란현상을 이용하는 X선에 의한 진단, 비파괴 검사, 두께 측정기와 같은 공업적 이용 또는 전리 및 여기현상을 이용한 연기감지, 야광도료의 발광 등을 예로 들 수 있다.

②의 경우는 플라스틱 같은 고분자화합물의 품질개량 및 방사선치료 등이 있다.

③의 경우는 방사화분석, 원자력발전, 방사성동위원소 제조(그림 7-2) 등이 있다.

그밖에 방사성동위원소는 연대측정 등과 같은 특수한 분야에서도 이용하고 있으며, 과학 및 기술의 연구 및 제조 수단으로써 광범위한 분야에 걸쳐 사용되고 있다.

7.2 원자력 발전

1) 핵분열 연쇄반응

자연에 존재하는 우라늄이나 플루토늄 같은 질량이 큰 동위원소들은 원자핵 내에 핵자의 수가 지나치게 많아서 불안정한 상태를 유지하고 있기 때문에 외부에서 입사된 중성자 등에 의해 질량이 가벼운 원자핵으로 쉽게 나누어지게 되는데, 이를 핵분열(nuclear fission)이라고 한다.

$$^{235}U + n \rightarrow {}^{236}U^{*} \rightarrow {}^{139}Ba + {}^{94}Kr + 3n + Q$$

우라늄-235의 경우, 핵분열시 2~3개 새로운 중성자가 발생하고, 이로 인해 2차 핵분열을 연속으로 일으키게 되며, 이를 연쇄 반응(chain reaction)이라고 한다(그림 7-3). 이때 분열 전과 분열 후의 원자핵의 질

표 7-1 | 방사선과 방사성동위원소의 이용 사례

<table>
<tr><th>구분</th><th colspan="2">이용방법</th><th>이용 (방법, 제품)</th></tr>
<tr><td rowspan="2">추적자이용</td><td colspan="2">물리적 추적자</td><td>유속·유량조사, 누설조사, 표사의 이동조사, 기계의 마모측정, 윤활유의 순환상황 조사, 용광로의 감손량 측정, 공정해석</td></tr>
<tr><td colspan="2">화학적 추적자</td><td>화학분석, 화학반응기구 연구, 화학구조 결정, 생체기능 연구, 생화학연구, 유전자공학 연구, 의학연구, 체내외 진단약 개발</td></tr>
<tr><td rowspan="13">조사에 의한 이용</td><td rowspan="3">투과, 흡수 및 산란작용</td><td>계측 제어</td><td>두께 측정계, 액면계, 레벨계, 밀도계, 농도계, 적설량계, 지하 검층계, 중성자 수분계, 유황계</td></tr>
<tr><td>비파괴검사</td><td>γ(X)선 촬영, 중성자 촬영</td></tr>
<tr><td>방사선진단</td><td>X선 촬영, X선 투시, X선 CT</td></tr>
<tr><td rowspan="3">전리, 여기 작용</td><td>이온 발생</td><td>연기감지기, 형광등의 글로우 방전관, 표시용 방전관, 진공계, 가스 크로마토그래피, 피뢰침</td></tr>
<tr><td>빛의 발생</td><td>발광 도료, 베타라이트, 야광 전화번호 표시, 텔레비전 형광, 야광라이트, 비상구등, 안전표시판, 해저수심표시판, 야간 조준대, 경계표지판, 레저용 낚시찌</td></tr>
<tr><td>분석</td><td>형광X선분석, 유황분석계</td></tr>
<tr><td>화학적 작용</td><td>품질개량</td><td>내열성 전선, 발포 폴리오레핀, 열수축성 튜브, 경화도장, 강화 플라스틱, 콘크리트 폴리머, 강화목재</td></tr>
<tr><td rowspan="4">생물학적 작용</td><td>살균·살충, 방충</td><td>의료용구 멸균, 검사용구, 실험동물사료, 식품살균 등</td></tr>
<tr><td>보존</td><td>발아방지, 성숙도조절</td></tr>
<tr><td>육종</td><td>품종개량, 생육조절</td></tr>
<tr><td>방사선 치료</td><td>암 치료, 갑상선치료</td></tr>
<tr><td rowspan="2">원자핵 반응</td><td>분석</td><td>미량원소분석, 활성적 추적자법</td></tr>
<tr><td>방사선치료</td><td>중성자포획 방사선치료</td></tr>
<tr><td colspan="3">열원이용</td><td>동위원소전지</td></tr>
<tr><td colspan="3">연대측정</td><td>고고학적, 지질학적 시료의 연대측정</td></tr>
</table>

량차이(질량결손)가 에너지로 방출되며, 원자력발전소에서는 이때 방출되는 에너지를 이용하여 전력을 생산하고 있다. 2019년 현재 국내 가동 중인 원자력발전소는 총 25기, 설비용량이 총 23,929 MW로 국내 전체 발전량의 23.4%를 차지하고 있다.

2) 원자력 발전

그림 7-4는 원자력발전소 개략도의 일례이다. 우라늄 핵연료는 원자로 노심에 장착되어 핵분열 연쇄반응을 일으키고, 이때 발생된 에너지로 증기발생기에서 고온 고압의 수증기를 발생시켜 발전터빈을 회전시킴으로써 전기를 발생시킨다. 복수기에서 고온 고압의 수증기를 외부냉각수를 이용하여 저온 저압의 물로 변화

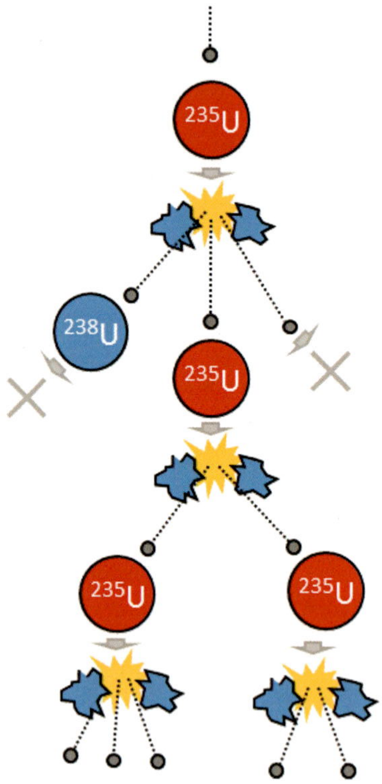

그림 7-3 우라늄 235의 핵분열 연쇄반응 (● - 중성자)

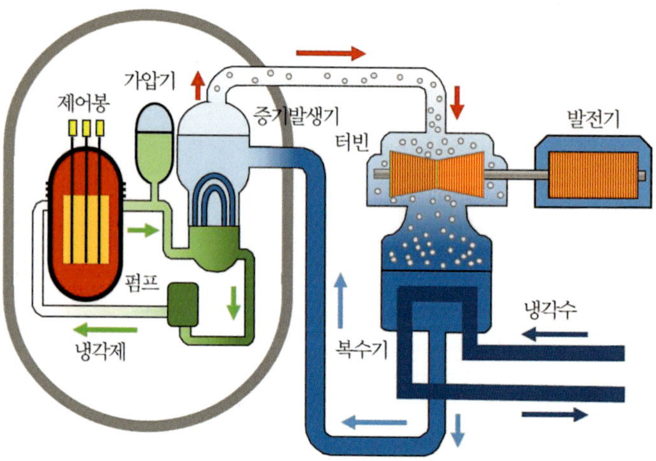

그림 7-4 원자력발전소의 개략도

시키며, 가돌리늄 제어봉으로 원자력발전소의 발전출력을 조정한다.

7.3 의약품 개발

새로운 의약품의 개발 시에는 다각적인 측면에서 효능과 안정성에 대한 조사가 이루어져야 한다. 이와 같은 연구를 추진하는데 있어서 ^{3}H, ^{14}C, ^{32}P, ^{35}S, ^{125}I 등 여러 종류의 방사성 물질들이 추적자로서 활발히 이용되고 있으며, 이는 의약품개발에 반드시 필요한 요소이다.

새로운 의약품을 개발하기 위해서 그 대상물들을 방사성물질로 표지한 후 마우스와 같은 동물실험을 하게 된다. 그림 7-5는 신약개발 시 방사성물질의 체내 분포상태를 한눈에 파악하기 위하여 제조된 시편이다. 실험대상동물을 얇게 절단한 후 그 조직을 필름에 밀착시켜 감광시키는 방법으로 필요한 사진을 만들 수 있다. 이와 같은 기술을 오토래디오그래피(auto-radiography)라고 한다.

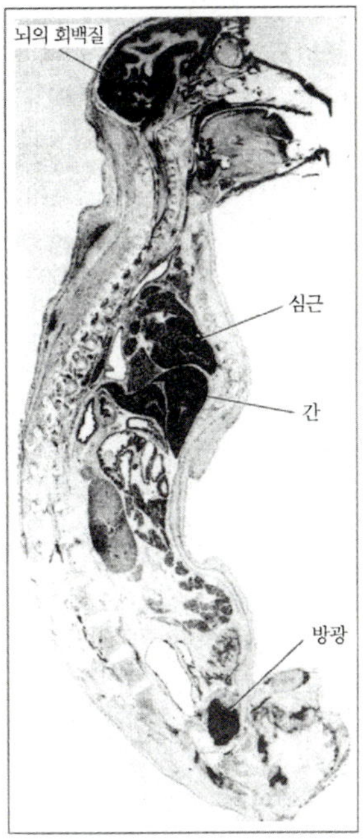

그림 7-5 방사성 탄소 ^{14}C로 표지된 포도당이 원숭이 체내에 분포하는 상태를 나타낸 autoradiogram
주사 후 30분에 뇌, 간, 방광 등의 흑색 부위에 포도당에 의한 ^{14}C가 집적되어 있다.

7.4 유전공학

최근 유전공학의 연구 성과에 의하여 사람을 비롯한 모든 생물의 유전정보를 담당하고 있는 유전자(DNA)의 인위적 조작이 가능해지면서 농작물이나 가축의 품종개량, 난치병의 치료 등 새로운 생명공학(biotechnology)이 급속히 발전하고 있다.

이들의 연구에 사용되는 방사성동위원소는 ^{3}H, ^{32}P, ^{35}S, ^{125}I 등으로 미량의 DNA를 표지하여 DNA를 구성하고 있는 염기의 배열을 조사하거나(그림 7-6), 특정 DNA의 염색체 상의 위치를 결정할 수 있다. 그 결과 여러 유전자의 염기배열이나 성질들을 알 수 있게 되었을 뿐만 아니라 고등동물의 유전자를 대장균에 투입하여 그것을 증식시킴으로써 그 유전자의 산물들을 모을 수 있게 되었으며, 인슐린, 성장호르몬, 인터페론과 같은 의약품들이 이러한 방법으로 제조되어 질병의 치료에 사용되게 되었다.

또한 성장호르몬과 같은 유전자를 대장균에서 증식시켜 이것을 동식물 개체에 도입하여 새로운 유전적 형질을 발현시킬 수 있게 되었으며, 이러한 유전자의 성질을 조사하는 데에도 방사성동위원소가 널리 사용되고 있다.

7.5 농업 및 수산업

1) 품종개량

식물에 방사선을 조사하여 돌연변이 또는 염색체 이상을 일으키게 하면 품종개량을 할 수 있는 좋은 형질이 생길 수 있다. 새로운 품종들 중에서 합치되는 것을 선택하여 여러 세대에 걸쳐 육성해 나가면서 형질을 고정

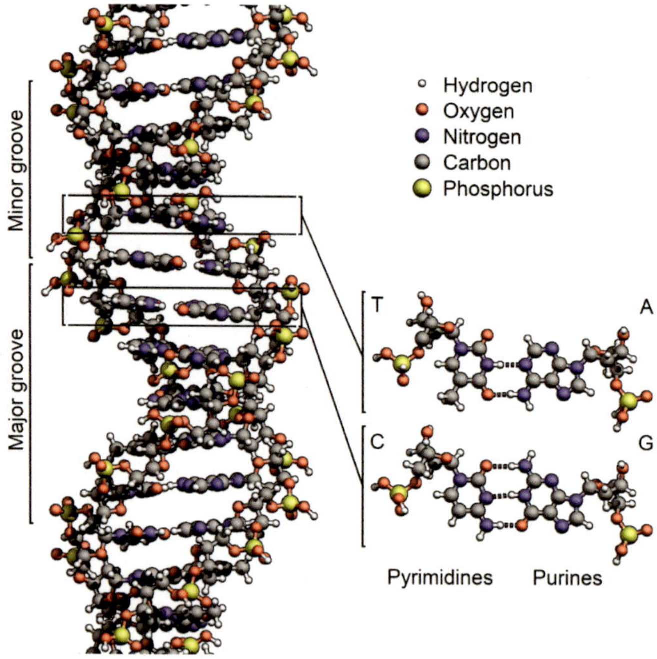

그림 7-6 DNA의 2중 나선 구조의 모델

시킨다. 또한 미생물공업에 있어서는 유용 물질을 고수율로 생산하는 균종의 육성에 방사선이 이용되고 있다.

2) 병해충의 방제

인공 부화시킨 해충의 수컷에 방사선을 조사하여 교미능력만 남기고 생식능력을 제거하여 자연계의 해충 집단에 정기적으로 방산시키면 암컷이 건전한 수컷과 교미하는 기회가 적어져서 수정란의 생산율이 감소하므로 종국에는 해충집단은 멸종되며, 이것을 불임화 충 방사법이라고 한다. 큰 목축피해를 입혔던 미국 플로리다 주에서 이러한 방법으로 파리 근절에 성공을 거둔 바 있다.

3) 식품조사

식품에 방사선을 조사하여 발아방지 또는 살균·건조시킴으로써 식품의 보존성을 높일 수 있다. 현재 세계적으로 약 50여 개 나라에서 230여 종의 식품에 대한 방사선조사가 허용되고 있으며, 방사선이 조사된 식품에 대하여 RADURA(radurization)라는 국제로고를 표시하도록 권고하고 있다(그림 7-7).

우리나라의 경우 감마선 또는 전자선을 사용하여 식품의약품안전처 고시에 따른 품목별 흡수선량을 초과하지 않는 범위에서 일부 농산물, 농산가공품 등에 대하여 방사선을 조사할 수 있도록 규정하고 있다. 하지만 식품에 대한 방사선조사에 대한 유해성 논란은 현재 진행형이다.

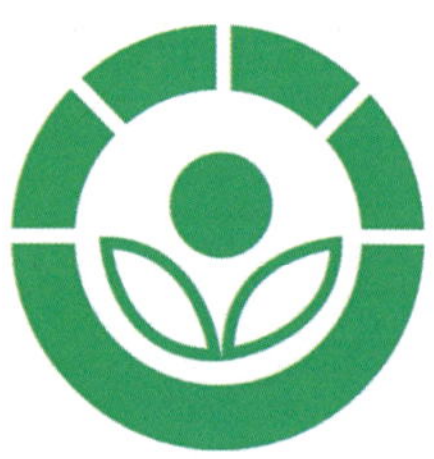

그림 7-7 방사선 조사 식품의 국제 로고

4) 연어의 회유 및 농약 산포상황의 조사

유러피움(Eu)이라는 원소를 연어의 먹이에 혼합하여 먹이면 연어의 이석(귀의 일부), 지느러미의 가시, 비늘 같은 곳에 모이게 된다. 이 원소는 원자로의 중성자 방사화분석법으로 정밀하게 검출할 수 있다. 이러한 방법을 이용하여 하천에 방출된 연어의 치어가 어떤 경로로 북양을 회유하여, 어느 정도의 비율로 돌아오는가를 조사할 수 있다. 또한 농약 살포액 중에 유러피움을 용해하여 산포한 후 농약이 부착된 시료를 분석하면 농약의 산포상황을 정확히 조사할 수 있다. 위의 두 가지 예와 같은 방법으로 사용되는 추적자법을 활성적 추적자법이라고 하며, 이 방법은 댐의 배수검사, 해수, 하천수, 대기 등의 이동 상황 조사에도 이용되고 있다.

7.6 방사선 조사 공업

1) 화학공업

폴리에틸렌과 같은 고분자 물질에 방사선을 조사하게 되면 고분자와 고분자가 반응하여 그물 모양의 가교구조가 되어, 열을 가해도 모양이 잘 변하지 않게 된다. 이러한 방사선조사에 의한 고분자의 가교반응을 이용하여 각종 제품을 생산하고 있다. 전선피복 재료의 폴리에틸렌, 폴리염화비닐 또는 그들의 중합체에 가속기에서 발생한 전자선을 조사하여 내열성을 향상시킨 전자선 가교 전선이 공업적으로 생산되고 있다. 그리고 발포 폴리오레핀은 전자선조사 후에 가열 발포시킨 것으로 자동차의 내장 쿠션제 목욕탕 깔개(매트), 냉장고의 단열재, 라이프 자켓, 슬리퍼, 포장재료 및 여러 소재에 사용되고 있다.

합성고분자는 단량체(모노머)라 불리는 원료를 중합반응시켜 합성한 것이다. 예를 들면 폴리에틸렌은 석유를 분해하여 얻어지는 에틸렌가스를 원료로 해서 이것을 수천개 결합(중합)시켜 합성시킨 것이다. 방사선조사에 의해 모노머를 중합하여 고분자 폴리머를 만드는 것을 방사선중합이라 한다. 목재의 조직 속에 모노머를 침투시킨 후 중합으로 경화시켜, 고분자 목재 복합체인 우드플라스틱(wood plastics)이 만들어지게 되며, 내마모성이 있으므로 건물의 마루 또는 골프클럽의 헤드 등에 이용된다. 같은 원리를 적용하여 콘크리트 폴리머 복합체를 제조하기도 하며, 또한 제품에 착색 모노마의 도료를 바른 후 전자선을 조사하여 순식간에 도료를 폴리머로 변화, 경화시켜 도장을 끝내는 전자선 경화도장이라고 하는 도장기술도 있다. 신나와 같은 용제를 사용하지 않고, 가열할 필요도 없는 무공해, 에너지 절약은 물론 시간도 단축되는 도장법으로서 발전이 기대되고 있다.

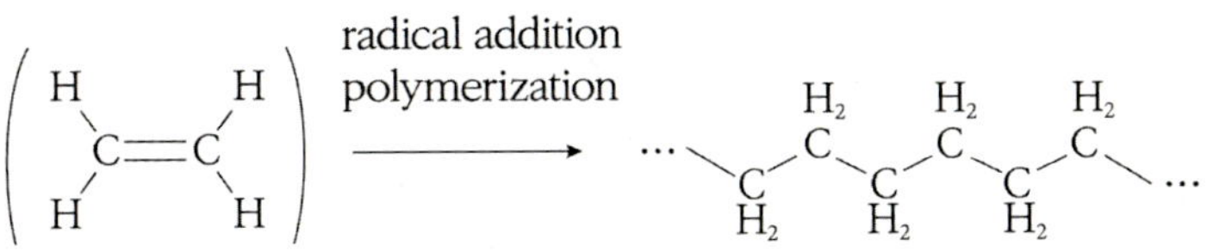

그림 7-8 폴리에탄의 중합

2) 멸균

^{60}Co의 γ선을 조사함으로써 인공신장, 주사침, 주사기, 수술용 장갑, 수술용 칼, 봉합사 등 의료기구, 검사기구, 포장재료, 마우스, 토끼 같은 실험동물의 사료에 대한 멸균 또는 소독 등에 이용하고 있다. γ선 멸균은 가스멸균이나 고압증기멸균에 비하여 다음과 같은 장점이 있다.

① 온도 상승이 거의 없다.

② 유해 잔유물에 대한 염려가 없다.

③ 최종 포장 형태에서 멸균처리 된다.

④ 멸균공정의 관리가 용이하다.

⑤ 동일 멸균조건, 동일 멸균효과에서 다량의 제품을 연속적으로 멸균처리 할 수 있다.

반면 γ선 멸균법의 단점은 설비 건설비가 높고, 재료의 방사선 열화를 고려하여야 하는 경우가 있다. 한편 ^{60}Co γ선 외에 가속기에서 발생하는 전자선 또는 X선을 이용하기도 한다.

7.7 공업계측

1) 비파괴검사

물체에 방사선을 조사하여 투과한 방사선으로 사진필름을 감광시켜 물체 내부를 검사하는 기술을 방사선 촬영술이라고 하며, 공업재료, 제품, 구축물 같은 것에 대해 외관상으로 알 수 없는 금이 간 부분이나 틈과 같은 결함을 조사하는데 사용되고 있다.

이 기술은 물체를 파괴하지 않은 채, 내부의 상태를 조사하는 비파괴검사의 한 수단이다. 예를 들면, 비행기의 제트엔진의 터빈이 금이 가거나 또는 균열 같은 손상이 있는지 여부를 조사하기 위하여 ^{192}Ir의 γ선을 이용하는 방사선 촬영술이 정기적으로 시행되고 있다. 문화재의 내부구조를 조사하거나, 출토된 철검에 새겨져 있는 금문자의 촬영에도 γ(X)선에 의한 방사선 촬영술이 종종 이용되고 있다. 한편 플라스틱 제품의 내부 또는 로켓의 고형연료의 충전상태 같은 것을 조사할 때에는 γ(X)선 대신 수소에 의한 산란이 큰 중성자선이 이용된다.

2) 두께측정기

방사성동위원소로부터 방출되는 β선 또는 γ선을 판상이나 얇은 막의 물체에 조사하여 흡수 또는 산란의 정도를 측정하여 두께를 알아내는 두께측정기가 있다. 예를 들면 용광로로부터 흘러나오는 적열상태에 있는 철판의 두께를 ^{137}Cs의 γ선 투과율을 연속적으로 측정하여 일정한 두께의 철판을 제조하기 위한 공정관리에 이용된다. 측정하는 두께에 따라 여러 종류의 핵종이 사용되고 있으며, 셀로판지, 식품보관용 랩핑 필름, 알루미늄호일, 종이류, 고무판, 강철판 등 광범위한 제품의 제조공정관리에 사용되고 있다. 두께측정기와 같은 원리를 이용하고 있는 것으로서 두께가 일정한 용기에 시료를 넣어 방사선의 흡수 또는 산란 정도를 측

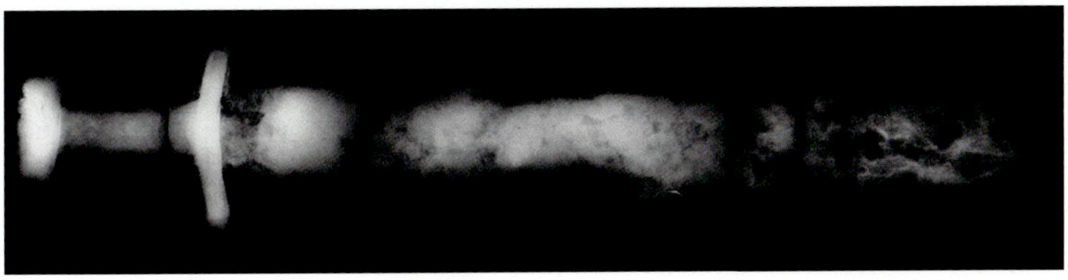

(a) 철검 유물의 X선 영상

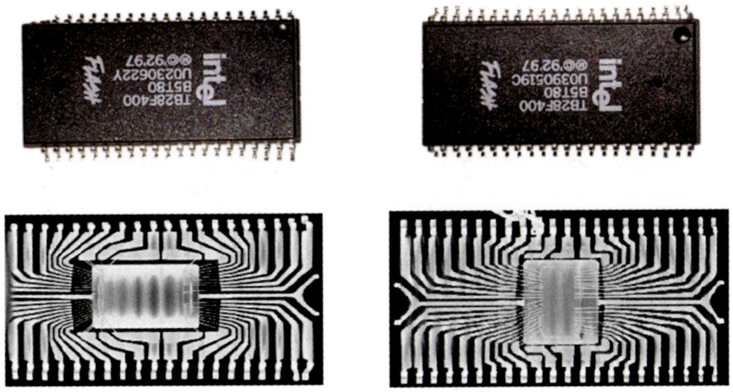

(b) 인텔 반도체 부품의 X선 영상(좌: 가품, 우: 진품)

그림 7-9 고고학과 전자공학에서의 비파괴 검사 예

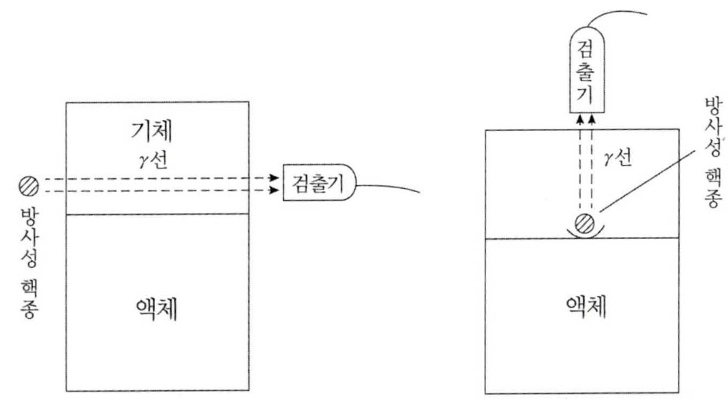

투과형 액면계 부표형 액면계

그림 7-10 액면계

정하여 물질의 밀도를 구하는 밀도계도 있다.

3) 액면계 · 레벨계 및 유황계

^{60}Co 또는 ^{137}Cs에서 방출되는 γ선을 이용하여 탱크 내의 액면 위치를 알 수 있을 뿐 아니라, 탱크 또는 호퍼(hopper)안에 들어 있는 원료의 경계면 레벨도 액면계를 사용하여 확인할 수 있으며(그림 7-10), 또한 ^{241}Am을 이용하여 캔으로 포장된 음료수 등의 레벨도 측정할 수 있다.

한편 ^{241}Am으로부터 방출되는 저에너지의 γ(X)선이 유황에 흡수되는 정도가 탄화수소의 구성원자(H, C)

에 흡수되는 정도보다 훨씬 큰 것을 이용하여 중유 또는 석유제품 중의 유황 함유량을 측정하는 유황계도 이용되고 있다.

7.8 화학분석

1) 가스크로마토그래피

가스크로마토그래피장치는 PCB, 유기수은, 트리할로메탄, 염수계 잔류농약과 같은 환경 중의 유해 물질의 분석 또는 화학반응 생성물의 연구, 시약 또는 약품의 불순물 결정 등에 널리 사용되고 있다. 그 검출부에는 ^{63}Ni에서 방출하는 β선의 전리작용을 이용하는 경우가 많다(그림 7-11).

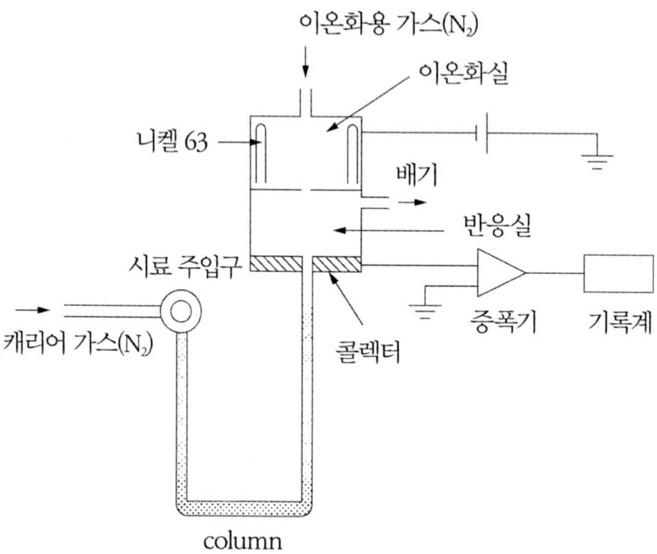

그림 7-11 가스크로마토그라피

2) 형광X선분석

분석하려는 시료에 방사선을 조사하여 시료 중의 원자를 여기시킨 후, 발생하는 특성 X선의 에너지와 강도를 측정함으로써 원소를 분석하는 방법을 형광X선분석이라고 한다(그림 7-12). 여기용 방사선으로서 X선관에서 발생하는 X선을 사용하는 경우가 많으나, ^{55}Fe, ^{241}Am, ^{238}Pu, ^{109}Cd 등과 같은 방사성동위원소에서 방출되는 γ선이나 X선을 이용하기도 한다. 한편 가속기에서 발생한 양성자선을 여기방사선으로 사용하는 방법을 PIXE(Particle-Induced X-ray Emission)라고 부르며, 이것은 매우 검출감도가 높다.

형광X선분석법은 공업재료, 원료의 원소분석, 광석 또는 시멘트 원료의 온라인분석, 대기 부유진 같은 환경오염물질의 비파괴적인 다원소 동시분석, 도금두께의 측정 등에 널리 사용되고 있으며, 특수한 예로서 그림에 사용된 물감의 분석과 같은 곳에도 이용될 수 있다. 한편 ^{55}Fe의 붕괴에 의해 방출되는 망간의 특성 X

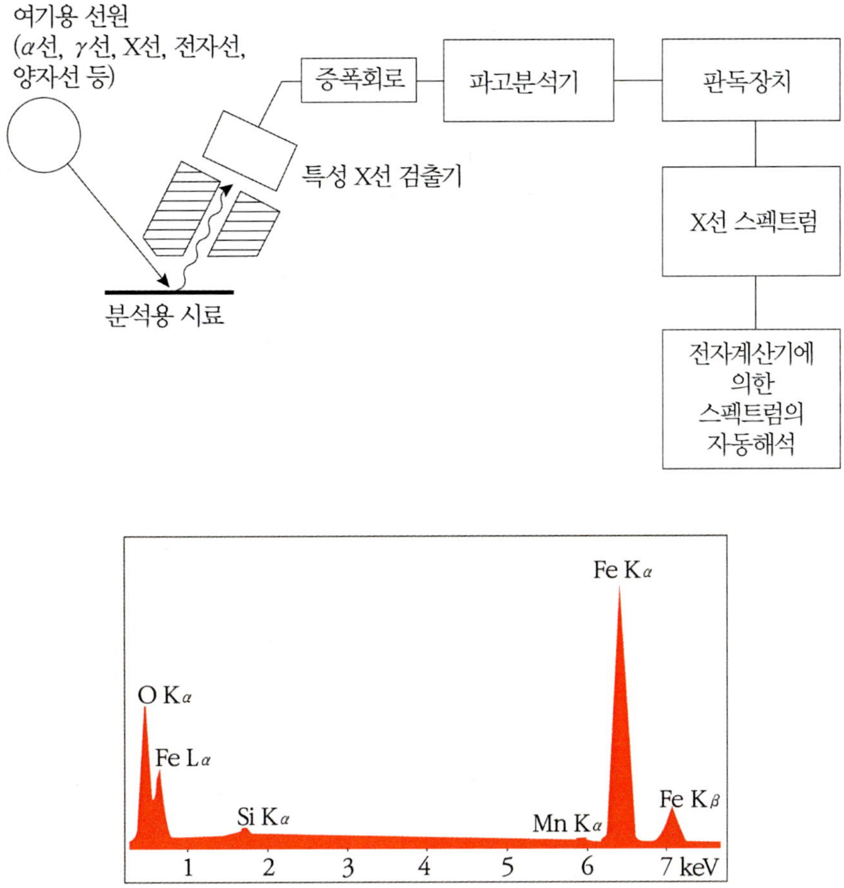

그림 7-12 형광 X선 분석원리와 스펙트럼

선으로 유황원자를 여기시키고, 유황으로부터 방출되는 형광 X선의 강도를 측정하여 유황의 양을 알아내는 유황계가 있다.

3) 결정구조분석

고체물리학이나 재료학에서 물체의 결정구조를 확인하기 위하여 X선을 이용한 X선 회절분석법(X-ray Powder Diffraction)과 라우에(Laue) 분석법을 이용하고 있다. 시험재료에 대하여 X선의 입사각도에 따라 회절현상을 측정하고, 회절각과 강도로부터 물질의 결정구조에 대한 설명을 할 수 있다. 그림 7-13에서 S_1-S_2에서 입사된 X선이 그림과 같이 반사되는 현상을 회절이라 하고, 이때 Bragg 법칙에 따라 회절현상이 발생하며, 이를 분석함으로써 결정구조에 대한 정보를 구할 수 있다.

Bragg 조건: $2d\sin\theta = n\lambda$

여기서, θ는 X선의 입사각, λ는 입사된 X선의 파장, d는 결정격자의 간격이다.

라우에 회절(Laue Diffraction) 또한 X선이 어떤 물체에 입사하였을 때, 그 물체의 고유한 구조에 따라

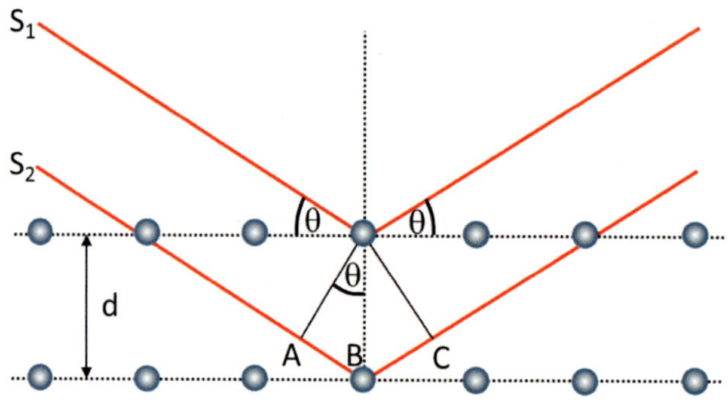

그림 7-13 X선 회절분석법

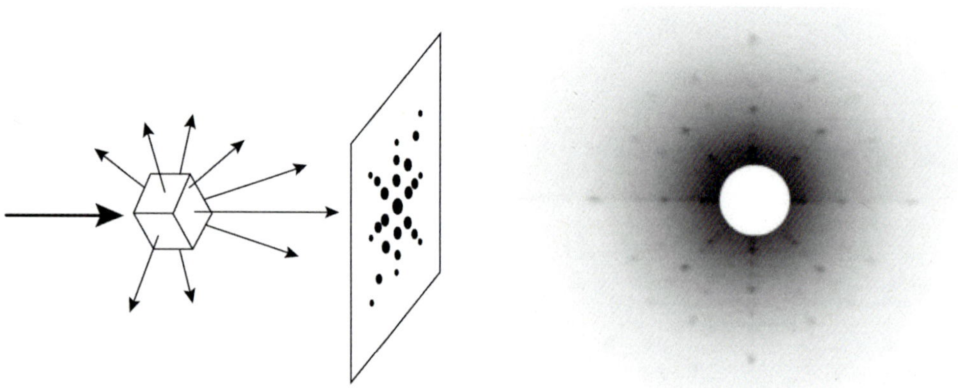

그림 7-14 라우에회절의 원리와 정방정계 단결정의 회절 패턴

발생하는 회절현상으로 이를 통하여 물질의 결정구조에 대한 정보를 구할 수 있다(그림 7-14).

4) 방사화 분석

시료를 원자로에 넣고 중성자를 조사하면 방사능을 띠게 되며, 이와 같이 방사선을 조사하여 방사능을 띠게 하는 것을 방사화(activation)라 하고, 방사화된 시료에서 방출되는 γ선 또는 β선을 측정함으로써 시료에 포함되어 있는 원소를 분석하는 방법을 방사화분석이라 한다.

예를 들면 시료 중의 망간을 정량하려고 할 경우에는 망간의 안정 동위원소인 ^{55}Mn의 중성자를 포획하여 방사성동위원소인 ^{56}Mn으로 방사화한 후 여기에서 방출되는 γ선(0.847, 1.811, 2.110 MeV)의 강도를 측정하여 ^{55}Mn의 존재량을 결정할 수 있다.

시료 중에는 일반적으로 많은 종류의 원소들이 포함되어 있으므로, 방사화에 의하여 각종 핵종들이 생성되지만, 여기에서 방출되는 X선의 스펙트럼을 고 에너지분해능 게르마늄 반도체검출기로 측정하여 스펙트럼을 해석하면 여러 원소들을 정성 및 정량적으로 분석할 수 있다(그림 7-15).

방사화에 의해서 생긴 핵종들 중에는 γ선을 방출하지 않고, β선만을 방출하는 것도 있으며, 이와 같은 핵종을 측정하거나, 또는 보다 더 분석 감도를 증가시키고자 할 때는 방사화한 후 화학적 분리조작을 시행하여 방사능을 측정한다. 방사화를 위하여 원자로에서의 중성자 외에 가속기에서 발생하는 중성자선, X선 그

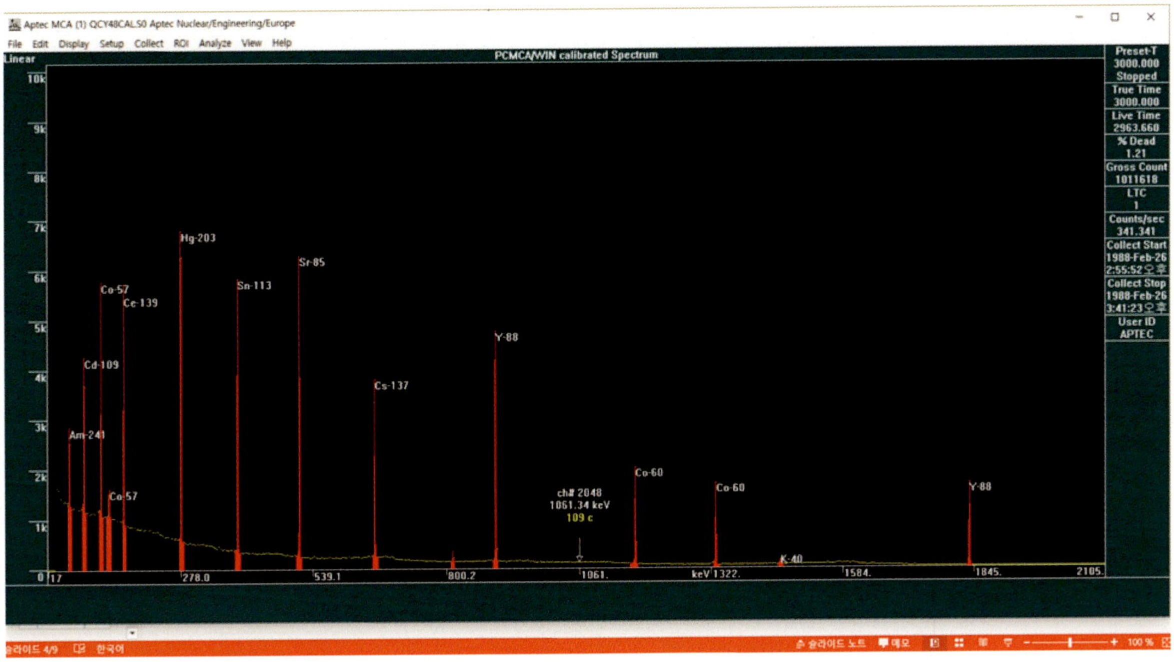

그림 7-15 고순도 게르마늄검출기로 측정한 감마선 에너지 스펙트럼

리고 양성자선 등을 사용하기도 한다.

방사화 분석은 다른 원자분석법과 비교하여 볼 때, 분석 감도가 높고, 화학적 분리조작을 하지 않고, 비파괴적으로 많은 원소를 동시에 분석할 수 있으며, 신속한 분석이 가능한 등 특징을 가지고 있으므로 대기, 하천의 물, 기타 환경물질 중의 미량 금속원소의 분석, 모발에 함유된 수은 등의 분석, 공업재료, 지질학적 시료 및 고고학적 시료의 분석, 범죄수사에의 이용 등 그 이용범위는 매우 넓고 다양하다.

7.9 연대측정

살아있는 동물과 식물은 자연 환경에 존재하는 방사성 ^{14}C(대기 중의 질소원자가 우주선에 의한 고속 중성자선과 충돌하여 ^{14}C가 된다.)를 항상 섭취하거나 배출하고 있으므로 체내의 방사성 탄소와 일반탄소의 비는 일정하게 유지되고 있다.

$$^{14}N + n \rightarrow {}^{14}C + p$$

체내의 탄소비는 자연환경의 탄소비와 같으며, 단위 질량당에 일정 비율로 ^{14}C가 함유되어 있지만, 생물이 죽으면 체내의 ^{14}C는 β붕괴하여 감소하게 된다. 따라서 채내의 방사선 탄소비를 측정하면 생물이 죽은 후

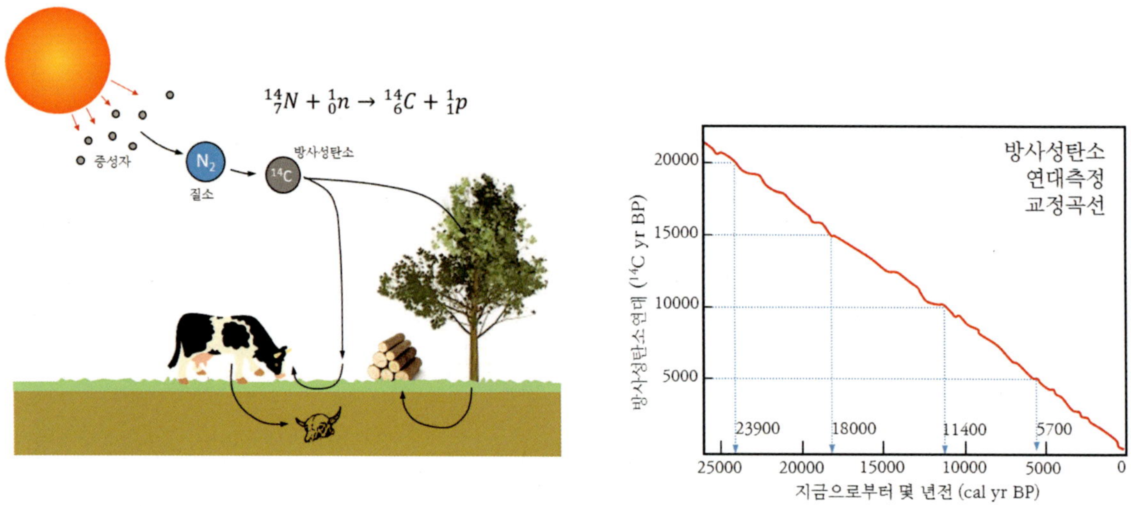

그림 7-16 방사성 탄소의 생성 및 거동과 연대측정 교정곡선

경과 기간을 알 수 있게 되며 이를 방사성동위원소를 이용한 연대측정이라고 한다. ^{14}C의 반감기가 5,730년이므로 유적, 조개무지, 지층 등에서 발굴된 목탄, 곡물, 열매, 목재, 조개껍질 등에 대하여 수 백년에서 수 만년까지의 연대측정을 할 수 있으므로, 방사성탄소에 의한 연대측정은 고고학에서는 없어서는 안될 기술로 되어 있다. 한편 암석이나 지층의 연대를 결정하는 데는 우라늄, 토륨과 같이 대단히 긴 수명의 자연방사성물질에 착안하는 방법이 있으며, 이런 방법에 따라 수십 억년의 오래된 시료의 연대를 추정할 수 있게 된다.

7.10 전자현미경

가시광선보다 파장이 짧은 전자를 이용하여 가시광선을 이용한 광학현미경에서 얻을 수 없는 고배율, 고분해능 영상을 얻을 수 있어 재료학, 병리학 등 여러 분야에서 활용되고 있다(그림 7-17).

7.11 X선 아트

최근 X선 영상의 디지털화가 진행되면서 컴퓨터를 이용한 X선 영상의 색상, 채도, 명도 등의 리터칭이 쉬워짐에 따라 과거 흑백사진만 존재했던 X선사진에 작가의 의도와 감성을 다양하게 표현할 수 있게 되면서 예술 도구로서의 X선의 역할이 부각되고 있다(그림 7-18).

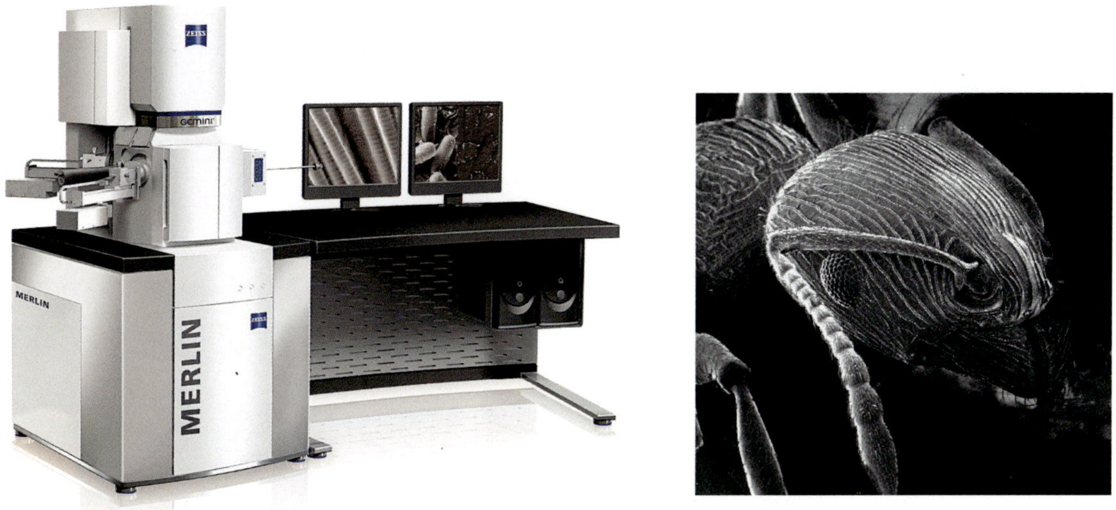

그림 7-17 전자현미경과 전자현미경으로 촬영한 개미의 머리

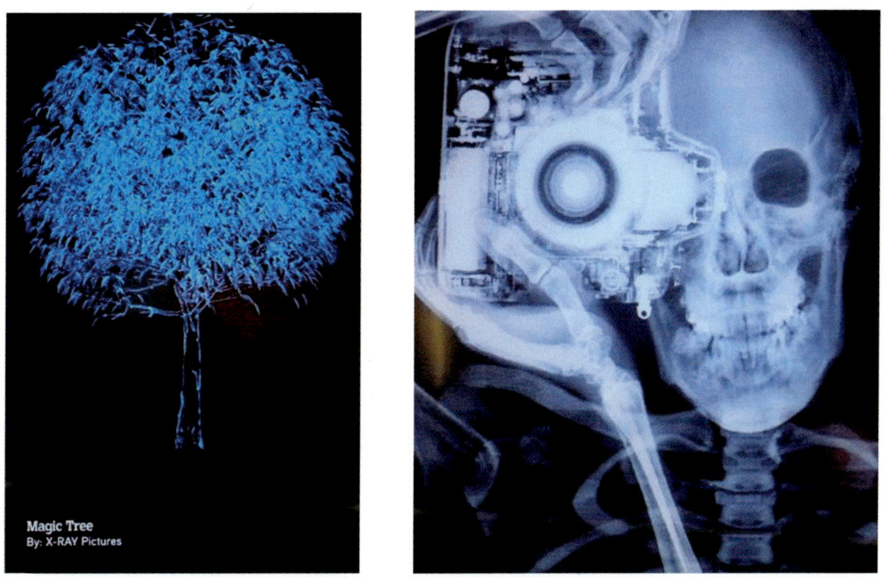

그림 7-18 X-ray art

7.12 동물병원

과거 인간은 필요에 의해 야생동물을 길들여서 사육하여 왔으며, 주로 개, 고양이 등이 인간에게 즐거움을 주는 애완동물의 역할을 하여 왔다. 최근 경제적 여유와 핵가족화에 따른 문화의 변화 등 여러 가지 이유로 애완동물이 장난감 같은 존재가 아니라 사람과 더불어 살아가는 반려자라는 인식이 확산되고 있으며, 다섯 집 걸러 한 집, 국민 네 명 가운데 한 명꼴로 반려동물을 키운다는 정부 통계가 나올 정도로 반려동물을 키

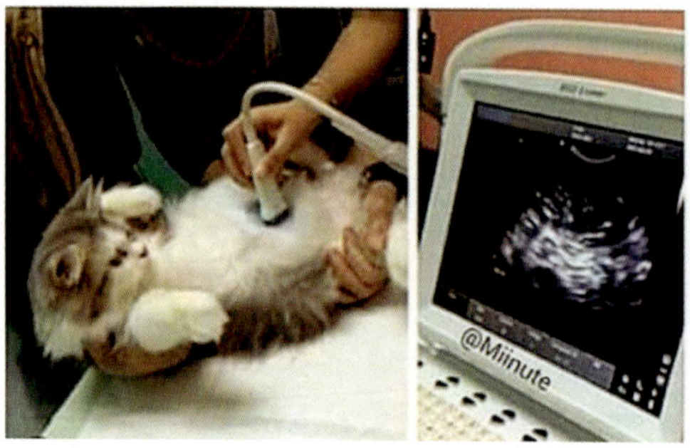

(a) 고양이 임신 초음파 검사

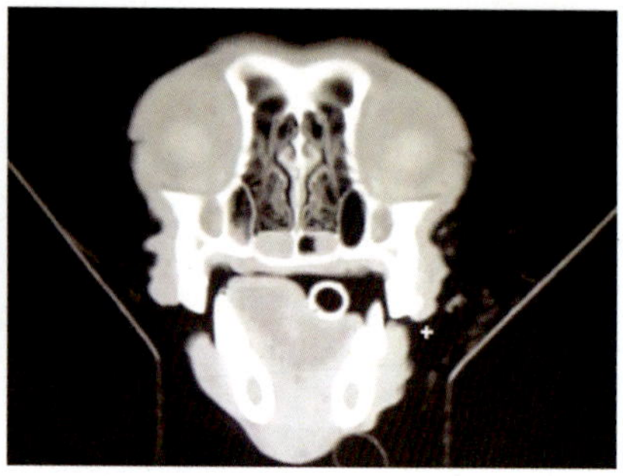

(b) 개 머리 CT 영상

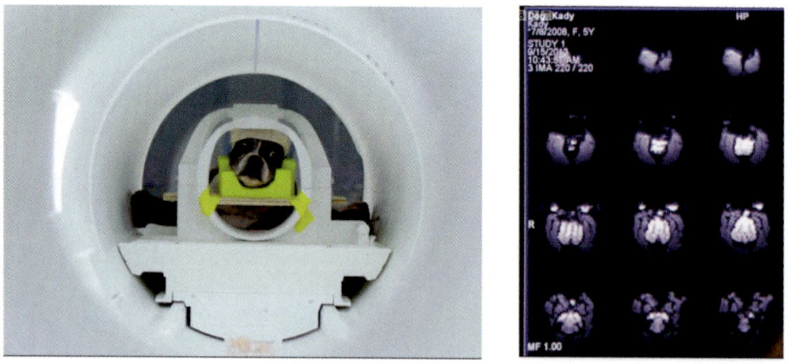

(c) 머리 코일을 장착한 반려견과 MRI 영상

그림 7-19 동물병원에서의 방사선 진료

우는 사람이 눈에 띄게 늘어나고 있다. 이에 반려동물의 건강관리와 질병의 치료에 대한 관심 또한 증가하고, 방사선은 동물병원에서도 중요한 역할을 하고 있다. 현재 일부 동물병원에서는 일반 X선검사, 초음파 검사 뿐만 아니라 자기공명영상검사 및 방사선치료까지 시행하고 있으며, 그림 7-19에서 동물병원의 방사선 검사 예시를 보여주고 있다.

7.13 공항 및 항만

국제화와 더불어 무역량의 증가와 여행객의 증가 등에 따라 각종 테러나 사고, 범죄의 예방을 위하여 공항과 항만의 출입국사무소 및 세관에서는 여러가지 보안절차를 거치고 있으며, X선이나 감마선이 매우 큰 역할을 하고 있다. 그림 7-20(a)는 공항에 수하물을 검색하고 있는 그림이며, 그림 7-20(b)는 항만에서 수입 컨테이너를 검색하고 있는 그림이다. 물질에 따라 X선이나 감마선의 투과계수의 차이가 나므로 그림에서 보는 바와 같이 방사선영상의 색상, 채도, 명도 등 리터칭을 통하여 물체를 구별하고 있다.

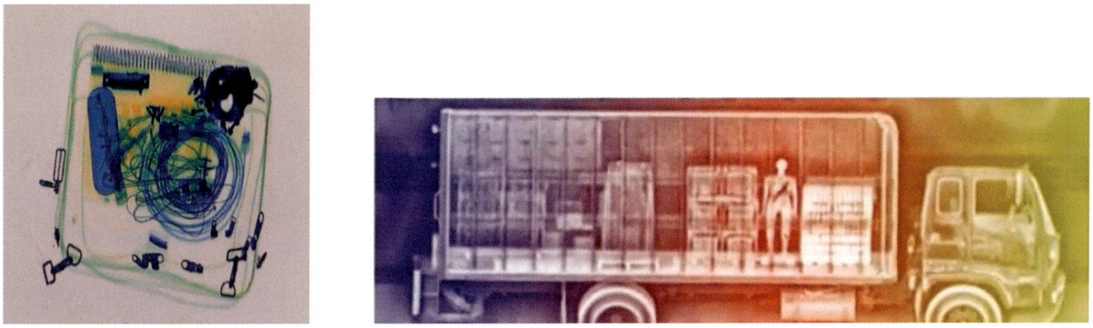

(a) 수하물 검색　　　　(b) 컨테이너 검색

그림 7-20 공항 및 항만에서의 보안 검색

7.14 고고학

2012년 4월 3일 경주국립박물관에서 "X선으로 본 우리 문화재"라는 이색적인 전시회를 개최하였다. X선은 물질을 투과할 수 있는 능력을 가지고 있으므로 이를 통하여 문화재를 비파괴적인 검사법으로 내부를 관찰할 수 있을 뿐만 아니라 다른 방법으로는 알 수 없는 중요한 정보를 얻을 수 있다. 이 전시회에서는 총12점의 유물에 대한 X선검사 결과를 선보였다. 그중에 안압지에서 출토된 꽃 장식 평탈칠기(花形裝飾 平脫漆器)의 내부에 작은 불상을 넣을 수 있는 감실을 확인하였고, 연꽃잎 모양 장식 칠기판들이 은으로 제작됨을 확인하였다. 이미 이전부터 문화재의 발굴과 규명에 X선이 활용되어져 오고 있었으며, 단순한 X선영상분석을 넘어서 형광X선분석 등을 통하여 문화재의 구성성분 등에 대한 정보를 획득하고 이를 역사적인 지식의 습득에 적극 활용하고 있다.

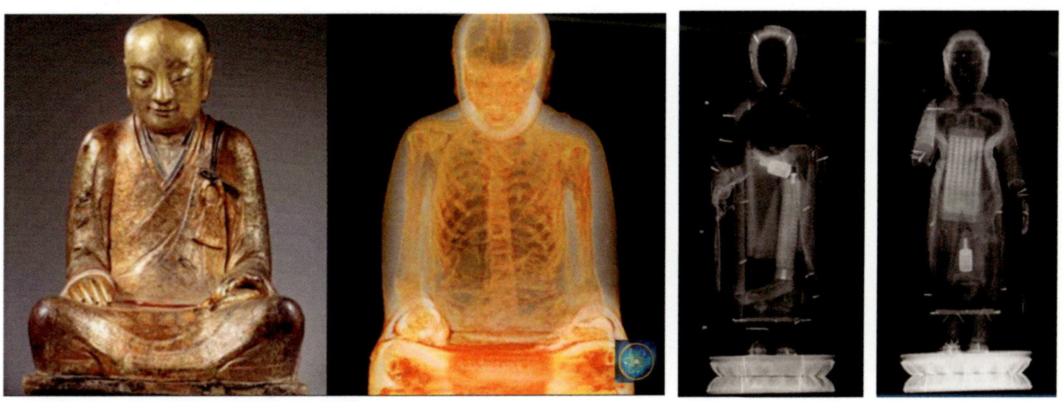

그림 7-21 1000년전 Golden MUMMIFIED Monk와 불상의 X선영상

7.15 기타 방사선 이용 제품

1) 야광도료

야광시계의 자발 광도료에는 0.37~2.96 MBq 정도의 ^{147}Pm이 함유되어 있으며, 이들로부터 방출되는 β 선에 의하여 발광된다. ^{147}Pm은 γ 선을 방출하지 않으며, 반감기는 2.6년이다.

2) 야광등의 스타터

형광등의 글로우 방전관 내에도 3.7 kBq 이하의 ^{147}Pm이 도포되어 있으며, β 선의 전리작용에 의하여 스위치를 켤 때 즉각적으로 방전이 일어나서 형광등을 순간적으로 점등시키는 구실을 하고 있다.

3) 표시관

카메라의 stroboscope(사진 촬영 시에 쓰이는 광도 높은 방전관)의 충전표시 또는 금전등록기의 금액 표시에 사용되고 있는 소형의 방전관 내에도 3.7 kBq 이하의 ^{63}Ni 또는 ^{147}Pm이 도포되어 있으며, β 선의 전리작용에 의한 방전개시가 확실히 일어나도록 되어 있다. ^{63}Ni은 γ 선을 방출하지 않으며, β 선의 에너지는 낮다.

4) 이온화식 연기 감지기

이온화식 연기감지기에는 수십 kBq의 ^{241}Am이 사용되고 있으며, α 선의 전리작용에 의하여 전리전류가 흐르고 있는 틈 사이에 연기가 들어오면 전리전류가 감소되는 것을 이용해서 연기를 감지할 수 있는 구조로 되어 있다. 연기감지기는 호텔, 극장, 학교 기타 각종 건물 등에 많이 쓰이고 있을 뿐만 아니라 개인주택에도 사용되고 있다. ^{241}Am은 β 선을 방출하지 않으며, X선 또는 γ 선의 에너지는 비교적 낮다.

부 록

1. 의료방사선기술의 변천사

연도	내 용
1895.11.8.	• 독일 Würzburg 대학 물리학연구소장인 Wilhelm Conrad Röntgen(1845~1923) 교수 음극선 실험 도중 X선(Röntgen선) 발견(1901년 노벨 물리학상 수상)
1896	• Antoine Henri Becquerel(1852~1906) 우란화합물의 방사능(Becquerel선) 발견 이후 1898년까지 Marie Curie(1867~1934)와 Pierre Curie(1859~1906) 부부와 함께 계속 연구(1903년 Curie부부와 노벨 물리학상 공동수상) • 이탈리아의 A. Battelli 등과 미국의 J.M. Bleyer 그리고 영국의 J. Macintyer 등에 의해 X선 간접촬영법 제안 • 독일의 A. Voigt가 비인두 진행암에, 미국의 E.H. Grubbe는 유방암에, 프랑스의 V. Despeignes는 위암에 각각 X선을 조사하여 치료 시도 • 방사선의 탈모효과 보고(Danniel) • 방사선장해의 선량효과 및 잠복기 보고(Thomson)
1898	• Marie Curie 라듐과 폴로늄 발견 및 라듐의 성질과 그 화합물 연구(1911년 노벨화학상 수상) • 미국의 최초 방사선 관련기구인 The Roentgen Society of the U.W. 창립 (1902년 American Roentgen Ray Society로 개칭)
1899	• 스웨덴의 T.Stenbeck 피부암에 X선을 조사하여 치료
1901	• 파리의 Danlos가 P. Curie에게 받은 라듐으로 피부암 치료 • Mouse의 X선 급성사 보고(Rollins)
1902	• 만성 X선 피부염에서 암발생 보고(Friben)
1903	• 방사선에 의한 불임 유발 보고(Albers · Schönbrerg)

연도	내 용
1904	• Bergonie와 Tribondeau 세포의 방사성감수성을 법칙화 • 방사선에 의한 백혈구 감소 보고(Hernecke) • Thomas Alva Edison의 조수인 Clarence M.Dally 방사선으로 인한 암으로 사망 (미국의 최초 방사선 재해 희생자) • 심부병소에 방사선을 집중 조사하는 방법(십자화 조사법, 집광 조사법 등) 시도
1905	• 프랑스에서 자궁암치료에 Radium 사용
1906	• Kodak사에서 유리 plate에 유제를 도포한 sheet X선 plate 개발
1910	• 독일에서 텅스텐칼슘($CaWO_4$) 형광체를 이용하여 실용화된 증감지 발매
1913	• Niels Bohr(1885~1962) 핵과 궤도전자를 나타낸 원자모델을 이론화 (1922년 노벨 물리학상과 1957년 제1회 원자력 평화상 수상) • GE사의 William David Coolidge(1873~1975) 열음극 X선관(Coolidge관) 발명 • Kodak사에서 한 면에 유제를 도포한 X선 필름 개발 • E. Pohl 진자이동조사법 제안(1914년 인체를 일회전하는 회전조사법 특허 취득) • 한국 최초로 세브란스병원에 진단용 X선장치 도입(gas관, 기계식정류, 미국 Walper사 제작)
1914	• Gustav Bucky(1880~1963) Bucky-Blende 고안(1915년에 미국 특허 신청)
1916	• H.E. Potter Bucky-Potter-Blende(Bucky-Potter-diaphragm) 개발
1917	• 대구 자혜병원(현 경북대학교병원)에 진단용 X선발생장치 도입
1918	• Kodak사에서 양면유제필름(eastman duplicated X-ray film) 발매 • 조선총독부병원(현 서울대학교병원)에 진단용 X선발생장치 도입
1920	• The American Society of Radiologic Technologist 설립
1921	• Andre Edmund Marie Bocage 단층촬영기기인 'Biotom' 제안 (1922년 프랑스특허, 1935년 실용기 완성)
1922	• Thomas Alva Edison(1847~1931) kenotron(2극 정류관) 개발
1923	• Georg von Hevesy(1885~1966) 방사성추적자의 원리를 생물체에 적용하여 식물의 칼슘대사 연구(방사성추적자에 대한 업적으로 1943년 노벨 화학상 수상) • E. Lysholm Lysholm-Blende 개발 • 한국 최초로 조선총독부병원(현 서울대학교병원)에 치료용 X선발생장치 도입 (Symmetry, 200 kVp 3 mA, 독일 Siemens사 제작)
1924	• M. Gortan, E. Weber 그리고 F. Zacker 등은 100 kV 정도, J. Stephani는 150 kV 정도를 이용하여 각각 흉부 고전압촬영
1925	• H. Chantraine 저전압, 대전류 방식에 의한 흉부 연선촬영법 제창 • 대구 동산병원에 진단용 X선 발생장치 도입(Acme 30 mA, 미국 Victor사 제작)
1927	• H. Müller X선에 의한 돌연변이 유발보고(1949년 노벨 생리·의학상 수상)
1928	• 국제방사선의학회의에서 Röntgen(r)단위 제정(1962년 R로 개정)
1929	• 회전 양극 X선관 개발
1930	• Lawrence와 Livingston 등 하전입자가속기인 cyclotron 개발(1932년 실용적인 cyclotron 제작) • 경성제국대학 부속병원, 서울교통병원 등에서 Radium에 의한 방사선치료 실시
1931	• Robert Jemsion Van de Graff(1901~1967) 정전형 고압발생장치(Van de Graff accelerator) 개발 • Lawrence 실용적인 직선형 전자가속장치(linear accelerator, linac, 1924년경부터 구상)개발
1932	• 조선렌트겐협회 창립(한·일인 X선 의사 및 X선 기사로 구성, 회장 스즈끼 교수)

연도	내 용
1934	• J. Joliot와 I. Curie 인공방사성원소 발견(1935년 공동으로 노벨 화학상 수상) • Enrino Fermi(1901~1954)에 의해 핵 반응실험 성공(1938년 노벨 물리학상 수상)
1935	• G. Grossmann 'Tomographie' 제안 • Georg von Hevesy(1885~1966) ^{32}P를 tracer로 이용하여 흰쥐 체내의 인 분포 측정 • B.G. Ziedses des Plantes(단층촬영법의 원리 발견자) 감산처리법(subtraction) 제안
1936	• Ernest Orlando Lawrence(1901~1958)가 cyclotron을 이용하여 인공 방사성원소제조 성공 • 브라질의 Manuel de Abreu가 실용적인 X선 간접촬영장치와 방법을 'a short note on a new method of examination: roentgenphotography' 라는 제목으로 발표
1937	• Perrier와 Serge ^{99m}Tc 발견 • N. Flax(1937) 및 A. Köhler 등(1938) 진자집중조사장치 고안 • J.G. Hamilton과 J.H. Lawrence 등 ^{24}Na, ^{32}P를 이용한 백혈병치료 시도
1940	• W.D. Kerst betatron 개발 • L. Hahn ^{32}P를 이용하여 혈액량 측정
1941	• E.D. Trant와 D.E. Graves 등 고전압용 X선관 개발 (흉부 고관전압촬영의 임상적 실용화)
1942	• 오스트레일리아의 K.T. Dussik 초음파를 두개내강의 관찰에 최초로 이용 • Morgen electronic phototimer장치 개발 • 경성대학 의학부에 방사선의학 강의 개설 • 조선결핵협회가 주관하여 집단 X선 검진 사업 실시
1944	• PaKo사에서 행거방식 자동현상기 개발 실용화
1945	• 일본 히로시마와 나가사끼에 원자폭탄 투하 • Edwin Mattison McMillan(1907~1991) 등에 의해 synchrotron의 원리 고안 (1951년 초 우라늄원소 발견 공로로 G.T. Seaborg와 노벨 화학상 공동수상) • 대한방사선의학회 창립(한국인 X선 의사 및 X선 기사로 구성, 회장 이부현)
1946	• 스위스(후에 미국)의 Felix Bloch(1905~1983)와 미국의 Edward Mills Purcell(1912~1997)은 각각 독자적으로 핵의 자기모멘트를 계측하여 핵자기공명(NMR)현상 발견(1952년 노벨 물리학상 공동수상) • 한국 최초 X선장치 제작 및 수리업체인 고려 X선기 계공업사 설립 (1956년 국산 X선장치인 KX-2F 100mA, KX-3R 60mA, KX-4P 30mA 등 조립제작. 1978년 해체)
1948	• Westinghouse사의 J.W. Coltman에 의해 image amplifier라는 영상증배관 개발 • 영국의 G. Ansell 등에 의하여 수작업에 의한 등고선상의 isoresponse chart로 체내에 투여된 방사성추적자의 분포를 체외에서 계측하여 관찰
1949	• 서울대학교의과대학부속병원 X선과에 문교부령에 의한 X선기사양성소 설립운영 (1950년 한국전쟁으로 중단)
1950	• 국제방사선방어위원회(ICRP) 창립 • Vallebona 횡단층촬영법인 axial transvers laminagraphy의 원리 발표
1951	• 미국의 B. Cassen 등에 의해 scintillation scanner 개발 • Minea경찰병원에서 J.J. Wild와 J.M. Reid가 초음파 펄스반사법(pulse echo법)에 의한 생물학적 구조의 연구에 성공
1952	• 영상증배관인 image amplifier(Westinghouse사) image intensifier(Phillps사) 발매 • 영국의 Hammer smith병원에 설치된 직선형 전자가속기(linac, Metropolitan Vickers사 제작)를 의료용으로 최초 이용

연도	내 용
1953	• 흡수선량 단위인 rad 제정 • Mirror camera 방식 간접촬영법 개발
1954	• 방사선과 군의관 양성·배출(제 1 및 5육군병원-10명, 방사선전문의제도의 시초)
1955	• 간접촬영용 roll film 자동카메라 개발 • 대한방사선의학회에서 분리하여 대한방사선기술학회(X선기사로 구성) 창립 (1965년 대한 X선사협회 창립으로 해산)
1956	• O. Anger scintillation camera(4인치 직경의 NaI(Tl)결정, 7개 P.M tube) 개발 • Xeroradiography개발 • 영국의 Calder Hall에 세계 최초의 원자력발전소 건설
1957	• 국제원자력기구(IAEA) 설립 • Strang ^{99}Mo/^{99m}Tc generator system 개발 • Kodak사에서 X-Omat라는 이름의 롤러방식 자동현상기 발매 • 한국 최초로 방사선재해희생자 발생(서울 교통병원 X선과 고흥규 선생)
1958	• 원자력법 제정·공포(법률 제 483호)
1959	• Solomon A. Berson(~1972)과 Rosalyn S. Yalow 방사면역측정법(RIA) 개발 (1977년 Yalow 노벨 생리·의학상 수상) • 방사선사의 국제기구인 국제방사선사회(International Society of Radiographers and Radiological Technicians, ISRRT)가 독일 뮌헨에서 창설 • 원자력원 창설 • 한국원자력연구소 창립 • 국내 최초로 의료용 방사성핵종(^{131}I)을 수입하여 갑상선기능항진증 치료에 이용
1960	• 서울대학교의과대학 부속병원에 방사성동위원소진료실 개설
1961	• Harper ^{99}Mo/^{99m}Tc generator에서 생성된 ^{99m}Tc을 이용하여 첫 동물시험 실시 • 서울대학교의과대학 부속병원을 비롯한 4개 국립대학병원에 미국원자력위원회의 기증으로 Trace Lab의 dot scanner 및 well형 scintillation counter 도입
1962	• 한일병원에 Cesium-137 치료기기 도입 • 한국원자력연구소에 연구용 원자로인 TRIGA MARK II 도입 (출력 100 kW/1967년에 250 kW에 출력증강, 미국 General Atomic사 제작)
1963	• D.X. Kuhl 등이 깊이 방향에 분포한 방사성의 약품의 단층상 촬영 가능성 보고 • 수도의과대학 병설 의학기술초급대학이 설립되면서 2년제 X선과 개설 • 의료보조원법 공포(법률 제1380호, 1973. 8. 17. 의료기사법 공포로 폐지) • 국립의료원에 자동현상기 도입
1964	• O. Anger 19개의 광전자증배관과 17인치 NaI(Tl)의 scintillation camera 제작 • 의료보조원법 시행령 공포(대통령령 제 1811호) • 의료보조원법 시행규칙 공포(보사부령 제 150호) • 중앙암연구소에 Cobalt-60 원격치료기기 도입
1965	• 제1회 의료보조원(X선사) 면허 국가시험 실시(X선 이론 및 응용, 해부생리학, 공중보건학 및 의료관계법규에 관한 필기시험과 촬영, 치료의 실기 및 구술시험으로 총 1,468명이 응시하여 442명 합격) • 대한X선사협회 창립(X선사 면허 소지자로 구성, 11월 25일 보사부로부터 사단법인 설립허가)
1966	• 대한X선사협회 잡지 창간호 발행(6월 20일 문교부 등록번호 제 바-185호)
1968	• 국제방사선사회(ISRRT)에 준회원국으로 가입

연도	내 용
1969	• 국제방사선사회(ISRRT)에 정회원국으로 가입 • 원자력병원에 초음파진단기(B-mode, Aloka MSU-6) 도입 • 서울대학교의과대학 부속병원에 scintillation camera 도입
1970	• 국제방사선방어위원회(ICRP) Publ. 16(X선 진단에 있어서 환자의 방어) 발표 • 서울대학교의과대학 부속병원에 방사면역측정(RIA) 도입 • 연세대학교 세브란스병원에 13 MeV 직선형 가속장치 도입
1972	• EMI사의 Godfrey Newbold Hounsfield(1919~) 두부용 전산화단층촬영기기(CT) 개발(1979년 A.M. Cormack와 공동으로 노벨 생리·의학상 수상) • R.A. Buchanan 등이 희토류형광체(Gadolinium, Lanthanum, Yttrium 등)를 X선용 증감지에 응용 • 비이온성 저삼투압조영제인 Metrizamide(아미파큐, 1981년 초에 발매) 개발 • 한국원자력연구소에 2MW 출력의 TRIGA MARK Ⅲ 원자로 도입 • 대구보건전문학교 개교(방사선과 개설)
1973	• Lauterbur와 Damadian 핵자기공명(NMR)장치 개발 • 의료기사법 제정 공포(법률 제 2534호) • 의료기사법 시행령 공포(X선사가 방사선사로 변경) • 의료기사법 시행규칙 공포
1974	• 대한X선사협회에서 대한방사선사협회로 개칭(보사부허가 제 1933호로 정관변경)
1975	• 치료방사선과가 진료과로 독립, 이온성 저삼투압조영제인 Ioxaglate(헥사브릭스) 개발
1976	• 아시아 방사선사 학술회의(ACRT) 창립 • 한국방사선기술연구회(이후 대한방사선과학회로 개칭) 창립
1977	• 비이온성 저삼투압조영제인 Iopamidol(이오파미르) 개발 • 경희의료원에 전신용 전산화단층촬영장치(CT, Toshiba사 제작) 도입
1978	• 비이온성 저삼투압조영제 Iohexol(옴니파큐) 개발 • 초급대학 및 전문학교를 일원화하여 전문대학으로 개편 • 서울대학교의과대학 부속병원의 동위원소진료실이 핵의학과로 독립 승격 • 국내 원자력발전소 1호기(고리1호기, 출력 57,000 kW) 준공 • 대한방사선사협회 기관지인 방사협보 창간(월간, 1월26일 문공부 제라2276로 등록)
1979	• Mistretta 디지털 투시술(dlgital fluoroscopy) 개발 • 서울대학교의과대학 부속병원에 핵의학용 computer system(PDP Ⅱ) 도입
1980	• 영국의 Oxford사에서 초전도자석(0.15 T)을 개발하였으며, EMI사에서 이를 이용하여 초전도 NMR촬영장치 완성 • 비이온성 저삼투압조영제 Iotrolan(이소비스트) 개발
1981	• 일본 후지사진필름에서 FCR(Fuji computed radiography) system 개발 • 대한방사선치료기술학회(이후 대한방사선치료학회로 변경) 창립
1982	• 미국 Kansas대학과 Pennsylvania대학 등에서 PACS구상을 실험적으로 실현 • 의료기사법 개정(보수교육의 의무화)
1983	• 한국과학기술원(KAIST) 조장희 박사팀과 금성통신(주) 공동으로 상전도형 자기공명영상장치(MRI) 개발·발매(서울 신아병원 설치) • 국내 처음으로 단광자방사형 전산화 단층촬영기기(SPECT) 도입 • 대한초음파기술학회(이후 대한초음파의료영상학회로 변경) 창립 • 대한핵의학기술연구학회(이후 대한핵의학기술학회로 변경) 창립
1984	• Cine CT라 부르는 CVCT(cardio vascular CT, lMATORON C-100) 상품화 • 대한방사선보건학회 창립

연도	내 용
1985	• (주) 메디슨이 설립되면서 한국과학기술원(KAIST) 박송배 박사팀과 초음파진단장치 국내 개발
1986	• 원자력병원에 의료용 cyclotron도입 • 서울대학교 병원에 골밀도측정(bone mineral densitometer, BMD)기기 도입
1988	• 한국과학기술원(KAIST) 조장희 박사팀과 금성통신(주) 공동으로 초전도형 자기공명영상장치(MRI) 개발 (서울대학교 병원 설치)
1989	• 의료기사법 시행규칙 개정 (방사선사 면허 국가시험과목 개정)
1991	• 전문대학 방사선과 교육기한을 2년에서 3년으로 연장 개편 • 대한자기공명기술학회 창립
1993	• 의료법 시행규칙 개정으로 핵의학과를 독립 진료과로 분리
1994	• 의료법 개정(법률 제4732호)으로 제32조의 2(진단용 방사선발생장치)항이 신설되면서 진단용 방사선발생장치의 안전관리 제도 도입 • 서울대학교 병원과 삼성의료원에 양전자방사형 단층촬영기기(PET) 도입 • 삼성의료원에 종합 영상관리 system(PACS) 도입 • 대한구강악안면방사선기술학회 창립
1995	• 보건복지부령 제3호로 '진단용 방사선발생장치의 안전관리에 관한 규칙' 제정·공포 • 대한디지털영상기술학회 창립 • 대한심맥관중재기술학회(이후 대한인터벤션영상기술학회으로 변경) 창립 • X선 발견 100주년
1997	• 대한방사선사협회 홈페이지 오픈(http://www.krta.or.kr) • 대한전산화단층기술학회 창립
1998	• 한국보건의료인국가시험원 개원
2000	• 부산가톨릭대학교에 방사선학과(4년제) 개설 • 한국의료방사선안전관리협회 창립
2002	• 대한PACS기술학회(이후 대한의료영상정보관리학회로 변경) 창립
2003	• 전문방사선사자격제도 도입(대한방사선사협회) • 방사선사캐릭터 "다하미"-모든 일에 최선을 다한다는 의미
2004	• 대한투시조영기술학회 창립 • 대한유방영상기술학회 창립
2005	• 국제전문방사선사자격제도 도입 (IABSRT, 국제전문방사선사 자격인증원)
2009	• 대한방사선사협회 사이버교육센터 오픈(http://edu.krta.or.kr)
2010	• 청주대학교 방사선학과 개설
2015	• 대한방사선사협회 50주년
2016	• 19th ISRRT World Congress 서울 개최

2. 의료방사선의 연표

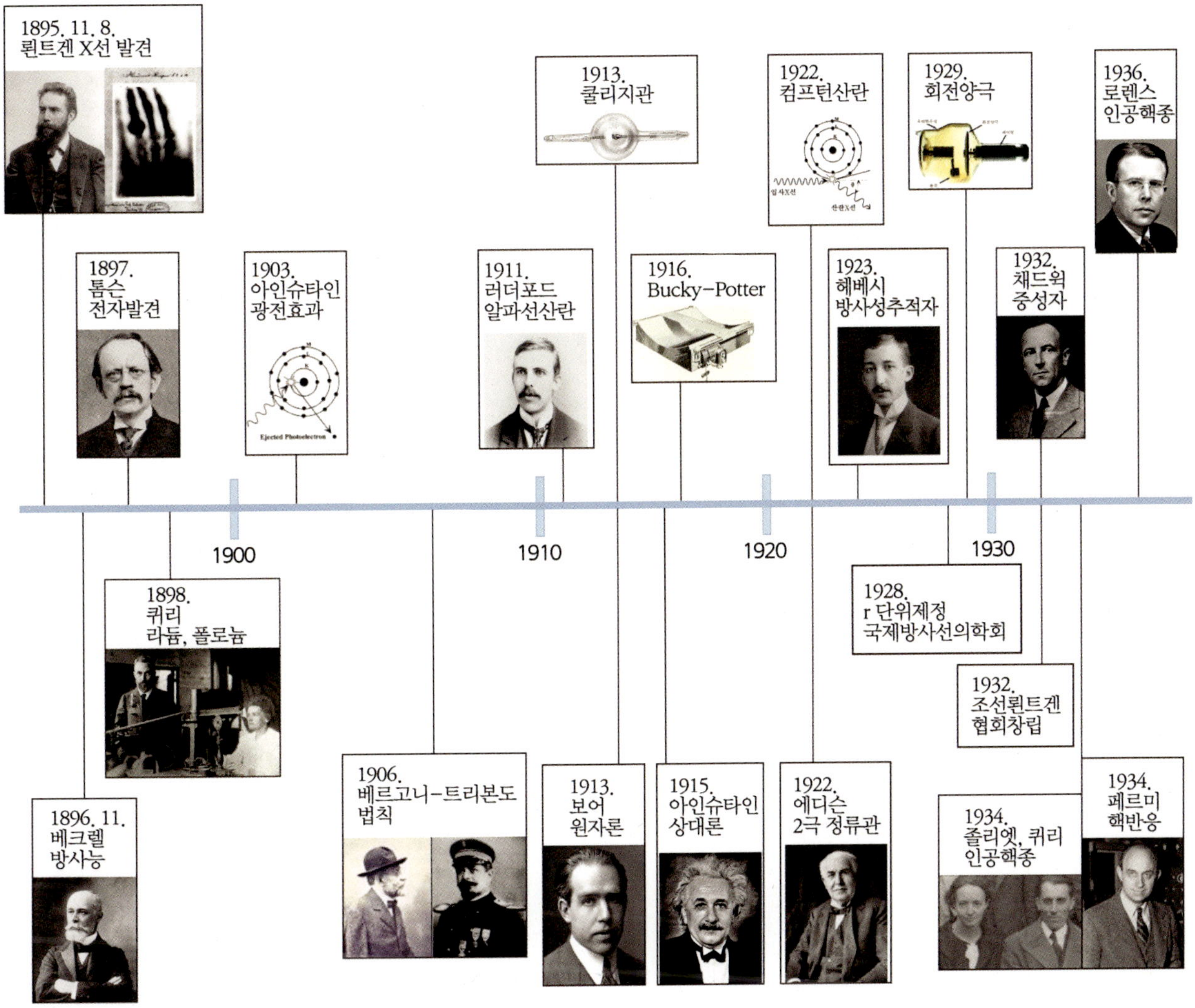
1895. 11. 8.
뢴트겐 X선 발견
1896. 11.
베크렐
방사능
1897.
톰슨
전자발견
1898.
퀴리
라듐, 폴로늄
1900
1903.
아인슈타인
광전효과
Ejected Photoelectron
1906.
베르고니-트리본도
법칙
1910
1911.
러더포드
알파선산란
1913.
쿨리지관
1913.
보어
원자론
1915.
아인슈타인
상대론
1916.
Bucky-Potter
1920
1922.
컴프턴산란
1922.
에디슨
2극 정류관
1923.
헤베시
방사성추적자
1928.
r 단위제정
국제방사선의학회
1929.
회전양극
1930
1932.
채드윅
중성자
1932.
조선뢴트겐
협회창립
1934.
졸리엣, 퀴리
인공핵종
1934.
페르미
핵반응
1936.
로렌스
인공핵종

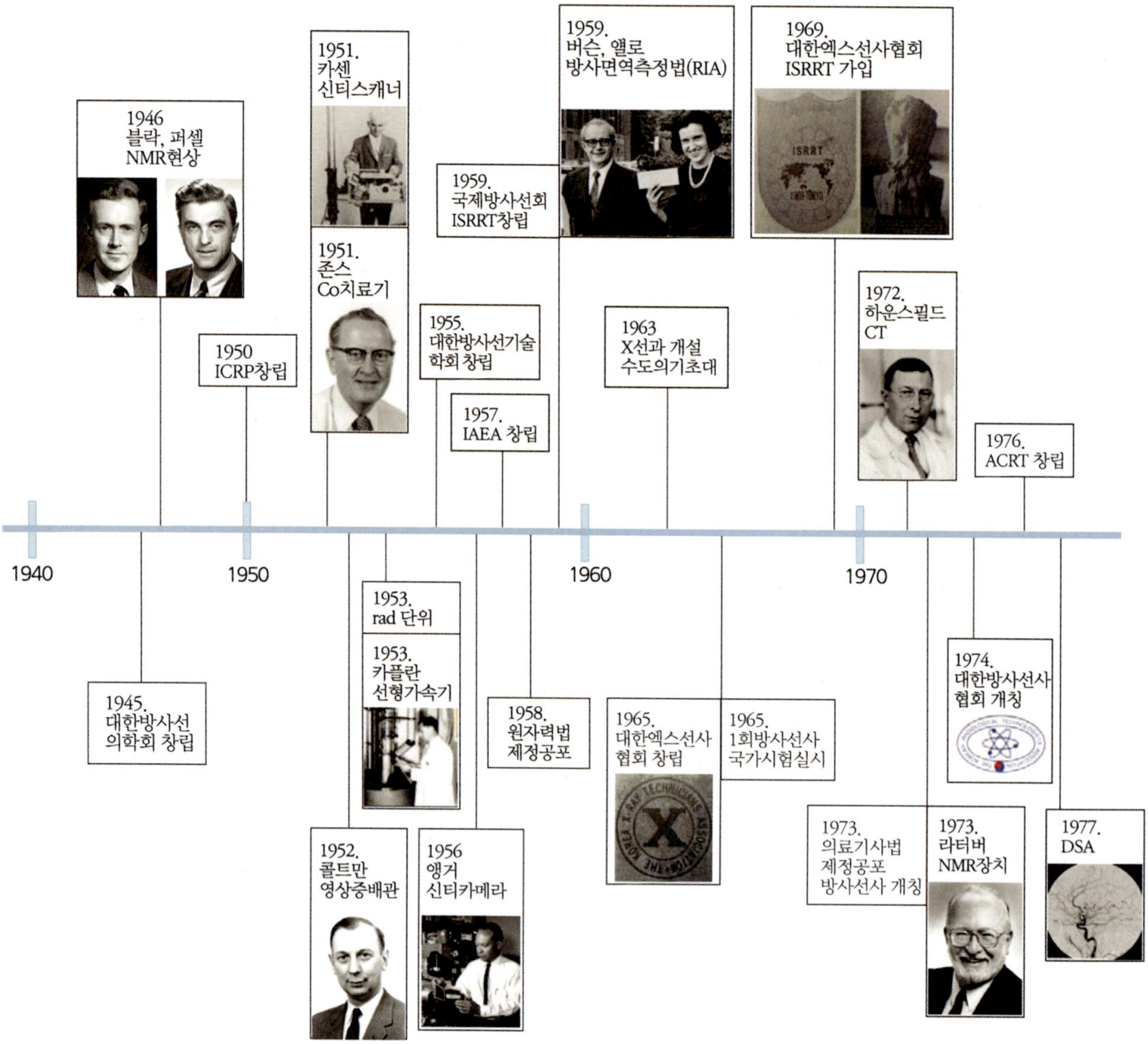
1940
1950
1960
1970
1945. 대한방사선 의학회 창립
1946 블락, 퍼셀 NMR현상
1950 ICRP창립
1951. 카센 신티스캐너
1951. 존스 Co치료기
1952. 콜트만 영상증배관
1953. rad 단위
1953. 카플란 선형가속기
1955. 대한방사선기술 학회 창립
1956 앵거 신티카메라
1957. IAEA 창립
1958. 원자력법 제정공포
1959. 국제방사선회 ISRRT창립
1959. 버슨, 앨로 방사면역측정법(RIA)
1963 X선과 개설 수도의기초대
1965. 대한엑스선사 협회 창립
1965. 1회방사선사 국가시험실시
1969. 대한엑스선사협회 ISRRT 가입
1972. 하운스필드 CT
1973. 의료기사법 제정공포 방사선사 개칭
1973. 라터버 NMR장치
1974. 대한방사선사 협회 개칭
1976. ACRT 창립
1977. DSA

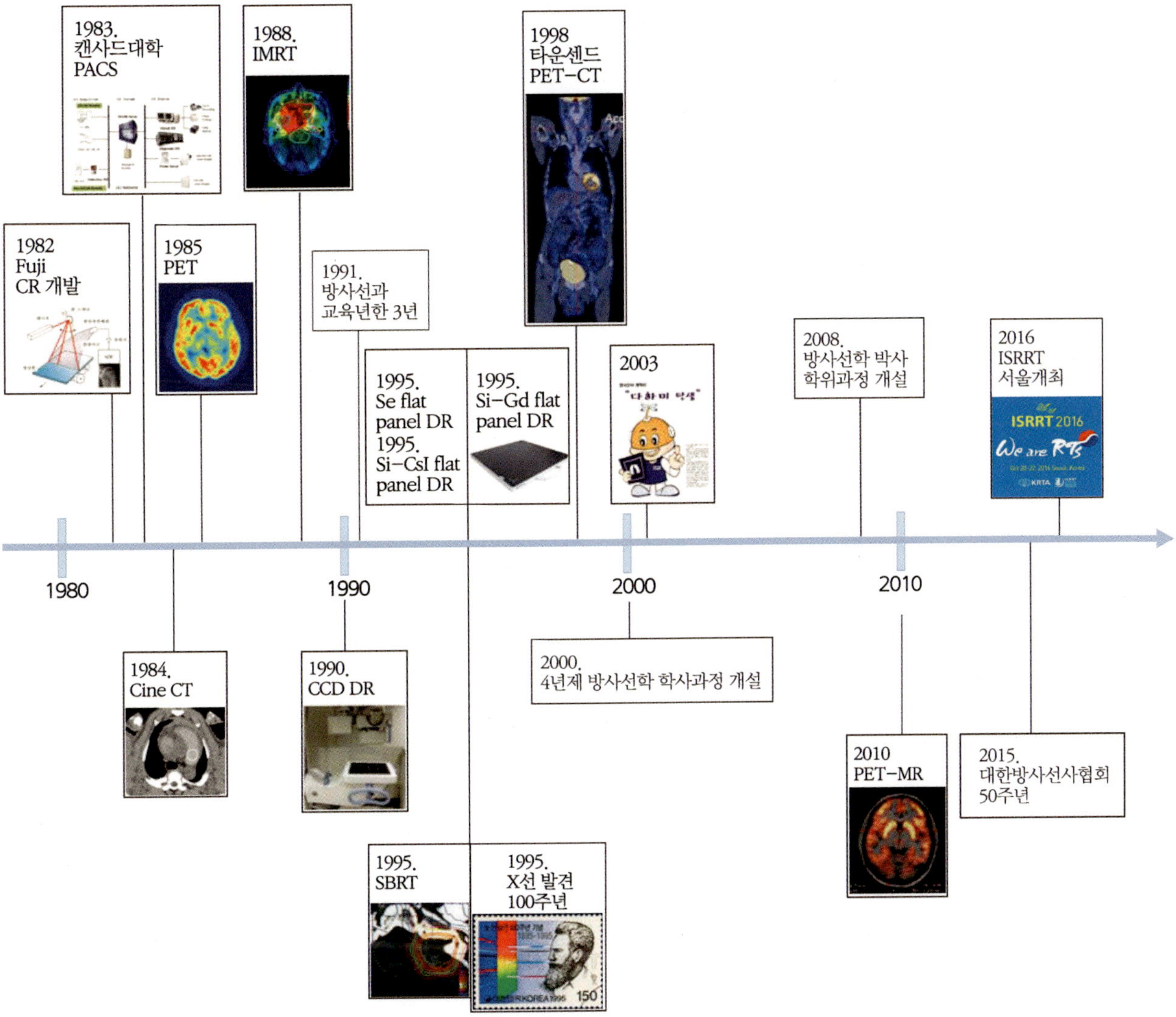
1983.
캔사드대학
PACS
1988.
IMRT
1998
타운센드
PET-CT
1982
Fuji
CR 개발
1985
PET
1991.
방사선과
교육년한 3년
1995.
Se flat
panel DR
1995.
Si-CsI flat
panel DR
1995.
Si-Gd flat
panel DR
2003
2008.
방사선학 박사
학위과정 개설
2016
ISRRT
서울개최
ISRRT 2016
1980
1990
2000
2010
1984.
Cine CT
1990.
CCD DR
2000.
4년제 방사선학 학사과정 개설
2010
PET-MR
2015.
대한방사선사협회
50주년
1995.
SBRT
1995.
X선 발견
100주년

3. 방사선사 윤리강령

대한방사선사협회(1986년 제정)

1. 방사선사는 인간존중에 최우선하는 직업윤리를 실천해야 한다.
2. 방사선사는 심오한 학문적 연구와 발전적 기술향상을 위하여 평생교육에 힘써야 한다.
3. 방사선사는 방사선 관리의 적정을 기하여 환자에 대한 피폭선량 경감을 위하여 노력해야 한다.
4. 방사선사는 국민의료봉사를 행함에 있어 직업적 품위를 지키며 사회적 신뢰를 받기 위해 노력해야 한다.
5. 방사선사는 국민보건향상의 일익을 담당하는 전문직업인으로서 긍지를 갖는다.

4. 이상적인 방사선사상

대한방사선기술학회(1981년 제정)

1. 인간존중에 철저를 기하고 직업윤리를 실천할 수 있는 방사선사
2. 심오한 전문기술을 가지고 스스로 판단하고 행동할 수 있는 방사선사
3. 의학의 발전에 대응할 수 있는 방사선사
4. 의사와 대등하게 협력할 수 있는 방사선사
5. 의료의 공학적 영역에 대하여 전문기술을 가진 방사선사

5. 미국의 방사선사 윤리강령(Code of Ethics of ASRT)

미국방사선사협회

1. 방사선사는 자신의 직업적 품위에 손상됨이 없는 태도로 행동하여야 한다.
2. 방사선사는 환자의 건강, 개인적 성격, 사회적 지위, 성별, 나이, 인종, 종교 등을 차별하지 않고 인격을 존중하며 헌신적으로 봉사하여야 한다.
3. 방사선사는 불필요한 방사선으로부터 환자를 보호할 수 있도록 방사선 방어에 노력하여야 한다.
4. 방사선사는 책임감을 가지고 사리에 맞는 판단과 분별로 자신의 전문직업을 수행하여야 한다.
5. 방사선사는 환자의 인격을 최대한 존중하며, 각종 검사에서 나타난 환자에 대한 정보와 비밀을 지켜야 한다.
6. 방사선사는 과학적인 기초에 근거한 기술과 방법만을 적용하여야 하며, 그 원리가 위배된 방법으로 진료하지 않는다.
7. 방사선사는 진단을 하지 않으며, 담당의사에게 환자의 관리나 방사선 진료에 도움을 줄 수 있는 모든 정보를 제공하여야 한다.
8. 방사선사는 비윤리적인 행위나 권위를 이용한 비합법적인 직업행위를 하지 않는다.
9. 방사선사는 교육 또는 직업 활동에 적극적으로 참여하고, 동료 간에 지식을 교환하여 기술향상 및 발전에 노력하여야 한다.
10. 방사선사는 그릇된 정보나 잘못된 설명으로부터 대중을 보호하는데 노력하여야 한다.

6. 일본의 방사선사 윤리강령

일본방사선기사회

1. 회원은 직업윤리의 실천에 힘쓰고 사회의 신뢰에 보답한다.
2. 회원은 의료 관계자 상호간의 융화를 도모하고 항상 학술의 향상에 힘쓴다.
3. 회원은 방사선 관리를 적정하게 하고 국민의 피폭선량 경감에 힘쓴다.
4. 회원은 본회의 강화 발전에 힘쓰고 사회 복지의 증진에 공헌한다.
5. 회원은 인간 존중에 철저하고 직무완수에 힘쓴다.

7. 10의 거듭제곱 접두사

	배수	명칭	기호
10^{18} =	1,000,000,000,000,000,000	exa	E
10^{15} =	1,000,000,000,000,000	peta	P
10^{12} =	1,000,000,000,000	tera	T
10^{9} =	1,000,000,000	giga	G
10^{6} =	1,000,000	mega	M
10^{3} =	1,000	kilo	k
10^{2} =	100	hecto	h
10^{1} =	10	deka	da
10^{0} =	1	uni–	
10^{-1} =	0.1	deci	d
10^{-2} =	0.01	centi	c
10^{-3} =	0.001	mili	m
10^{-6} =	0.000001	micro	μ
10^{-9} =	0.000000001	nano	n
10^{-12} =	0.000000000001	pico	p
10^{-15} =	0.000000000000001	femto	f
10^{-18} =	0.000000000000000001	atto	a

8. 그리스 문자

A α alpha 알파	B β beta 베타	Γ γ gamma 감마	Δ δ delta 델타	E ε epsilon 입실론	Z ζ zeta 제타	H η eta 에타	Θ θ theta 쎄타
I ι iota 이오타	K κ kappa 카파	Λ λ lambda 람다	M μ mu 뮤	N ν nu 뉴	Ξ ξ xi 크사이	O o omicron 오미크론	Π π pi 파이
P ρ rho 로오	Σ σ sigma 시그마	T τ tau 타우	Υ υ upsilon 윱실론	Φ φ phi 파이	X χ chi 카이	Ψ ψ psi 프사이	Ω ω omega 오메가

9. 주기율표

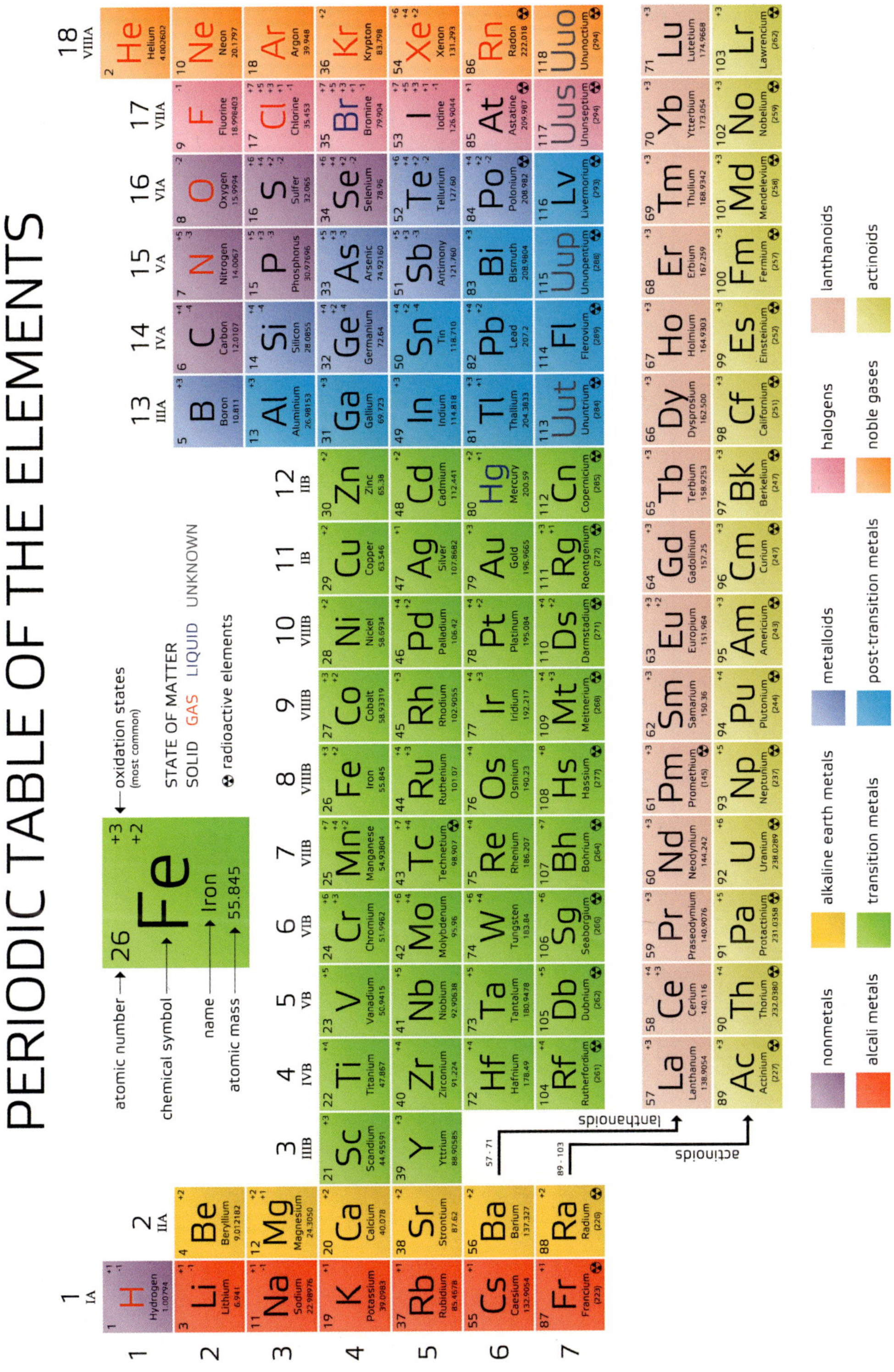
PERIODIC TABLE OF THE ELEMENTS
atomic number → 26
chemical symbol → Fe
name → Iron
atomic mass → 55.845
+3 +2 ← oxidation states (most common)
STATE OF MATTER
SOLID GAS LIQUID UNKNOWN
radioactive elements
1 IA
2 IIA
3 IIIB
4 IVB
5 VB
6 VIB
7 VIIB
8 VIIIB
9 VIIIB
10 VIIIB
11 IB
12 IIB
13 IIIA
14 IVA
15 VA
16 VIA
17 VIIA
18 VIIIA
1 H Hydrogen
2 He Helium
3 Li Lithium
4 Be Beryllium
5 B Boron
6 C Carbon
7 N Nitrogen
8 O Oxygen
9 F Fluorine
10 Ne Neon
11 Na Sodium
12 Mg Magnesium
13 Al Aluminium
14 Si Silicon
15 P Phosphorus
16 S Sulfer
17 Cl Chlorine
18 Ar Argon
19 K Potassium
20 Ca Calcium
21 Sc Scandium
22 Ti Titanium
23 V Vanadium
24 Cr Chromium
25 Mn Manganese
26 Fe Iron
27 Co Cobalt
28 Ni Nickel
29 Cu Copper
30 Zn Zinc
31 Ga Gallium
32 Ge Germanium
33 As Arsenic
34 Se Selenium
35 Br Bromine
36 Kr Krypton
37 Rb Rubidium
38 Sr Strontium
39 Y Yttrium
40 Zr Zirconium
41 Nb Niobium
42 Mo Molybdenum
43 Tc Technetium
44 Ru Ruthenium
45 Rh Rhodium
46 Pd Palladium
47 Ag Silver
48 Cd Cadmium
49 In Indium
50 Sn Tin
51 Sb Antimony
52 Te Tellurium
53 I Iodine
54 Xe Xenon
55 Cs Caesium
56 Ba Barium
57-71
72 Hf Hafnium
73 Ta Tantalum
74 W Tungsten
75 Re Rhenium
76 Os Osmium
77 Ir Iridium
78 Pt Platinum
79 Au Gold
80 Hg Mercury
81 Tl Thallium
82 Pb Lead
83 Bi Bismuth
84 Po Polonium
85 At Astatine
86 Rn Radon
87 Fr Francium
88 Ra Radium
89-103
104 Rf Rutherfordium
105 Db Dubnium
106 Sg Seaborgium
107 Bh Bohrium
108 Hs Hassium
109 Mt Meitnerium
110 Ds Darmstadium
111 Rg Roentgenium
112 Cn Copernicium
113 Uut Ununtrium
114 Fl Flerovium
115 Uup Ununpentium
116 Lv Livermorium
117 Uus Ununseptium
118 Uuo Ununoctium
lanthanoids
57 La Lanthanum
58 Ce Cerium
59 Pr Praseodymium
60 Nd Neodymium
61 Pm Promethium
62 Sm Samarium
63 Eu Europium
64 Gd Gadolinium
65 Tb Terbium
66 Dy Dysprosium
67 Ho Holmium
68 Er Erbium
69 Tm Thulium
70 Yb Ytterbium
71 Lu Lutetium
actinoids
89 Ac Actinium
90 Th Thorium
91 Pa Protactinium
92 U Uranium
93 Np Neptunium
94 Pu Plutonium
95 Am Americium
96 Cm Curium
97 Bk Berkelium
98 Cf Californium
99 Es Einsteinium
100 Fm Fermium
101 Md Mendelevium
102 No Nobelium
103 Lr Lawrencium
nonmetals
alkaline earth metals
metalloids
halogens
lanthanoids
alcali metals
transition metals
post-transition metals
noble gases
actinoids

10. 동위원소 차트(Isotopes Chart)

https://chiefio.wordpress.com/2013/04/08/isotope-table-lenr-tool/

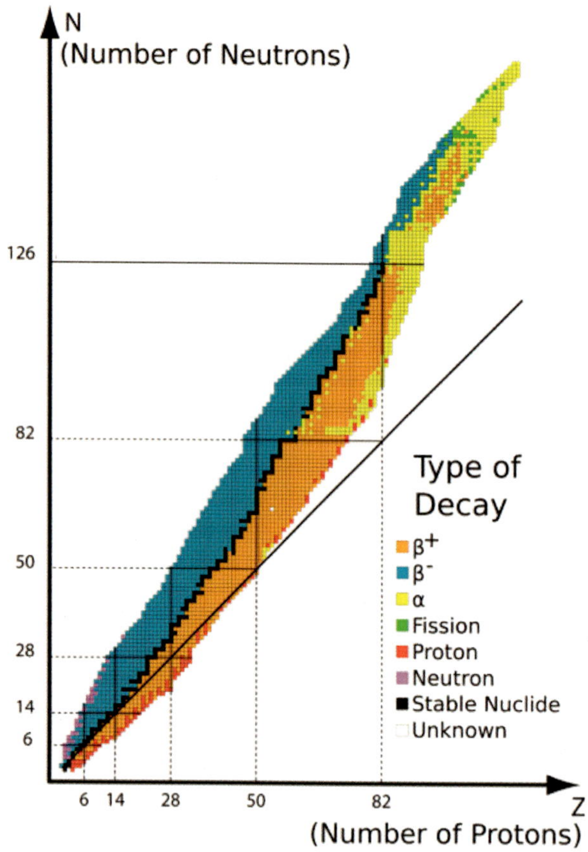

11. 기초 물리적 상수

항목	기호	값	단위
진공 중에서 빛의 속도	c	3.0×10^{8}	m/s
프랑크 상수	h	6.626×10^{-34}	J·s
아보가드로 상수	N_A	6.022×10^{23}	mol^{-1}
기체상수	R	8.314	$J \cdot mol^{-1}K^{-1}$
원자질량단위	u	1.66×10^{-27}	kg
전자의 정지질량	m_e	9.11×10^{-31}	kg
양성자의 정지질량	m_p	1.673×10^{-27}	kg
중성자의 정지질량	m_n	1.675×10^{-27}	kg
방사능	A	1	Bq
조사선량	X	2.58×10^{-4}	C/kg
흡수선량	D	1	J/kg(Gy)
등가선량	H	1	J/kg(Sv)
유효선량	E	1	J/kg(Sv)

12. 국내외 관련 웹사이트

■ 국내

1. 방사선사협회 및 시도회

대한방사선사협회	http://www.krta.or.kr
대한방사선사협회 서울특별시회	http://srta.krta.or.kr
대한방사선사협회 부산광역시회	http://prta.krta.or.kr
대한방사선사협회 대구광역시회	http://trta.krta.or.kr
대한방사선사협회 대전광역시회	http://djrta.krta.or.kr
대한방사선사협회 인천광역시회	http://irta.krta.or.kr
대한방사선사협회 울산광역시회	http://urta.krta.or.kr
대한방사선사협회 광주광역시회	http://grta.krta.or.kr
대한방사선사협회 경기도회	http://kdrta.krta.or.kr
대한방사선사협회 강원도회	http://gwrta.krta.or.kr
대한방사선사협회 경상북도회	http://kbrta.krta.or.kr
대한방사선사협회 경상남도회	http://knrta.krta.or.kr
대한방사선사협회 전라북도회	http://jbrta.krta.or.kr
대한방사선사협회 충청북도회	http://cbrta.krta.or.kr
대한방사선사협회 충청남도회	http://cnrta.krta.or.kr
대한방사선사협회 제주특별자치도회	http://jrta.krta.or.kr

2. 방사선전문학회 (가나다순)

대한디지털의료영상학회	http://ksdim.krta.or.kr
대한방사선과학회	https://ksrs.jams.or.kr
대한방사선치료학회	http://kosrt.krta.or.kr
대한보건학회	http://krhs.krta.or.kr
대한의료영상정보관리학회	http://kmiiaa.krta.or.kr
대한인터벤션영상기술학회	http://kscvit.krta.or.kr
대한영상의학기술학회	http://ksrit.krta.or.kr
대한영상치의학기술학회	http://ksdrt.krta.or.kr
대한유방영상기술학회	http://bitsk.krta.or.kr

대한자기공명기술학회 http://ksmrt.krta.or.kr
대한초음파의료영상학회 http://www.ksoms.or.kr
대한핵의학기술학회 http://www.ksnmt.or.kr
대한CT영상기술학회 http://www.ksctt.or.kr

3. 관련 유관 기관 (가나다순)

대한방사선방어학회 http://www.karp.or.kr
보건복지부 http://www.mohw.go.kr
원자력안전위원회 http://www.nssc.go.kr
포항가속기연구소 http://pal.postech.ac.kr
한국방사선진흥협회 http://koara.or.kr
한국보건의료인국가시험원 http://www.kuksiwon.or.kr
한국비파괴검사학회 http://ksnt.or.kr
한국수력원자력 http://www.khnp.co.kr
한국원자력안전기술원 http://www.kins.re.kr
한국원자력연구원 http://www.kaeri.re.kr

■ **국외**(알파벳 순)

American College of Radiology http://www.acr.org
American Institute of Ultrasound http://www.aium.org
American Roentgen Ray Society http://www.arrs.org
American Society of Dosimetrist http://www.medicaldosimetry.org
American Society of Neuroradiology http://www.asnr.org
American Society of Radiologic Technologists https://www.asr11111t.org
Deutsches Röntgen-Museum(뢴트겐 박물관) https://roentgenmuseum.de/en/home-en
European Society of Radiology http://www.myesr.org
International Atomic Energy Agency https://www.iaea.org
International Commission on Radiation Units & Measurements https://www.icru.org
International Commission on Radiological Protection https://www.icrp.org
International Society for Magnetic in Medicine http://www.ismrm.org

International Society of Radiographers and Radiological Technologists
https://www.isrrt.org

Japanese Society of Radiological Technology http://www.jsrt.or.jp

Medical Dosimetrist Certification Board http://www.mdcb.org

Radiological Society of North America https://www.rsna.org

Radiology Education in Asia http://www.jacr.org

Roentgen Memorial (뷜츠부르크대학 렌트겐 기념관)
http://wilhelmconradroentgen.de/en/home

The American Association of Physicists in Medicine.
https://aapm.org/

13. QR 및 VR 사용법

VR

<table>
<tr><td>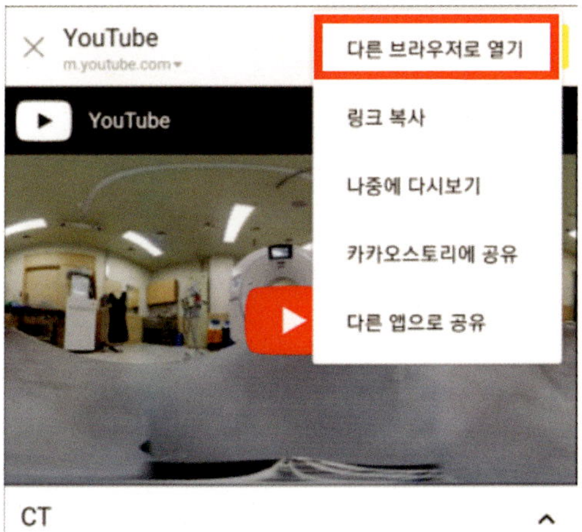</td><td>QR 코드 리더기로 스캔
→ 관련 페이지 링크
→ QR view 영상</td></tr>
<tr><td>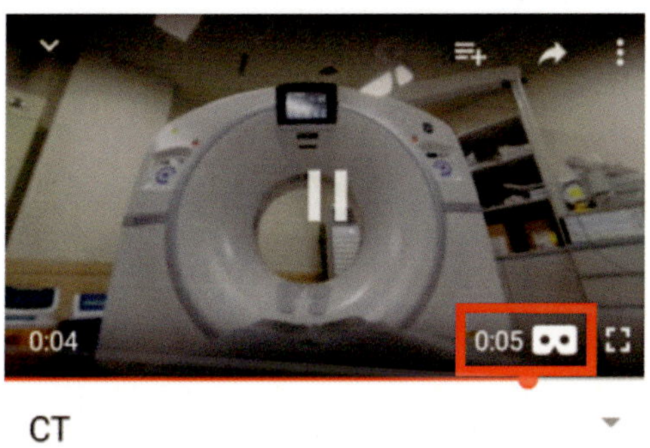</td><td>360˚ view 영상
디스플레이의 위치를 조정함에 따라 360° 영상 체험</td></tr>
<tr><td>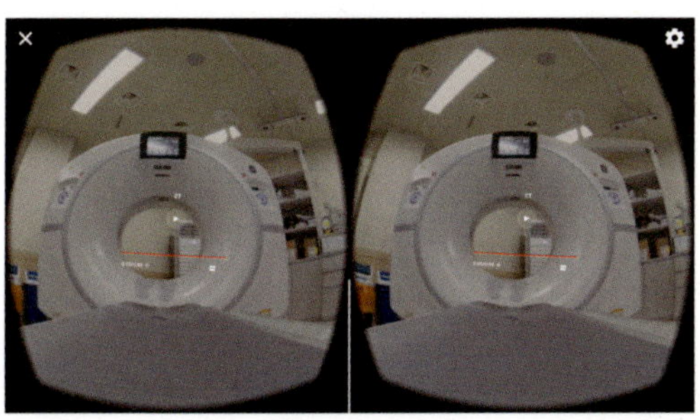</td><td>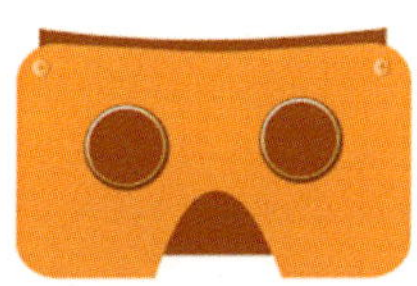
VR 영상
Google 카드보드 등을 사용하여 VR 영상 체험</td></tr>
</table>

색 인

INDEX

의료방사선학개론

1996년 3월 20일 초 판 발행
2001년 3월 3일 개정판 발행
2018년 3월 3일 개정2판 발행
2020년 3월 2일 개정3판 발행

저 자 이준일 · 김성환

발행인 윤진영
발행소 도서출판 대학서림
주 소 (03076) 서울시 종로구 혜화로 2길 8
전 화 02) 744-2811, 763-1220
팩 스 02) 744-1210
등록번호 제1-88호

ISBN 978-89-6940-221-9 93510

가 격 25,000원

저자와의 협의에 의해 인지를 생략합니다.